普通高等教育"十一五"国家级规划教材

全国高等医药院校药学类专业第五轮规划教材

# 药物毒理学

## 第4版

（供药学、临床药学专业使用）

主　编　向　明　季　晖

副主编　赵　剑　郭秀丽

编　者　（以姓氏笔画为序）

王江华（华中农业大学）

王素军（广东药科大学）

向　明（华中科技大学）

吴云霞（华中科技大学）

陈　效（武汉大学）

季　晖（中国药科大学）

金　晶（中山大学）

赵　剑（沈阳药科大学）

胡庆华（中国药科大学）

胡耀豪（沈阳药科大学）

郭秀丽（山东大学）

曹永孝（西安交通大学）

童擎一（华中科技大学）

蔡　飞（湖北科技学院）

秘　书　童擎一

中国健康传媒集团

中国医药科技出版社

## 内容提要

本教材为"全国高等医药院校药学类专业第五轮规划教材"之一，内容涉及药物毒理学的基本原理，药物中毒的机制及解救，药物对肝、肾、神经系统等的毒性作用，药物毒性评价及实验方法等。同时，本教材为书网融合教材，即纸质教材有机融合电子教材、教学配套资源（PPT、微课、视频、图片等）、题库系统、数字化教学服务（在线教学、在线作业、在线考试），使教学资源更加多样化、立体化。

本教材主要供本科药学类、中药学类及相关专业使用，也可作为学习药物毒理学相关知识的参考书。

**图书在版编目（CIP）数据**

药物毒理学/向明，季晖主编 . —4 版 . —北京：中国医药科技出版社，2019.12

全国高等医药院校药学类专业第五轮规划教材

ISBN 978 - 7 - 5214 - 1478 - 3

Ⅰ. ①药…　Ⅱ. ①向…　②季…　Ⅲ. ①药物学—毒理学—医学院校—教材　Ⅳ. ①R99

中国版本图书馆 CIP 数据核字（2019）第 301673 号

美术编辑　陈君杞
版式设计　友全图文

出版　**中国健康传媒集团** | 中国医药科技出版社
地址　北京市海淀区文慧园北路甲 22 号
邮编　100082
电话　发行：010 - 62227427　邮购：010 - 62236938
网址　www.cmstp.com
规格　889 × 1194mm ¹⁄₁₆
印张　16¼
字数　389 千字
初版　2003 年 8 月第 1 版
版次　2019 年 12 月第 4 版
印次　2022 年 7 月第 2 次印刷
印刷　三河市航远印刷有限公司
经销　全国各地新华书店
书号　ISBN 978 - 7 - 5214 - 1478 - 3
定价　**45.00 元**

获取新书信息、投稿、为图书纠错，请扫码联系我们。

# 数字化教材编委会

主　编　向　明　季　晖

副主编　赵　剑　郭秀丽

编　者　(以姓氏笔画为序)

王江华 (华中农业大学)

王素军 (广东药科大学)

向　明 (华中科技大学)

吴云霞 (华中科技大学)

陈　效 (武汉大学)

季　晖 (中国药科大学)

金　晶 (中山大学)

赵　剑 (沈阳药科大学)

胡庆华 (中国药科大学)

胡耀豪 (沈阳药科大学)

郭秀丽 (山东大学)

曹永孝 (西安交通大学)

童擎一 (华中科技大学)

蔡　飞 (湖北科技学院)

秘　书　童擎一

# 出版说明

"全国高等医药院校药学类规划教材",于20世纪90年代启动建设,是在教育部、国家药品监督管理局的领导和指导下,由中国医药科技出版社组织中国药科大学、沈阳药科大学、北京大学药学院、复旦大学药学院、四川大学华西药学院、广东药科大学等20余所院校和医疗单位的领导和权威专家成立教材常务委员会共同规划而成。

本套教材坚持"紧密结合药学类专业培养目标以及行业对人才的需求,借鉴国内外药学教育、教学的经验和成果"的编写思路,近30年来历经四轮编写修订,逐渐完善,形成了一套行业特色鲜明、课程门类齐全、学科系统优化、内容衔接合理的高质量精品教材,深受广大师生的欢迎,其中多数教材入选普通高等教育"十一五""十二五"国家级规划教材,为药学本科教育和药学人才培养做出了积极贡献。

为进一步提升教材质量,紧跟学科发展,建设符合教育部相关教学标准和要求,以及可更好地服务于院校教学的教材,我们在广泛调研和充分论证的基础上,于2019年5月对第三轮和第四轮规划教材的品种进行整合修订,启动"全国高等医药院校药学类专业第五轮规划教材"的编写工作,本套教材共56门,主要供全国高等院校药学类、中药学类专业教学使用。

全国高等医药院校药学类专业第五轮规划教材,是在深入贯彻落实教育部高等教育教学改革精神,依据高等药学教育培养目标及满足新时期医药行业高素质技术型、复合型、创新型人才需求,紧密结合《中国药典》《药品生产质量管理规范》(GMP)、《药品经营质量管理规范》(GSP)等新版国家药品标准、法律法规和《国家执业药师资格考试大纲》进行编写,体现医药行业最新要求,更好地服务于各院校药学教学与人才培养的需要。

本套教材定位清晰、特色鲜明,主要体现在以下方面。

**1.契合人才需求,体现行业要求** 契合新时期药学人才需求的变化,以培养创新型、应用型人才并重为目标,适应医药行业要求,及时体现新版《中国药典》及新版GMP、新版GSP等国家标准、法规和规范以及新版《国家执业药师资格考试大纲》等行业最新要求。

**2.充实完善内容,打造教材精品** 专家们在上一轮教材基础上进一步优化、精炼和充实内容,坚持"三基、五性、三特定",注重整套教材的系统科学性、学科的衔接性,精炼教材内容,突出重点,强调理论与实际需求相结合,进一步提升教材质量。

**3.创新编写形式,便于学生学习** 本轮教材设有"学习目标""知识拓展""重点小结""复习题"等模块,以增强教材的可读性及学生学习的主动性,提升学习效率。

**4.配套增值服务,丰富教学资源** 本套教材为书网融合教材,即纸质教材有机融合数字教材,配

1

套教学资源、题库系统、数字化教学服务，使教学资源更加多样化、立体化，满足信息化教学的需求。通过"一书一码"的强关联，为读者提供免费增值服务。按教材封底的提示激活教材后，读者可通过PC、手机阅读电子教材和配套课程资源（PPT、微课、视频、图片等），并可在线进行同步练习，实时反馈答案和解析。同时，读者也可以直接扫描书中二维码，阅读与教材内容关联的课程资源（"扫码学一学"，轻松学习PPT课件；"扫码看一看"，即可浏览微课、视频等教学资源；"扫码练一练"，随时做题检测学习效果），从而丰富学习体验，使学习更便捷。

编写出版本套高质量的全国本科药学类专业规划教材，得到了药学专家的精心指导，以及全国各有关院校领导和编者的大力支持，在此一并表示衷心感谢。希望本套教材的出版，能受到广大师生的欢迎，为促进我国药学类专业教育教学改革和人才培养做出积极贡献。希望广大师生在教学中积极使用本套教材，并提出宝贵意见，以便修订完善，共同打造精品教材。

中国医药科技出版社

2019年9月

# 前　言

《药物毒理学》自2001年出版以来在全国高等院校药学专业广泛使用，一定程度上推动了药物毒理学专业课程的发展。2003年评为普通高等教育"十五"国家级规划教材。同年，华中科技大学、中国药科大学、沈阳药科大学、广东药科大学等院校将药物毒理学定为药学本科教育的必修课程。2009年，《药物毒理学》又列入普通高等教育"十一五"国家级规划教材。

健康中国战略实施需要大批优秀的医药人才。同时，随着基础医学、转化医学的发展及在药物研究中的应用，创新药物研究不断深入，药品注册管理办法、新药研究指导原则，以及《药物非临床研究质量管理规范》（GLP）的执行、完善与修订，信息化、人工智能、线上线下结合学习等新兴技术和教学方法应用，药物毒理学的研究范围和学习内容日益扩大和充实，研究方法也不断更新。此外，由于生命科学以及医学科学的总体发展和个体化治疗、药害事件等客观形势的需要，药物毒理学已经成为创新药物研究和临床合理用药的关键及重要基础。因此，药学专业的学生必须全面、深入、系统地掌握药物毒理学的有关知识，熟悉必要的操作技能，以满足将来工作的需要。

在深化医教协同、进一步推进医学教育改革与发展的时代要求与背景下，为适应我国药物毒理学发展，"十三五"教育发展的总体规划，以及满足2030年医学教育改革与健康中国建设需要，我们对《药物毒理学》教材进行了修订。本版教材在各章节中设置了学习目标、练习题，以引导学生掌握药物毒理学的基本知识及药物对机体的损害作用，以及对靶器官毒性的作用机制。同时结合最新的GLP规范、药品注册管理办法及相关指导原则，详尽阐述药物毒性作用的定性和定量评价的理论和方法及其在新药非临床研究中的应用。由于药物毒理学为药学专业的核心课程，也是一门实践性较强的课程，本版教材还补充和完善了实验教学的内容，将药物毒理学的基本实验方法和技能融入教材中。此外，本版教材还设置了重点小结，帮助学生梳理各章节的主要内容，便于记忆和复习，并将所学知识融会贯通。本教材为书网融合教材，即纸质教材有机融合电子教材、教学配套资源（PPT、微课、视频、图片等）、题库系统、数字化教学服务（在线教学、在线作业、在线考试），使教学资源更加多样化、立体化。

在本教材编写过程中，遵循科学性、系统性、实用性和指导性原则。尽量突出当代毒理学在药物应用过程中和新药研究中的价值。本教材以基本知识、基础理论和基本操作技能为重点，结合相关学科的发展，增加生物技术药物、中药、药用辅料等新药非临床安全性评价规范，以及药物中毒的发生机制和解救原理，以利于学生拓宽知识面，开阔视野，为其专业学习及未来之需打下扎实基础，也为广大的相关专业从业人员提供学习参考。

本教材的编写可能存在一些不足之处，衷心希望广大读者在使用中提出宝贵意见，以便今后不断完善和提高。

编　者

2019年9月

# 目 录

## 第一篇 总论

# 第二篇　药物毒性评价

# 第三篇　实验

第一篇

# 总　论

扫码"学一学"

# 第一章 药物毒理学的基本原理

## 学习目标

1. **掌握** 药物毒理学的基本概念、研究内容、目的及意义。
2. **熟悉** 药物毒理学的研究方法。

药物毒理学是在解剖学、遗传学、动物学、病理学、分子生物学、统计学等学科基础上发展起来的应用学科。自20世纪90年代兴起后，就一直受到人们的重视，特别是在新药的研究开发和注册管理中发挥着重要的作用。药物毒理学通过对药物的一般毒性、特殊毒性以及对靶器官毒性作用及机制研究，为正确评价药物的安全性、危害性提供了科学依据，并为临床安全用药提供指导。

# 第一节 概　述

## 一、药物毒理学定义

药物毒理学（drug toxicology）是研究药物在一定条件下对生物体的损害作用，并对药物毒性作用（toxic action）进行定性、定量评价以及对靶器官毒性作用机制进行研究的一门学科。药物毒理学研究的毒性数据是评价药物安全性的唯一依据，也是新药评审的重点内容之一。从生物学的观点看，一种药物的毒性是由许多可变因素决定的，并受到多种因素的影响，如药物的理化性质、吸收途径、进入生物体内的转运、转化过程及所产生的毒性反应是否可逆等。此外，毒性反应并不限于一般的反应，在剂量足够大时，几乎所有的药物都产生特殊类型的毒性，如损害某一特殊器官或某一特殊的酶活性受到影响而引起中毒症状。药物毒理学与药理学的区别在于药物毒理学研究药物的毒性，探讨药物对人的危害及防止发生危害的安全剂量；而药理学研究药物在预防、诊断或治疗疾病中的作用及其有效剂量。药物毒理学与药理学是一个问题的两个方面，为了达到既不妨碍任何有发展前景的药物进入市场，又能使药物的毒副作用降至最低限度这一最终目标，药物毒理学经历从体内到体外，从一般常规到标准规范，从盲目测试到科学选择，从病理观察到机制的研究过程以及从被动参与到主动指导，从群体评价到个体预测的发展道路。因此，未来的药物毒理学将更为客观科学，能更好地为新药的研究开发服务。

## 二、药物毒理学研究目的和意义

药物的治疗作用与毒性作用是对立统一的矛盾体，药物毒理学是药理学的延伸和深入，辩证地理解这一矛盾关系，从而合理应用治疗药物并不断发现新的药物，这在人类早期的医药书籍就有明确的体现。中国古代流传着神农尝百草，一日遇七十毒的说法，尝百草的目的是发现治病救人的良药，而这一过程往往又与毒物的发现平行。由此可以略见人类早期对药物与毒物这一辩证关系的理解，这些早期发现的毒素（toxin）包括有毒的植物，如毒草、毒芹等；动物性毒素，如蛇毒、蝎毒、蜂毒等；矿物性毒物，如砷、铅等。人们一方面努力发掘这些物质的治疗作用，另一方面也在不断地努力发现、发展预防和解毒的方法，因此推动了医药科学的发展。

药物作用具有两重性，一方面可以给人们带来福音，造福于人类；另一方面或多或少会对用药的人产生一定的有害作用（harmful effect）。16 世纪瑞士毒理学家 Paracelsus（约1493 ~ 1541 年）的名言 "What is there that is not poison? All things are poison and nothing is without poison, solely the dose determines that is not a poison"，提示药物在临床上表现的是治疗作用还是毒性作用往往由剂量决定。药物毒理学研究既可帮助我们发现受试药物的毒性作用及毒性剂量，以评价新药的开发价值，为进一步毒性研究和（或）临床研究剂量设计提供依据，又有助于临床医生合理用药。众所周知，只有安全的医生而从来没有安全的药物，而安全的医生来源于对药物毒理学知识的详尽了解。

药物毒理学的研究可明确药物毒性作用的靶组织或靶器官（target organ），进而确定药物毒性作用的机制。因为药物并不是对所有组织或器官都具有同等强度的作用，尽管原因不明，但靶器官的确定往往有助于分析药物毒性作用机制。毒性机制的研究是药物毒理学研究的中心环节，它既对已发现的毒性作用性质加以认识，也可指导进一步的毒性研究工作，为临床安全用药提供一定的安全保证。

药物毒理学帮助了解药物毒性作用的可变性。有些药物在治疗剂量下，其毒性作用会伴随治疗作用同时出现，另一些药物则可能由于误用、滥用或故意超剂量使用（如自杀）而产生某些毒性作用。药物的毒性是否可逆，在停药或采取某些治疗后被毒性作用所损害的正常生理功能是否可以恢复是至关重要的问题之一，在新药的研究开发中也是决定药物命运的重要依据之一。药物毒性的可逆性问题近年来也引起了药物研究人员的日益重视。

药物毒理学也研究解毒药及药物中毒后的解救措施。这是药物毒理学研究中最为古老的问题，但随着科学的发展，也被赋予了新的意义。此项研究基于前述的毒性作用及其机制，也有赖于现代医药学知识的综合应用，是现代药物毒理学研究中的一个较高层次的研究领域。

药物毒理学在上述几个方面研究的深入，也可以补充或更新遗传学、分子生物学领域的知识。例如，由于药物对基因的毒性作用，发生染色体核型改变或基因重排，由此带来细胞分化上的变异（致癌）或组织、胚胎发育的异常（致畸）。对其中因果关系的研究无疑将丰富分子生物学、遗传学的知识。

药物毒理学研究也有利于开发新药。随着对药物毒性作用的深入了解，从药物毒理学研究中很有可能 "偶然" 发现新的治疗药物，如氯丙嗪、青霉素等的发现。此外，通过新药临床前毒理研究，针对毒性作用强、毒性症状发展迅速、安全范围小的药物，可为临床研究解毒措施提供参考依据。

药物的毒性研究与安全性评价在新药的开发研制阶段尤为重要，一个药物的开发往往要花费大量的资金，尽早发现毒性作用可以提高新药研究的效率，节省研究开发成本，缩短高效低毒新品种的研制周期。从药物经济学角度来说，药物毒理学的研究至关重要。

## 三、药物毒理学研究任务

药物毒理学担负着对已上市药物和新药对健康影响的安全评价，探讨药物对靶器官的毒性作用机制和对人的危害及防止发生危害的安全剂量等任务。没有这门科学，人们就无法认识对人类健康具有潜在危险的药物。例如，长期服用吗啡后能引起成瘾性中毒，孕妇服用反应停后引起胎儿畸形，环磷酰胺既有致突变作用又有致癌作用等。又如，一种名为羟胺硫蒽酮（hycanthone）的药物，可用于治疗曼氏血吸虫病，从 20 世纪 60 年代开始，在非洲和巴西等国家和地区曾广泛使用，直到 1977 年以后，用 Ames 方法检测发现羟胺硫蒽酮有极强的诱变性和致畸作用，被禁止使用。特别是新药不断问世的今天，如果没有药物毒理学这门科学对药物毒性进行全面深入的研究，新药无法研制成功并得以广泛应用。因此，药物毒理学对药物毒性的研究，无论过去、现在和将来对人类的健康都起到重要的作用。

## 四、药物毒理学研究内容

**1. 药物对靶器官毒性作用机制的研究**　包括药物对肝脏、肾脏、神经系统、心血管系统、内分泌系统、呼吸系统和消化系统的毒性作用及机制研究等。

**2. 对药物进行一般毒性作用的研究**　包括单次给药毒性试验、重复给药毒性试验和局部毒性试验。

**3. 对药物进行特殊毒性作用的研究**　包括生殖毒性试验（一般生殖试验、致畸试验和围生期试验）、遗传毒性试验（致突变试验）、致癌试验、药物依赖性试验及毒性试验中的病理学检查。

药物毒理学研究的最终目的是研究药物对机体的损害作用（毒性作用）及其机制，但在人体的研究实际上难以实现。动物特别是哺乳动物和人体在解剖、生理和生化代谢过程方面有很多相似之处，这是动物试验的结果可以外推到人的基础。因此，药物毒理学主要借助对动物的毒性试验再外推到人。

## 五、药物毒理学研究方法

以体内试验（*in vivo* test）为主，也可用体外试验（*in vitro* test）。

**1. 体内试验**　又称整体动物试验。严格控制实验条件，使动物接受药物，然后观察药物引起的各种功能或形态的变化。实验多采用哺乳动物，如大鼠、小鼠、豚鼠、家兔、仓鼠（hamster）、犬和猴等。检测药物的一般毒性，多在整体动物中进行，如单次给药毒性试验、重复给药毒性试验、局部毒性试验和致癌试验等。哺乳动物体内试验是药物毒理学的基本研究方法。

**2. 体外试验**　利用游离器官、培养的原代细胞、细胞系（cell line）或细胞器（organelle）进行药物毒理学研究，多用于药物对机体急性毒性作用的初步筛检以及作用机制和代谢转化过程的深入研究。

（1）游离器官　利用器官灌流技术将特定的液体通过血管流经某一离体的脏器（肝、肾、肺、脑等），借此使离体脏器在一定时间内保持存活状态，与药物接触，观察药物在该脏器出现的有害作用以及药物在该脏器中的代谢情况。

（2）细胞　利用从动物脏器新分离的细胞（原代细胞，primary cell）或经传代培养的细胞如细胞株（cell strain）及细胞系进行药物的毒性研究。

（3）细胞器　将细胞制作匀浆，进一步离心分离成为不同的细胞或组分，如线粒体、微核体、细胞核等，用于试验研究。

体内试验和体外试验各有其优点和局限性，应主要根据试验的目的和要求，采用最适当的方法进行，并且互相验证。

## 六、毒理学的分支学科及相关学科

对于毒理学分支学科的划分，与编者对毒理学内涵的理解及各分支学科所侧重的方面有关。

**1. 按研究内容分类** 描述性毒理学、机制性毒理学、管理毒理学。

**2. 按研究对象分类** 药物毒理学、工业毒理学、化学品毒理学、军事毒理学、农药毒理学、法医毒理学、动物毒理学、环境毒理学、管理毒理学等。

**3. 按研究的学科分类** 生化毒理学、细胞毒理学、分子毒理学、遗传毒理学、免疫毒理学、临床毒理学等。

**4. 按研究的靶器官与组织分类** 心脏毒理学、肝脏毒理学、肾脏毒理学、血液系统毒理学、内分泌系统毒理学、皮肤毒理学等。

致突变、致畸、致癌作用以及毒理学方法也属毒理学的分支。总之，毒理学的分类可因不同目的与需要而有所不同，药物毒理学就是根据毒理学的发展与需要而独立出来的学科。

药物毒理学与生物学的其他学科也有着千丝万缕的联系。药物毒理学本身是一个多学科交叉的学科，必须借助各相关学科的技术开展自身的工作。例如，大部分药物的毒性试验是在动物体内进行的，所以在药物毒理学研究团队中除有药理、生理学工作者外，动物学研究人员亦起着关键作用。为了评价药物对生殖、胚胎发育、胎儿、新生儿的影响，药物毒理学必须植根于组织胚胎学、遗传学及生物学之中；为了对药物的毒性作用机制做出正确的判断，药物毒理学工作者必须借助细胞生物学、分子生物学的许多知识和技术；同时，受过良好训练的病理学家可以提供药物的靶器官效应的最终测定结果。随着人们对药物的吸收、分布、生物转化及排泄与毒性作用之间关系的深入了解，药代动力学成为药物安全性评价不可缺少的组成部分，形成了药物的毒代动力学（toxicokinetics）这一新兴学科，从另一角度看，毒理学研究内容也构成了上述各学科研究的必然组成部分。

## 七、药物毒理学发展简史

任何一门科学都是人们在生产实践中不断总结发展起来的。人们通过实践使它不断得到充实、提高和完善，最后才成为一门学科。药物毒理学也不例外，它的发展也正在经历不断充实、提高和完善的各个阶段。

原始社会，人们通过狩猎、捕捞和采集获得食物。在食用过程中偶然发现某些植物、动物的药性或毒性引起呕吐或腹泻等，所以中国古代称"食药同源"。以后逐渐懂得利用有毒物质（如箭毒、乌头）作为狩猎的工具和武器。

人类社会不断发展前进，到了农业时代民多粒食，遇毒则渐少，尝草木治病的知识渐增，寻草木治病者多，千中得一，积少成多，代代相传，"本草"而生。草木多毒，故传说"神农尝百草，一日遇七十毒，得茶而解之"。人类在生产劳动中为了生存和疾病做斗争，从自然界选择了治病的药物。

我国的药物毒理学有文字记载的，可以追溯到隋、唐、宋、元、明、清各代名医对有毒物（铅、汞、一氧化碳等）中毒的描述。毒药这一词不断出现在古籍书中，如《周礼·天官》中出现"凡疗疡以五毒攻之"，《黄帝内经·素问》"异法方宜论"中提到治病方法有毒药、九针等。汉代《神农本草经》收载 365 种药物，按毒性分上、中、下三品，上品 120 种，无毒，久服不伤人；中品 120 种，有毒无毒斟酌为宜；下品 125 种，多毒不可久服。其中确有不少毒性较大的矿物药和植物药如雄黄、雌黄等砷化物及铅丹、铅盐和半夏等。明代李时珍在《本草纲目》（公元 1590 年）中对许多毒物均有记载，并对生产中接触铅的危害性做了详细描述："铅生山穴石间……其气毒人，若数月不出，则皮肤痿黄，腹胀不能食，多致病而死。"由此可知，直到明代，人们得到某种治疗疾病的药物，基本都是靠人体尝试这一主要途径。这是因为当时的实验医学还没有兴起，医药知识只能通过人体直接观察得到，这种完全凭经验观察的方法不可能没有局限性。

国外从古希腊的医药神 Ascleius 时代到 18 世纪，新药的安全评价方法基本上都是靠人体尝试，由经验积累而得。但是，从 19 世纪开始，随着有机化学、植物化学和生理、生化、病理等基础医学的发展，对药物作用的认识在不断提高和深化。其中突出的例子是德国药师塞尔图勒尔（Sertorner）1802 年从阿片中提纯吗啡，这是第一个从天然产品中分离与结晶得到的有效药物。1803 年法国药师皮耶尔从金鸡纳树皮中提取得到纯化奎宁。此后，到 19 世纪后期，德国较发达的染料工业开始考虑新药的合成与对现有药物分子结构的改造，并取得了一定的成绩。其中马吨（Morton）成功地试用乙醚进行麻醉，欧立希（Ehrlich）发明了"606"治疗梅毒的药物等，都为人类主动寻找并设计合成新药开创了新的道路。其中，有的新药安全评价已经开始应用实验治疗学的手段，先在染病的实验动物模型上进行药效评价和毒理学的评价，然后在临床上进行人体试验。例如，1926 年温格登（Winguarden）用洋地黄制剂进行家兔慢速静注测定最小致死量（MLD），特温（Trevan）于 1927 年首次应用测定半数致死量（$LD_{50}$）的方法测定药物的毒性强度，随后以测定药物 $LD_{50}$ 为中心的药物毒理学研究工作迅速发展起来。

20 世纪 60 年代初"反应停事件"爆发，上万名婴儿致畸，这次药物悲剧的发生轰动了全世界，使得药物毒理学家从这血的代价中醒悟过来，认识到一种药物不仅要进行一般毒性试验的研究，更为重要的是要进行药物的特殊毒性作用研究，否则药物存在的一些潜在危险性就难于避免。为此，他们进一步扩大了药物毒理学的研究内容，兴起了药物特殊毒性研究。药物的致畸作用研究是特殊毒理研究的一部分，由于药物对动物的致畸作用和对人体的致畸作用有一定的相关性，致畸试验就作为特殊毒性研究的常规项目。在致畸试验渐趋成熟的基础上，致突变和致癌试验也不断发展，也逐渐成为药物毒理学的特殊毒性研究的常规项目。

"反应停事件"后，各国都加强了药政管理，同时相继规定新药毒理学评价中某些特殊毒性试验项目为必需项目。1985 年我国卫生部在正式公布的《新药审批办法》中也具体规定了新药临床前研究中须进行的一般毒性研究和特殊毒性研究项目。

自 20 世纪 70 年代以来，药害事件仍时有发生，如盐酸安他唑啉引起的眼 – 皮肤 – 黏膜综合征（100 万/年，世界范围），维 A 酸导致的婴儿心脏畸形；替马沙星引起的溶血性贫血、肾衰竭（英、美等 7 个国家）；2000 年以来，盐酸苯乙醇胺引起的血压升高、心律失常、过敏（美国、中国等均停止使用）。这些事件的严重教训足以使人们认识到药物毒理学研究的重要意义。现在药物毒理学的研究以药物的安全评价为重点，在研究的深度和广度上有新的发展，从整体的药物毒理学研究，分化为各器官系统的毒性研究，即靶器官毒性研究，如由肝毒理、肾毒理等发展到对细胞分子水平和蛋白质及代谢组学的研究；从对人健康影响的观察进展到对下一代危害的研究，建立以保障人类安全为目的的新概念，从而相继出现了遗传毒理学、行为毒理学和行为畸胎学等边缘学科，使药物毒理学的研究水平不断提高，研究内容不断充实。

## 八、药物毒理学发展趋势与展望

目前国内外药物毒理学发展迅速，在研究思路和观念、技术和手段、策略和方法上发生了巨大转变，主要表现为：研究过程和实验操作逐步走向规范化、标准化；逐步采用体外筛选评价模型代替整体动物试验；在药物开发、申报、临床监测的各个环节发挥药物毒理学的主动指导作用；研究对象从患者群体转向个体；基因技术全面进入药物毒理学各个研究领域；利用药代动力学和其他分子细胞生物学的概念和方法研究药物毒性机制或进行药物毒性的风险评价。

药物毒理学根据药物的理化特性，运用毒理学的原理和方法，对药物进行全面系统的安全性评价并阐明其毒性作用机制，以降低药物对人类健康危害程度。过去药物毒理学主要偏重于定性的毒性评价和病理描述，对阐明药物的毒性发生机制、定量构效关系及毒副作用在服药者中发生率的个体差异，对如何在药物开发、申报、销售及毒副作用检测过程中发挥药物毒理学的主动作用研究不多。近年来，随着细胞生物学、分子生物学、发育生物学、神经科学以及免疫学等前沿科学的蓬勃发展，各种基因与蛋白质技术、先进的仪器分析手段及生物信息学进入生物医学研究的各个领域，药物毒理学经历了研究思路和观念、技术和手段、策略和方法的巨大转变，极大地丰富和发展了药物毒理学的内涵。

# 第二节　药物对机体毒性作用的一般规律

药物种类繁多，它们对机体所呈现的毒性作用亦是多方面的。经过长期的实验研究和研究方法的发展，人们对药物对机体毒性作用的一般规律以及从作用机制到影响其毒性作用的一些因素，都有了新的、进一步的认识。

药物的毒性作用机制包括以下几点。

**1. 抑制氧的吸收、运输和利用**　氧是维持机体正常生命活动的必需物质。有些物质对机体产生毒性作用，是干扰了机体的需氧生理过程所致。如吸入一些刺激性气体（氮芥子气等），可造成肺水肿，使肺泡的气体交换功能受阻；一氧化碳极易与具有携氧能力的血红蛋白结合，使血红蛋白丧失携氧能力；能引起高铁血红蛋白生成量过多的一些物质（如芳香胺、偶氮化合物等），可造成红细胞内血红蛋白再生不足，也可使血液输氧能力明显降低；表面活性剂和肼的衍生物，能加剧红细胞的破坏而发生溶血，使血红蛋白失去运输氧的能力。

**2. 抑制酶系统活性而产生损害作用**　有些进入机体的药物对酶系统具有直接作用，或影响其生成，或改变其活性，从而使酶所参与的生化反应受到各种影响，使机体有关的生理功能受到干扰，这是许多药物对机体产生毒性作用的原因。

**3. 损伤组织细胞结构**　有些药物并不首先引起机体细胞功能的改变（如糖原含量或某些酶浓度的改变），而是直接损伤组织细胞结构。如青霉素、普卡霉素、非拉西丁和呋塞米等对肝脏的毒性，是由于这些药物对肝细胞造成了化学损伤，从而使肝组织出现变性和坏死，细胞内所含的酶被释放到血液中，如引起谷氨酸氨基转移酶大量的增加。

**4. 干扰代谢功能**　有些药物对机体的代谢过程可产生多种影响，破坏其动态平衡，使相应的生理功能受到损害，这是较为常见的药物毒性作用。

**5. 影响免疫功能**　药物对机体免疫功能的影响可分为两个方面：①激发不同寻常的免疫反应，如变态反应、自身免疫反应，这些过强的免疫反应可对机体产生不同程度的损害，重者可危及生命。②抑制免疫反应，使免疫监视功能低下，导致机体对感染或其他疾病抵抗能力下降。

# 第三节　影响药物毒性作用的因素

在对新药进行毒性评价时，可能受多方面因素的干扰，从而影响试验的准确性，严重时甚至可能使试验结果失真，导致错误结论。影响药物毒性作用的因素总体来说可以总结为 5 个方面，具体如下。

## 一、药物理化性质

药物在进入机体后发挥毒性效应，可以说是由于药物与机体内某种生物大分子（如酶与受体）的互相作用，或者药物改变了生物大分子所在的微环境（如一些脂溶性药物掺入膜脂质，使细胞膜镶嵌蛋白活性所依赖的脂环境改变），进而使正常信息传递系统紊乱，发生毒性反应。所以药物的化学结构决定其物理、化学性质，而其理化性质又决定该物质的生物活性（毒性）。同一类药物，由于结构（包括取代基）不同，毒性也有很大差异。药物的脂水分配系数、电离度、溶解度等都与毒性有关，现分别介绍如下。

**1. 结构功能团与毒性的关系**　在药物结构中增加卤素会使分子的极化程度增加，更容易与酶系统结合，使毒性增强。例如，甲烷不具致癌作用，但是碘甲烷（$CH_3I$）、溴甲烷（$CH_3Br$）及氯甲烷（$CH_3Cl$）等均有致癌作用。芳香族药物中引入羟基后，由于极性增强而加大了毒性。再如，苯环上引入羟基后则生成酚，酚具有弱酸性，易与蛋白质中的碱性基团作用，因此，酚与酶蛋白有较强的亲和力，从而使毒性增强；引入酸性基团（羧基、$-COOH$ 及磺酸基 $-SO_3H$），可使理化性质发生很大变化，水溶性及电离度增高，脂溶性降低，因而不易通过细胞膜扩散，所以难以深入组织，毒性也随之减弱。又如，苯甲酸的毒性较苯酚弱。

**2. 基团的电荷性与毒性的关系**　电负性基团如硝基（$-NO_2$）、苯基（$-C_6H_5$）、醛基（$-CHO$）、酮基（$-COR$）酯基（$-COOR$）、乙烯基（$-CH=CH_2$）、三氯甲基（$-Cl_3$）等均可与机体中带正电荷的基团相互吸引，从而使毒性增强。

**3. 光学异构与毒性的关系**　动物体内的酶对光学异构体有高度的特异性。当药物为不对称分子时，酶只能作用于一种光学异构体。一般来讲，左旋异构体对机体作用较强，如左旋吗啡对机体产生作用，而右旋体往往无作用。但也有例外，如左旋和右旋尼古丁对大鼠的毒性相等；而对豚鼠，右旋体的毒性较左旋体高 2.5 倍。

**4. 脂水分配系数与毒性的关系**　药物在脂油相和水相的溶解分配率，即药物的水溶性与脂（油）溶性间的平衡，也就是药物对水相与脂（油）相的亲和力的总和，其平衡常数称之为脂水分配系数（fat / water partition coefficient）或称油水分配系数（oil/water partition coefficient）。一个药物的脂水分配系数大，表明其易溶于脂，反之表明易溶于水。凡易溶于脂的物质，在机体内就呈现亲脂现象或疏水性，而易溶于水则呈现疏脂现象或亲水性。

药物的脂水分配系数与其毒性有密切关系，涉及药物的吸收、转运、排泄和代谢。

例如，各类巴比妥药物代谢产物作用的快慢和维持时间的长短各不相同。脂溶性较小的戊巴比妥，进入脑内的速度慢，产生作用也慢。原型药物可从肾小管重吸收，因此其在体内消除慢，维持时间长；脂溶性很大的硫喷妥钠易进入脑组织，作用非常迅速，静脉注射后 1 分钟内即达最高浓度，随后药物又很快经血流转移并贮存在肌肉和脂肪组织中，这种药物的重新分布使得脑内药物浓度立即显著下降到有效浓度以下，故作用发生快，维持时间短。

**5. 电离度与毒性作用的关系**　电离度即药物的 $pK_a$ 值，也是影响药物在体内吸收和分布的重要理化性质，是推测药物在体内的吸收部位、体内转运和药理作用强弱的参考数据。药物一般以非离子型（分子型）转运透过组织屏障，被吸收进入血循环。大多数药物为弱酸性或弱碱性物质，药物只有在 pH 条件合适，使其最大限度成为非离子型时才易于吸收和通过生物膜，产生毒性反应。药物呈离子型的比例越高，虽越易溶于水，但难以吸收，且易于随尿排出。$pK_a$ 为 3.0 以上的弱酸性药物在胃中大部分为分子型，易被胃吸收，如阿司匹林（$pK_a = 3.5$）在胃中几乎完全呈非解离的分子型，易被胃吸收。而 $pK_a$ 5.0 以上的碱性药物不易被胃吸收，如奎宁（$pK_a = 8.4$），在胃中以离子型存在，不被胃吸收，而在肠中吸收。磺胺药物 $pK_a$ 在 6.0 ~ 7.5 之间抑菌作用最强，此时电离度为 50%，既有足够的分子型穿透细菌细胞膜，也有足够的离子型发挥作用。

**6. 溶解度与毒性作用的关系**　药物只有在溶解后才能被消化道或注射部位的组织吸收。但有些药物在水中或其他溶剂中溶解度都很小，只能以固体制剂的形式（包括混悬剂）给药，在这种情况下，溶解度便成为影响药物吸收速度和吸收程度的主要因素。固体药物的溶解速度又直接受其粒径、晶型、结晶结构中是否含有溶媒以及所含溶媒的性质等影响。同一剂量的药物，其粒径越大，溶解越慢，吸收也就越慢，达最高血药浓度所需的时间也就越长。

## 二、动物种属差异和个体差异

当以人体反应为衡量标准将动物试验结果与临床试验结果相比较时，可以出现 4 种情况，即真阳性、真阴性、假阳性、假阴性。前二者表示在动物试验时获得的药物毒性作用与人体试验结果基本相同，体现出药物反应的种属相似性，即动物出现的毒性反应在人体也出现（真阳性），动物中未出现的毒性反应在人体也未出现（真阴性），这表明了动物毒性试验的实用价值。但这种情况，一般主要反映在定性上，而在敏感性上存在差异，不能将从一种动物得到的研究结果完全搬到另一种动物或人上。后两种情况显示了药物反应的种属差异性，即在动物中出现的毒性反应在人体中并不存在（假阳性）；或相反，在动物中未出现毒性反应，而在人体中出现了毒性反应（假阴性）。假阳性有时会阻碍有效药物进入临床，如当初水杨酸类药物在某种条件下对大鼠进行试验，则它们会被列入致畸胎剂而不会上市，然而实际其对人没有致畸胎作用。而假阴性危害更大，出现机会也较多，应特别注意，如沙利度胺（反应停）对人有较强的致畸胎作用，但对大鼠不引起畸胎。曾在 500 名患者（用抗生素、合成抗菌药、镇静药、中枢抑制药等 6 类）中，共观测到 53 个药物反应症状，其中仅 18 个可由大鼠预测，占 34%；由犬预测为 55%，犬和大鼠两种动物也仅能预测 57%。这就提醒人们，不能期望从动物试验中得到全面的信息指导临床用药。

**1. 实验动物种属和品系与毒性反应**　在药物毒理学试验研究中，动物属性的选择一般根据药物在该属性动物体内的代谢转化与人体内代谢过程的相似性。药物毒理学实验对象包括正常动物、麻醉动物和模型实验动物。实验动物的种属是影响毒性试验的重要因素。药物毒理学所使用的实验动物种属不同，各种属动物间的解剖、生理、遗传、代谢过程等均有差别，这不仅对药物的毒性反应产生量的影响，更重要的是可以产生质的影响。这些内在因素对毒性反应产生影响的基础是复杂的，可能是由于微粒体酶或其他与药物代谢有关的结构或功能存在差别；也可能是由于膜结构、细胞更新或靶细胞受体等方面存在差别；肠道微生物类型、进食和排粪习惯以及其他生理生化因素无疑也会影响动物对药物毒性反应的质和量。

各种动物对同一药物反应不一，如家兔注射组胺后血压不是下降而是上升，常食用颠茄而不中毒；吗啡对犬产生麻醉作用，对猫则引起剧烈的不安与痉挛；人和其他灵长类动物对沙利度胺相当敏感，接触后可出现典型的胎儿肢体畸形，但大、小白鼠对其致畸作用并不敏感。不同种类动物或同一种属不同品系之间均存在各方面的差异，有生理上的差异，也有吸收排泄过程的差异。如大鼠吸收碘非常快，而兔和豚鼠吸收慢；一般来说人对药物的排泄速度较实验动物慢，如保泰松在人体内的半衰期为 72 小时，而犬为 6 小时，家兔仅为 3 小时。人和动物存在生理及生化代谢的差异，造成了一些药物毒性反应在质方面的不同。如犬缺乏乙酰化酶，故不能将磺胺类药乙酰化，所以在犬中不存在因磺胺尿结晶而损害肾脏的问题。又如，用于治疗银屑病及绒毛膜上皮癌的药——氮尿苷（azauridine）27mg/kg 可使犬产生严重的白细胞减少，7～10g/kg 可致死，但在人体用到 60mg/kg 连续数周，也未见白细胞减少。

事实上，人类对药物常比其他所有动物都要敏感。不少药物的毒性往往首先在人体试用时才出现，而不是出现在动物试验中。有一些严重的、常见的毒性反应更是很难从动物试验中预测，如过敏反应（青霉素过敏性休克）、再生障碍性贫血（氯霉素）等。同时，药物常无法在动物身上显示其毒性症状（如头晕、头痛、耳鸣、精神症状等）。

**2. 实验动物个体因素与毒性效应**　不同性别的动物对药物的敏感性有所不同，各品种的动物毒性的性别差异已被证实。一般雌性动物较雄性动物敏感，如镇静药三氟哌多（trifluperidol）对雌性大鼠的 $LD_{50}$ 是 140mg/kg，而对雄性大鼠则为 360mg/kg。另一些药物对雄性毒性大，如肾上腺素（大鼠）、地高辛（犬）、非那西丁（大鼠）等。性别对药物的毒性判别主要表现在成年动物上，因此，其发生差别的原因可能主要与性激素有关，取决于酶促转化作用是否受激素的影响。据研究，雄性激素能促进细胞色素 $P_{450}$ 的活力，因此，药物在雄性动物体内易于代谢或降解，而且雄性大鼠促使某些药物与葡萄糖醛结合的能力也强于雌性大鼠。雄性大鼠对环己巴比妥的代谢比雌性大鼠要快，因而雌性大鼠的睡眠时间较长。

动物对药物的毒性反应是随年龄的变化而变化的一个动态过程。如有的药物给初生大鼠灌胃不会引起死亡，但用相同的剂量给成年大鼠灌胃则发生死亡。这是因为动物进入老年，其代谢逐渐走向衰退，对药物毒性反应会发生变化。老年大鼠的肝、肾微粒体的葡萄糖-6-磷酸酶和线粒体的细胞色素还原酶的活性大大降低。红细胞中的 $Na^+$ 和 $K^+$ 及 ATP 酶活性也随年龄的增长而下降。一般说来，年幼动物对药物的反应较成年动物敏感。

**3. 动物疾病因素与毒性效应**　肝脏疾病能影响药物的代谢，急性和慢性肝炎、肝硬化和肝坏死等疾病，通常能降低肝脏生物转化能力，微粒体和非微粒体酶系及Ⅱ相反应常可受干扰。肾脏疾病也能影响药物的毒性表现，这种作用是肾脏排泄和代谢失调所引起。当某一脏器已有缺陷时（疾病或遗传性疾病），接触可损害该脏器的药物后，更易发生损害。肝脏是药物在体内转化的主要器官，而肾脏是多种药物的排泄途径，故肝、肾功能不良者接触药物时，这两个脏器易于受损，或因药物在体内蓄积而易发生中毒。

### 三、赋形剂

在动物毒性试验中，需要用溶剂、助溶剂或赋形剂，将药物配成一定剂型后给动物使用，这些都有可能给试验结果造成干扰。溶媒的毒性问题不容忽视，因为即使是最惰性的溶媒，使用不当也会产生相当的毒性。溶剂、助溶剂等使用量过大，也可能产生附加毒性作用。例如，蒸馏水和生理盐水静脉注射对小鼠的 $LD_{50}$ 分别为 25ml/kg 和 68ml/kg，这意味着体重 20g 的小鼠，静脉注射蒸馏水 0.50ml 或生理盐水 1.36ml，便会引起半数动物死亡。在溶媒毒性干扰药物毒性方面，最突出的例子就是乙二醇作为磺胺酰剂的溶媒大大增强了药物的毒性。这主要是由于乙二醇对肾脏造成严重损害。不同的溶剂出现的毒副作用也不相同。例如，雷公藤水煎剂出现毒性作用较少，而酒浸剂则容易出现毒性作用。又如，苯妥英胶囊中毒事件，原因是胶囊中的填充剂由微溶于水的硫酸钙改为易溶于水的乳糖，加速了苯妥英的吸收，导致中毒。

此外，使用表面活性剂助悬时，对药物的生物利用度会产生影响，从而影响毒性。当表面活性剂浓度低时，能润湿药物粒子的表面，增加溶解速度。例如，加 0.1% 吐温 - 80（tween - 80）可使口服非拉西丁的血药浓度升高；但当表面活性剂的浓度增加到临界胶团浓度以上时，由于形成胶团并把药物包于胶团内，减少了游离药物的浓度，反而使吸收减慢，如水杨酸在大鼠肠中的吸收随吐温 - 80 的浓度增高而明显减少。

因此，为防止溶剂、助溶剂改变药物的理化性质和生物活性，选择溶剂与助溶剂必须慎重：所用溶剂与助溶剂应是无毒的；与药物不起化学反应；保持药物在溶解或稀释后的稳定性等。

### 四、给药途径

给药途径不同，首先到达的器官和组织的药物浓度不同，致使药物的分布和吸收速度也不同。对于毒性试验来说，药物吸收度大的毒性大，静脉吸收最快，产生毒性反应最强。其他给药途径的吸收度依次是：呼吸道吸入、腹腔注射、肌内注射、皮下注射、皮内注射、经口和皮肤涂布。

此外，给药途径中还有许多因素可影响毒性。口服毒性取决于多方面的因素，除药物制剂及消化道的各种因素外，药物从消化道吸收后经门静脉首先进入肝，在肝中经受生物转化（即首过效应）则是更重要的影响因素。如果在肝中代谢很快而且生物转化后的产物毒性降低，则口服的毒性可能会低于其他途径；反之，如经肝代谢后的产物毒性反而大于原药，情况就会改变。一般认为腹腔注射与静脉注射的效应相似，但实际上经腹腔注射的药也像口服一样，主要经门静脉入肝，经肝代谢转化的结果与口服相同，只不过药物经腹腔吸收的过程不像消化道那样复杂，影响因素不像消化道那样多。又如，口服给药时药物是混合于饲料中还是采用灌胃方式，给药时是空腹还是饱腹，药物的稀释程度；静脉注射时注射的速度、容量、pH、渗透压；肌内及皮下注射的部位、容量、注射点数等都有影响。

例如，呼吸兴奋药二甲弗林（dimefline）混入大鼠饲料中给药时，$LD_{50} > 100mg/kg$。而空腹灌胃时 $LD_{50}$ 为 $12mg/kg$，二者相差约 10 倍。在饱腹情况下灌胃给药一般比空腹给药的毒性小。又如，安眠药美索比妥（methohexital）口服对自由摄食小鼠的 $LD_{50}$ 是 $354mg/kg$，而对禁食 4~6 小时者为 $162mg/kg$；如果禁食延长至 20 小时，则 $LD_{50}$ 为 $66mg/kg$。因此，给药前的禁食时间不宜过长，而且起止时间应该固定。口服药液的稀释程度也影响药物的毒性，研究发现，它们的毒性随稀释程度而加大，这可能是由于药液容量增大能加速胃的排出，从而促进了在肠内的吸收。因此，一般主张在毒性试验中灌胃给药时，药物配制应采取等容量不等浓度的原则，而且药液的容量不应超过体重的 2%~3%。

## 五、环境因素

环境中的温度，常可使机体的生理、生化和内环境系统发生不同程度的改变，而使机体对药物的吸收、代谢和排泄受到影响，使药物的毒性程度不同。例如，氯丙嗪小鼠皮下注射的 $LD_{50}$ 在室温28℃时为 $350mg/kg$，而13℃和38℃时则分别为 $12mg/kg$ 及 $30mg/kg$；又如，澳大利亚的红背蜘蛛毒素对小鼠的毒性在0℃及37℃时比常温（18~24℃）时高100倍。

季节和昼夜的变化，也常引起机体许多功能活动的周期性波动，因此，药物与机体接触的时间或季节不同，其毒性也有不同。例如，给小鼠口服水杨酸，早晨排出速度慢，增加了在体内的停留时间，因而毒性作用增加；晚上排出速度快，缩短了在体内的停留时间，因而毒性降低。苯巴比妥钠对大鼠的睡眠时间则以春季最长、秋季最短。

药物联合应用可产生不同类型的作用，从而影响每种药物的毒性。当药物药理作用相似，或作用于同一部位或组织，药物产生协同作用，可能会使毒性增强；相反，如果药物产生拮抗作用，则总的毒性可能会减小。

此外，食物中一些微量营养素的含量也影响药物的毒性。当缺少胆碱、叶酸或甲硫氨酸等抗脂肪肝因素时，药物所致肝脏肿瘤发生率增加，维生素 A 可以阻断或延缓一些组织中肿瘤的发生，纯化的合成饲料喂养的大鼠，$N-2-$芴乙酰胺引起的肿瘤发生率较天然饲料喂养者高。

除了以上 5 个方面的影响因素外，还有一个因素会直接影响毒性试验的结果，那就是实验者的专业水平、技术操作的准确性、正规性及熟练程度。实验操作的任何一个环节，如不符合要求，都有可能直接影响所观察的结果，造成假象。这个方面也应严加控制。防止这方面影响的有效措施就是执行 GLP 制度。综上所述，药物的毒性作用受许多因素的影响。因此，在评价一种药物对机体的毒性作用时，应该充分考虑到这些因素的作用关系，才能得出客观实际的结论。

# 第四节　药物毒理学基本概念

药物毒理学的主要研究对象是药物对机体的毒性作用及其发生机制。药物的毒性作用具体表现为有害作用，研究药物的剂量和毒性之间的关系是药物毒理学的核心和基础，因为所有的药物的毒性作用都与一定剂量有关。在理解药物毒性作用之前，必须明确毒理学的基本概念。

## 一、毒物

毒物（poison）是主要引起机体功能性或器质性损害，损伤人体健康的物质。药物和毒物这两个概念是相对的，它们之间并不存在绝对的界限，只能从引起中毒的剂量大小相对地加以区别。同样一种药物，在应用适量时，可以预防和治疗疾病，就是药物；应用剂量过大，引起人和动物中毒甚至死亡，即产生毒性。药物和毒物的作用或作用机制在本质上也没有区别。有些毒物在低于中毒的剂量时，也可用作药物，如砒霜、箭毒、蛇毒等；而很多药物，如山道年、阿托品、可待因等，应用过量时导致中毒。因此，毒物的概念只是相对的，没有在任何条件下均可产生毒性作用的毒物。一般视为无毒的物质，如食盐，每人每天摄入不超过6g有益于健康，而一次用至0.75~3.0g/kg可因其吸水作用所致的电解质严重紊乱而引起死亡。又如，在短时间内输液过多过快，可因血循环动力学障碍所致的肺水肿和脑水肿引起死亡，即"水中毒"。

## 二、毒性

毒性（toxicity）是指某种药物对生物体的易感部位产生损害作用的能力。毒性强的药物以极小剂量即可造成机体的一定损害，甚至死亡；药物的毒性除与剂量有关外，还与接触的方式与途径（经口给药、注射给药、经皮给药）和时间分布（一次给药、多次给药）有关。

衡量药物的毒性需要一定的客观指标，这些指标可包括各种生理、生化正常值的变化，甚至死亡。随着科学技术的发展，毒性的观察指标也越深入。但是，死亡是最简单和最基本的毒性指标，虽不能确切说明产生毒性的原因，但可作为一种相对的尺度，用来进行药物的毒性比较。同时，也可利用死亡作为毒性反应（毒作用）指标，并探讨药物的剂量 – 反应关系。一般来说，一种药物进入生物体后，其作用越大，毒性也越大。一种药物是否有毒，是相对的，关键在于药物的剂量（或浓度）与生物体产生中毒反应之间存在一定关系，即剂量 – 效应关系。这种关系可用"毒性"这个词来表示。能引起生物体发生中毒反应的剂量越小（或浓度越低），则此药物的毒性越大；反之，引起中毒反应的剂量越大（或浓度越高），则此药物的毒性愈小。

所有药物的毒性并不相等，可分为极毒、剧毒、中等毒、低毒、无毒等。

## 三、中毒

药物损害机体的组织与器官，扰乱或破坏机体的正常生理功能，使机体发生病理变化产生的病症称为中毒（poisoning）。中毒可能是急性的，也可能是慢性的。急性中毒（acute poisoning）是机体在短时间内（几分钟、几小时或几天内），一次或多次摄入较大剂量的药物所引起的疾病状态，通常病症严重，甚至引起动物迅速死亡或突然死亡；慢性中毒（chronic poisoning）是机体在较长时间内（几天、几周、几月或几年内），不断地摄入或吸收较小剂量的药物所引起的疾病状态。慢性中毒发生的病程进展较缓慢，往往先出现摄食量减少或增重下降，随后临床症状逐渐加重，这为治疗提供了时间，因而不一定造成死亡。

中毒作用包括局部作用和全身作用。有些药物与水分子或细胞成分有明显亲和性，在皮肤、上消化道或呼吸道，少数在阴道、直肠、肾脏、膀胱等接触部位起作用，局部发生刺激或腐蚀现象，称为局部作用；药物被吸收进入血液循环，分布到全身各脏器后出现病理变化和功能障碍，称为全身作用。如全身麻醉作用引起远隔部位的组织损害及器官病变等。药物的特殊毒性如致敏、致癌、致畸等，也属于中毒作用。

### 四、危害性

危害性（hazard）是指药物与机体接触或使用过程中，有引起中毒的可能性。危害性与毒性不同，任何一种药物，不论其毒性强弱，其危害性的大小取决于机体是否与它接触过。在评价药物的毒性及危害性时，应考虑多方面因素，如动物年龄、健康状况、营养状况、药物剂量、应激反应、个体差异等，这些因素会显著影响药物的相对毒性及危害性。

### 五、安全性

安全性（safety）为一广泛使用但颇有争议的术语，一般指机体在建议使用剂量和接触方式的情况下，该化合物不致引起机体损害作用的"实际可靠性"，即危险程度达到可忽略的程度，称为具有安全性。

### 六、非损害作用

非损害作用（non‐adverse effect）又称无损害作用，一般认为非损害作用的特点是不引起机体形态、生长发育和寿命的改变；不引起机体功能容量和机体对额外应激状态（应激状态是外界有害因素在机体引起的所有非特异性生物学作用的总称）代偿能力的损伤。在非损害作用中，一切生物学变化都是可逆的，机体与药物停止接触后，不能检出机体维持体内稳态能力的降低，也不致使机体对其他某些环境因素不利影响的易感性增高。

### 七、损害作用

损害作用（adverse effect）与非损害作用相反，为机体与一种药物间断或连续接触过程中，出现了以下变化。

1. 机体的正常形态、生长发育出现不可逆的变化，寿命缩短。

2. 机体功能容量或对额外应激状态代偿能力降低，此种降低可以通过解剖学、生理学、生物化学或行为方面的任何指标而检出。

3. 机体维持稳态能力的降低是不可逆的。

随着分子生物学以及整个生命科学的不断发展，对损害作用和非损害作用的区别也逐渐深入和细微。总体来看，是从经典的病理学变化（如炎症、坏死、增生等）逐步深入到机体代谢过程以及生物化学反应过程的变化。

损害作用与非损害作用都属药物对机体引起的生物学作用，而且往往由于生物学作用量的变化发展而变化，所以损害作用与非损害作用具有一定的相对意义。确定损害作用与非损害作用的观察指标也在不断发展之中，所以过去可能认为是非损害作用的，今后可能认为是损害作用。

### 八、阈值

阈值（threshold value）为一种药物引发效应的初始剂量或浓度，即稍低于阈值时效应不发生，而达到或稍高于阈值时效应发生，一种药物对每种效应都有一个阈值，因此一种药物有多个阈值。

## 第五节 表示毒性的常用参数

在药物毒理学试验中，为了便于对各种药物的毒性进行比较，常使用下列参数来表示毒性。

### 一、毒性上限指标

系指引起试验动物急性中毒死亡的剂量（或浓度），是评价药物毒性和危险性的一类重要参数，常用有以下几种。

**1. 绝对致死量（$LD_{100}$）或绝对致死浓度（$LC_{100}$）** 指药物能引起一群试验动物全部死亡的剂量或浓度。

**2. 半数致死量（$LD_{50}$）或半数致死浓度（$LC_{50}$）** 指药物能引起一群试验动物50%死亡的剂量或浓度。

**3. 最小致死量（MLD）或最小致死浓度（MLC）** 指药物在最低剂量组的一群试验动物中仅引起个别动物死亡的剂量或浓度。

**4. 最大耐受量（MTD 或 $LD_0$）或最大耐受浓度（MTC 或 $LC_0$）** 指药物不引起试验动物死亡的最大剂量或最大浓度。

**5. 致死剂量或致死浓度（LD 或 LC）** 笼统地表示药物引起试验动物死亡的剂量或浓度。此剂量或浓度在 $MLD_{100}$ 与 $MLC_{100}$ 之间。

一般来说，$LD_{50}/LC_{50}$ 受实验动物个体差异影响相对较小，剂量反应关系较敏锐，重现性较好，因此，一般以 $LD_{50}/LC_{50}$ 表示毒性上限。

### 二、毒性下限指标

即阈剂量或阈浓度（threshold dose or concentration），指药物在一组试验动物中，只有少数动物某项生理、生化或其他观察指标出现最轻微效应的剂量或浓度，又称最小有作用剂量。常用指标有以下几种。

**1. 急性阈剂量或阈浓度** 指一次接触药物所得的阈剂量或阈浓度。

**2. 慢性阈剂量或阈浓度** 指长期连续接触药物所得的阈剂量或阈浓度。

**3. 最大无作用剂量或浓度（maximum non–effect dose or concentration，$ED_0$ 或 $EC_0$）** 指药物在一定时间内，用一定方式与机体接触，按一定的检测方法或观察指标，不能观察到任何损害作用的最高剂量。药物对机体的损害作用或毒性作用表现为引起机体发生某种生物学变化。一般说来，此种生物学变化随剂量的递减而减弱。当药物的剂量减到一定量，但尚未到 0 时，生物学变化已达到 0，即不能再观察到药物所引起的生物学变化，此剂量即为最大无作用剂量。

最大无作用剂量是评定药物毒性的重要依据，是制定药物的人体每日容许摄入量（acceptable daily intake，ADI）和最高容许浓度的基础，具有十分重要的药物毒理学意义。

**4. 最小有作用剂量（minimal effect level）** 是能使机体某项观察指标发生异常变化所需的最小剂量，即能使机体开始出现毒性反应的最低剂量。最小有作用剂量略高于最大无作用剂量，又称中毒阈剂量。

# 重点小结

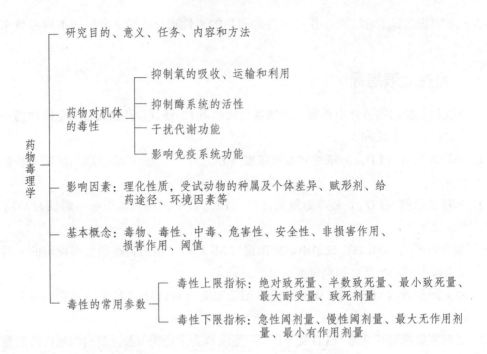

药物毒理学
- 研究目的、意义、任务、内容和方法
- 药物对机体的毒性
  - 抑制氧的吸收、运输和利用
  - 抑制酶系统的活性
  - 干扰代谢功能
  - 影响免疫系统功能
- 影响因素：理化性质，受试动物的种属及个体差异、赋形剂、给药途径、环境因素等
- 基本概念：毒物、毒性、中毒、危害性、安全性、非损害作用、损害作用、阈值
- 毒性的常用参数
  - 毒性上限指标：绝对致死量、半数致死量、最小致死量、最大耐受量、致死剂量
  - 毒性下限指标：急性阈剂量、慢性阈剂量、最大无作用剂量、最小有作用剂量

扫码"练一练"

## ❓ 思考题

1. 试述药物毒理学在新药研究中的意义。
2. 试述影响药物毒性作用的主要因素。
3. 试述表示药物毒性的常用参数。

（向　明）

# 第二章　药物中毒的机制及解救

扫码"学一学"

 **学习目标**

1. **掌握**　药物中毒的概念和毒性分类。
2. **熟悉**　药物中毒的机制及解救。
3. **了解**　常见的急性药物中毒。

## 第一节　药物中毒的概念和药物毒性分类

### 一、药物中毒的概念

药物中毒是指误服、服药过量以及药物滥用引起的中毒。导致中毒的常见药物包括西药、中药和农药，如抗生素、镇静催眠药、解热镇痛药、磺胺药等。药物种类不同，中毒的临床表现不同。

从临床应用角度看，药物毒性作用归属于药物不良反应（adverse reaction）的范畴，但往往程度更严重，甚至出现难以恢复的药源性疾病（drug induced disease），如磺胺药引起的溶血、庆大霉素引起的神经性耳聋等。

### 二、药物毒性的分类

**1. 毒性作用（toxic effect）**　指用药剂量过大或时间过长对机体产生有害的作用。主要由于患者的个体差异、病理状态或合用其他药物引起敏感性增加，导致某种功能或器质性损害。

因服用剂量过大而立即发生的毒性，称为急性毒性（acute toxicity），多发生在循环、呼吸和中枢神经系统；长期用药引起的毒性，称为慢性毒性（chronic toxicity），多发生在肝、骨髓、血液和内分泌系统。

**2. 药物依赖性（drug dependence）**　指连续使用某些作用于中枢神经系统的药物后，药物与机体相互作用形成的一种特殊精神状态和身体状态，表现出强迫用药或定期持续使用该药的行为，一旦停药会产生严重的不适反应。主要分为精神依赖性和生理依赖性。

精神依赖性（psychic dependence）又称心理依赖性（psychological dependence），指连续使用致依赖性药物对脑内奖赏系统产生反复的非生理性刺激所致的特殊精神状态。生理依赖性（physiological dependence）又称成瘾性（addiction），指连续使用精神活性药物造成机体对使用药物的适应状态。在这种特殊适应状态下，一旦停止用药或减少剂量时，机体已形成的适应状态发生改变，用药者会出现一系列以中枢神经系统症状为主的严重反应和体征，呈现痛苦感受及生理功能紊乱，甚至危及生命，这些症状被称为药物戒断综合征（abstinence syndrome）。

**3. 致癌性（carcinogenesis）** 长期用药后，药物损伤遗传物质使机体发生肿瘤，也可通过非遗传物质损伤途径引发肿瘤。有些药物还可引起迟发效应，如妊娠期间服用己烯雌酚，子代为女性时可能在青春期发生阴道癌。

**4. 生殖毒性和发育毒性（reproductive and developmental toxicity）** 生殖毒性指育龄人群用药后对其生殖系统、与生育相关的神经系统或内分泌系统产生毒性反应，如精子或卵细胞异常、不孕不育和流产等。发育毒性指妊娠期用药后药物直接对胚胎产生毒性作用，在胚胎器官形成期接触药物可出现形态畸形，其他发育阶段接触药物可出现以功能异常或发育迟缓为主的毒性反应。

**5. 遗传毒性（genotoxicity）** 又称基因毒性，指药物作用于人体后，使机体遗传物质在染色体水平、分子水平和碱基水平上受到各种损伤而产生的毒性。包括基因突变和染色体畸变，均为 DNA 损伤所致的突变。例如，哺乳动物生殖细胞突变可引起畸胎或死胎、显性致死及先天性遗传缺陷，体细胞突变亦可致畸胎和肿瘤。

致癌性、致畸性和致突变作用统称为特殊毒性（special toxicity），又称"三致"作用，属于慢性毒性范畴，均为药物和遗传物质或遗传物质在细胞的表达发生相互作用的结果。研发一类新药时，需进行"三致"试验，以保证用药的安全性。

**6. 变态反应（allergic reaction）** 又称过敏反应。指机体受某种药物的刺激产生异常的免疫反应，从而引起生理功能的障碍或组织损伤。该反应仅发生于少数过敏体质的患者，与药物已知作用的性质和药物剂量无关，反应性质也各不相同。最典型的例子是青霉素引起的过敏性休克。对易致过敏的药物或过敏体质者，用药前应进行过敏试验，阳性反应者应禁用。

**7. 特异质反应（idiosyncratic reaction）** 因患者先天性遗传异常，使用某些药物后会发生与药物本身药理作用无关的特异性有害反应。这些反应大多是机体缺乏某种酶，药物在体内代谢受阻所致。例如，葡萄糖 – 6 – 磷酸脱氢酶（glucose – 6 – phosphate dehydrogenase，G – 6 – PD）缺乏者应用磺胺药或伯氨喹可发生溶血及高铁血红蛋白血症。

**8. 迟发性毒性** 主要有 CO 中毒性迟发性脑病（carbon monoxide poisoning delayed encephalopathy）和迟发性神经毒性（delayed neurotoxicity）。前者是指患者在急性 CO 中毒后，从急性中毒昏迷恢复，经过数天或 1～2 个月的正常间歇期，之后再出现以急性痴呆状态为特征的全脑症状。后者是指中毒症状发生后数天才出现持久的神经中毒症状，主要表现为弛缓性麻痹或轻瘫，最后可出现脊髓损伤体征，如共济失调和强直等。某些难逆性胆碱酯酶抑制剂——有机磷化合物如丙胺氟磷、对溴磷、三硫磷、敌敌畏等可引起迟发性神经毒性。

# 第二节 药物中毒的发生机制及解救原理

## 一、药物中毒的机制

药物中毒后可能对机体的功能和结构造成损伤，阐明药物中毒机制对预测和防治药物毒性作用具有重要的理论价值。

药物中毒是机体和药物之间相互作用的结果，很多药物发挥毒性作用是通过急性致死损伤或生物脂质过氧化等病理过程。药物中毒机制主要包括以下两方面。

**(一) 药物方面的机制**

**1. 药理作用** 某些药物选择性差，作用范围广，在实现治疗目的同时，对其他系统、脏器也产生影响。例如，抗恶性肿瘤药在杀死肿瘤细胞的同时，也杀伤宿主功能活跃的正常细胞，对机体产生毒性。

**2. 药物毒性作用** 某些药物通过氧化磷酸化或抑制 ATP 酶引起细胞能量代谢中断，引起"钠泵"失调，细胞内水钠潴留，亚细胞器瓦解，细胞死亡和组织坏死，如巴比妥类药物等。另一些氧化性强的药物可引起自氧化，产生自由基，导致机体内还原型谷胱甘肽（GSH）和不同的巯基酶氧化，发生脂质过氧化和细胞膜瓦解，细胞死亡，组织坏死；或者发生非致死性变化如致突变和恶变。

**3. 药物相互作用** 两种或两种以上药物联合应用时，由于药物之间的不良相互作用可产生毒性。这种毒性反应在单用一种药物时不发生，其发生率可随合并用药种类增多而增加。主要作用机制如下。

（1）促进吸收 某些药物如阿托品、溴丙胺太林等通过延缓胃排空，抑制肠蠕动速度而增加合用药物的吸收，后者的血药浓度增加导致毒性发生。

（2）影响分布 血浆蛋白结合力强的药物可置换结合力低的药物，使其游离型增多，毒性反应增强。如抗血小板药阿司匹林具有较强的血浆蛋白结合力，与抗凝血药华法林合用可增加游离型华法林的浓度，增强其出血倾向。

（3）影响代谢 被肝药酶代谢的药物与肝药酶抑制剂合用时，药物代谢减慢，血药浓度增加，毒性反应增加。常用肝药酶抑制剂有氯霉素、咪唑类抗真菌药、大环内酯类抗生素、异烟肼、西咪替丁等。

（4）影响排泄 一种药物通过竞争性抑制另一药物自肾小管的排泄、分泌和促进重吸收等功能，减缓其排泄。如丙磺舒、阿司匹林等可减少青霉素自肾小管的排泄，使青霉素的血药浓度增高，血浆半衰期延长，毒性增加。

另外，在药效学方面，联合用药增加疗效的同时也会增加毒性，如抗焦虑药地西泮和催眠药水合氯醛合用可致中枢神经系统过度抑制。

**4. 药物杂质的影响** 药物生产过程中常残留一部分中间产物，有时还需加入一些赋形剂，这些物质可能会引起毒性反应。如青霉素引起过敏性休克的成分就是青霉噻唑酸和青霉烯酸，前者是在生产发酵过程中由极少量青霉素降解而成；后者是在酸性环境下由部分青霉素分解而来；再如，胶囊染料会引起固定性药物疹等。

**5. 药物的制剂工艺** 药物的制剂工艺不同会影响药物的吸收速率，导致血药浓度不同而发生毒性反应。如苯妥英钠的赋形剂为碳酸钙，碳酸钙与苯妥英钠形成可溶性复盐可减少苯妥英钠的吸收，将赋形剂改用乳糖后，乳糖并不与苯妥英钠发生相互作用，致使苯妥英钠的吸收率增加20%～30%，从而增加毒性反应的发生率。

**6. 药物的剂量、剂型和给药途径** 有些药物安全范围窄、治疗指数低，在正常剂量范围内，剂量稍大即可发生毒性反应。同一药物不同剂型，由于生产工艺和给药途径不同，会影响药物的吸收速率，引起药物毒性的发生。如氯霉素口服引起造血系统毒性，但外用则多引起过敏反应。

**(二) 机体方面的机制**

**1. 遗传因素引起的药物反应异常** 主要体现在药物代谢异常，包括代谢速率差异和代谢产物类型的差异。药物在同一剂量下，不同个体的血浆稳态浓度差别很大，从而引起药效学的量性异常和质性异常。量性异常是药物正常作用的过分反应引起，如洋地黄类药物在肌性主动脉狭窄时可降低心输出量；质性异常是由药物新的作用引起，如全身麻醉药氟烷和肌松药琥珀胆碱可引起遗传性恶性高热患者出现高热、持续肌强直、酸中毒等。

**2. 药物反应敏感性增高** 患者的某些生理因素如年龄、妊娠等可导致药物反应敏感性增高而发生药物中毒。老年患者肾清除功能下降，导致药物作用时间延长，从而出现蓄积中毒，如 70 岁以上的老年人服用吡罗昔康后，药物的半衰期由 48 小时延长至 72 小时。新生儿、婴儿的肝肾发育不全，对药物的消除较慢，也易发生药物中毒，如氯霉素可引起灰婴综合征。妊娠时肝对药物的硫酸化作用和氧化作用降低，代谢减慢，也会发生药物中毒。

另外，药物作用的受体数目有个体差异，或者某些靶器官代谢改变使药物受体出现异常，均可导致患者靶器官敏感性增强，出现药物中毒。如低血钾时，机体对地高辛毒性作用敏感性增高；呼吸抑制或垂体功能减退时，催眠药可引起过度的中枢抑制。

**3. 肝肾疾病** 患者的某些病理因素如肝疾病、肾疾病等可降低肝代谢和肾排泄的速度和程度，引起血药浓度升高，导致药物毒性的发生。

（1）肝疾病 如肝硬化患者服用利多卡因后，药物在体内的肝代谢受损，血药浓度显著升高，引起严重的中枢神经系统毒性；肝炎患者服用麦角类药物，发生代谢障碍而产生毒性。肝疾病患者还可因为一般代谢过程紊乱而对某些药物的敏感性增高发生毒性反应，如服用吗啡可导致昏迷，催眠药可引起深度睡眠；肝硬化患者对氯丙嗪和单胺氧化酶抑制剂特别敏感，常规剂量即引起中毒；肝硬化性水肿和腹水时，利尿剂可引起肝性昏迷。

（2）肾疾病 肾功能损伤患者使用常规剂量的地高辛，可发生心脏毒性等毒性反应；肾疾病患者使用氨基糖苷类抗生素易发生耳毒性，使用呋喃妥因则无一例外引起外周神经炎。

**4. 间接反应** 指药物的毒性发生在第三者而不是服用者本人。如妊娠期间服用某些药物（如沙利度胺）导致胎儿畸形；妊娠时孕妇使用己烯雌酚，女性子代青春期可能发生阴道癌；司机服用无明显毒性的药物如抗组胺药、苯二氮䓬类等导致精力不集中而发生交通事故，造成他人受伤等。

## 二、药物中毒的解救原理

药物中毒的严重程度与后果主要取决于药物剂量、作用时间及诊治是否准确与及时。药物中毒后应果断采取有效的治疗措施，以挽救生命，减轻损害程度，避免后遗症的发生。尽管中毒方式各异，但解救原理和处理原则是相同的。

### （一）清除未吸收的毒物

毒物吸收的途径主要包括呼吸道吸收、皮肤和黏膜吸收、消化道吸收等，应采用相应的处理方法，尽快清除未吸收的毒物。吸入性中毒者应尽快脱离中毒环境，呼吸新鲜空气，必要时给予氧气吸入或人工呼吸；经皮肤和黏膜吸收中毒者，根据中毒的化学物质成分用清水或 5% 碳酸氢钠溶液或 2% 醋酸等进行清洗；经消化道吸收中毒者，采用催吐、洗胃的方法清除毒物。

### （二）加速毒物排泄

通常采用导泻、洗肠、利尿、血液净化等方式加速体内毒物排泄。

**1. 导泻**　用硫酸钠或硫酸镁溶液导泻。

**2. 洗肠**　用1%微温盐水、1%肥皂水或将药用炭加于洗肠液中吸附中毒药物后排出。

**3. 利尿**　用利尿剂强化利尿是加速由肾脏排泄的中毒药物排出的重要措施之一，但需进行静脉补液，同时考虑心脏负荷等情况。

对于弱酸性或弱碱性药物中毒，可通过碱化尿液或酸化尿液的方式促进中毒药物排出。如苯巴比妥药物中毒，可采用5%碳酸氢钠液静脉滴注以碱化尿液，减少重吸收而促进排出。

**4. 血液净化**　由于毒性强烈或大量毒物突然进入机体内，在短时间内导致中毒者心、肾等脏器功能受损，采用血液净化疗法可迅速清除体内毒物，改善重症中毒患者的预后。

### （三）药物拮抗

某些药物中毒有特效的拮抗剂，在排毒的同时应积极使用特效拮抗剂来解毒。药物拮抗机制主要包括以下4个方面。

**1. 物理性拮抗**　药用炭等可吸附中毒药物，牛乳、蛋白可沉淀重金属。

**2. 化学性拮抗**　酸碱中和拮抗中毒药物，如弱酸中和强碱，弱碱中和强酸，二巯丙醇夺取已结合于组织中酶系统的重金属。

**3. 药理性拮抗**　采用药理作用相反的药物拮抗中毒药物。如M胆碱受体阻滞剂阿托品拮抗胆碱酯酶抑制剂有机磷中毒、M胆碱受体激动剂毛果芸香碱拮抗M受体阻滞剂颠茄类药物中毒。

**4. 中西药联合应用减轻药物毒性**　主要从4个方面发挥作用。①减轻激素的反馈抑制作用。②防治撤停激素后的反跳现象。③防治化疗的毒副作用。④防止一些药物在服用时产生胃肠道或神经系统的副作用。如灵芝、云芝、鸡血藤、刺五加、人参、生黄芪、女贞子等，分别与环磷酰胺、氟尿嘧啶等抗癌药物联用，均能缓解或消除后者所导致的白细胞减少等不良反应。小柴胡汤、人参汤与丝裂霉素C同用，能减轻丝裂霉素C对机体的毒副作用。甘草与链霉素联用、黄精与链霉素联用，均能减轻链霉素对第Ⅷ对脑神经的损害。雷公藤及其总苷有抑制骨髓等毒副作用，若与小剂量糖皮质激素联用，毒副作用可减轻。含麻黄类平喘药与巴比妥类药物联合使用，可减轻前者导致中枢神经兴奋的毒副作用。

# 第三节　临床常见的急性药物中毒

临床常见的药物中毒以急性毒性为主，镇静催眠药中毒最常见，其次为解热镇痛药和吩噻嗪类抗精神失常药物等。

## 一、镇静催眠药中毒

镇静催眠药引起的中毒发生率占药物中毒的第一位。因为在老年人中有相当一部分人的睡眠依赖于催眠药。此类药物容易产生耐受性，故使用过程中用量逐渐增大，因此经常发生药物中毒。

**1. 苯巴比妥、异戊巴比妥、司可巴比妥中毒**　中毒初期表现为兴奋、躁狂，随后转为嗜睡、神志模糊、口齿不清、朦胧深睡以至深度昏迷等中枢抑制现象，晚期四肢瘫软、反射消失、大小便失禁、瞳孔缩小、呼吸浅而轻以至呼吸衰竭。

**2. 水合氯醛中毒**　中毒表现有恶心、腹痛，重症有肝肾功能损害、尿少、昏睡以至昏迷、呼吸浅慢、口唇发绀、呼吸肌麻痹、反射消失、血压下降、心律失常甚至心搏骤停等。

**3. 甲喹酮中毒**　患者出现头昏、步态不稳、烦躁不安、谵妄等症状，甚至出现呼吸抑制、肺水肿及昏迷。少数患者有出血倾向或脑水肿。

**4. 苯二氮䓬类药物中毒**　地西泮等苯二氮䓬类药物用量小时无明显毒副作用，但服用过量可使中枢神经系统及心血管系统受到抑制而引起中毒，常见症状有无力、精神差、嗜睡、言语不清、肌无力、共济失调甚至昏迷。长期使用可出现药物依赖性，突然停药可出现戒断综合征。

## 二、解热镇痛药中毒

如水杨酸钠、阿司匹林等，患者可因药物对胃肠道的刺激腐蚀作用而出现恶心、呕吐、胃痛，同时有眩晕、出汗、面色潮红、耳鸣、鼻出血、视物模糊和胃肠道出血，以及蛋白尿、酮尿、早期呼吸性碱中毒，继之出现代谢性酸中毒、脱水、失钾，重症者出现烦躁不安、抽搐、昏迷、呼吸和周围循环衰竭。

## 三、抗精神病药物中毒

如吩噻嗪类药物，一次服用剂量达 2～4g 时，即可发生急性中毒。常见症状有心动过速、四肢发冷、肠蠕动减少、血管扩张及血压降低等。中毒患者还会出现心律不齐和心肌抑制。一次急性过量也可引发锥体外系症状，如斜颈、吞咽困难，牙关紧闭等急性肌张力障碍的表现。大剂量中毒后可发生昏迷和呼吸抑制，但全身抽搐少见。

## 四、洋地黄类药物中毒

洋地黄类药物主要用于治疗充血性心力衰竭，但其治疗剂量与中毒剂量十分接近，老年人耐量差，极易发生中毒。

洋地黄类药物中毒症状主要有头痛、头晕、视物模糊、黄视、食欲缺乏、恶心、呕吐、腹泻及各种心律异常如室性期前收缩、阵发性房性心动过速、房室传导阻滞等，有的患者原有心房纤颤，突然心律变得整齐，心电图呈典型的洋地黄中毒图形。

## 五、抗胆碱药物中毒

如阿托品、东莨菪碱等，患者先有皮肤和黏膜干燥、口渴、吞咽困难、面部潮红、瞳孔扩大、视物模糊、心动过速、尿潴留等副交感神经受抑制的症状。重症患者先出现中枢兴奋症状，如言语增多、幻觉、烦躁、谵妄、惊厥等；继之转为抑制、嗜睡和昏迷。东莨菪碱中毒者昏睡多于兴奋。

## 六、有机磷酸酯类中毒

短时间内接触较大量的有机磷酸酯类杀虫剂可引起以神经系统损害为主的全身性中毒表现，包括毒蕈碱样、烟碱样和中枢神经系统 3 类症状，死亡原因主要是呼吸麻痹。毒蕈碱样症状主要有瞳孔缩小、视物模糊、流涎、出汗，支气管平滑肌收缩和腺体分泌增加引起的呼吸困难、恶心、呕吐、腹痛、腹泻及小便失禁、心动过缓、血压下降等。烟碱样症状主要有心动过速、血压先升后降，自眼睑、颜面和舌肌逐渐发展至全身的肌束颤动，严重者肌无力，甚至可因呼吸麻痹而死亡。中枢神经系统症状主要有兴奋、不安、谵语以及全身肌肉抽搐，进而由过度兴奋转入抑制，出现昏迷、血管运动中枢抑制致血压下降以及呼吸中枢麻痹致呼吸停止。

### 七、阿片类药物中毒

阿片类药物急性中毒有短暂的欣快感和兴奋表现。轻度中毒出现头痛、头昏、恶心、呕吐、兴奋或抑郁，严重者出现昏迷、针尖样瞳孔和呼吸抑制等。当药物引起脊髓反射增强时，患者会出现惊厥、牙关紧闭和角弓反张。急性中毒者 12 小时内多死于呼吸麻痹，慢性中毒者（成瘾者）常出现食欲缺乏、便秘、消瘦、贫血和早衰等。停药后会出现戒断症状。

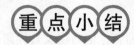

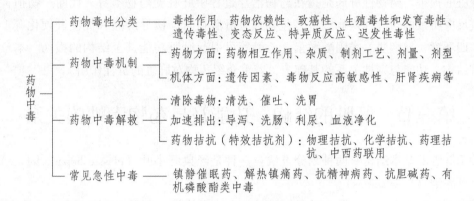

药物中毒
- 药物毒性分类 —— 毒性作用、药物依赖性、致癌性、生殖毒性和发育毒性、遗传毒性、变态反应、特异质反应、迟发性毒性
- 药物中毒机制
  - 药物方面：药物相互作用、杂质、制剂工艺、剂量、剂型
  - 机体方面：遗传因素、毒物反应高敏感性、肝肾疾病等
- 药物中毒解救
  - 清除毒物：清洗、催吐、洗胃
  - 加速排出：导泻、洗肠、利尿、血液净化
  - 药物拮抗（特效拮抗剂）：物理拮抗、化学拮抗、药理拮抗、中西药联用
- 常见急性中毒 —— 镇静催眠药、解热镇痛药、抗精神病药、抗胆碱药、有机磷酸酯类中毒

**思考题**

1. 药物毒性的分类主要有哪些？
2. 试述药物中毒的主要机制。

扫码"练一练"

（郭秀丽）

扫码"学一学"

扫码"看一看"

# 第三章 药物对肝脏的毒性作用

📖 **学习目标**

1. **掌握** 药物引起肝脏损伤的类型及其机制。
2. **熟悉** 药物肝脏毒性的评价。
3. **了解** 引起肝脏损伤的常见药物以及药物引起肝损伤的生理学与形态学基础。

肝脏是药物在体内代谢的重要器官，但药物及其代谢产物又可影响肝脏的结构和功能，造成肝脏的损害。药物性肝病是指在药物治疗过程中肝脏受药物本身、代谢产物损害或发生免疫反应所致的药源性疾病。危害包括损害肝脏血管、诱导肝癌和促使肝硬化等。调血脂药、四环素、异烟肼、类固醇激素、乙醇等可引起肝脏功能甚至结构的损伤。本章在介绍肝脏结构、功能与毒性关系的基础上，着重介绍药物对肝脏的毒性作用。

## 第一节 肝脏的结构、功能及与药物毒性的关系

关于肝脏的基本结构有两种划分方法：一种是经典肝小叶（classic hepatic lobule），另一种是肝腺泡（liver acinus）。

经典肝小叶观点认为，肝小叶是肝脏的基本结构单位，由肝细胞板、血窦、毛细胆管、中央静脉和门管区等组成（图3-1）。终末肝静脉（中央静脉）位于肝小叶中央，门管区（小叶间门静脉、肝动脉、胆管等）位于肝小叶周围，一个肝小叶单位呈六角形。肝小叶分为3个区带：即中央区、中间区和周边区。进入肝脏的肝毒物（如具有肝毒性药物）由小叶周边区流向中央区，故首先接触到毒物的是周边区的肝细胞；缺氧时则对中央静脉附近的中央区肝细胞影响最大。

肝腺泡是功能肝单位的概念，是以相邻门管区三联分支（门静脉、肝动脉、胆道分支）终末支为中轴，两侧以中央静脉为界。肝腺泡内的血流从中轴流向外周，依血流方向和获得营养物质的先后将肝腺泡分为3个带：带1最靠近血液入口处，带3紧邻终末肝静脉，带2位于二者之间。进入肝腺泡的血液由门静脉血和肝动脉血组成，血液流经肝腺泡到终末静脉的过程中，氧迅

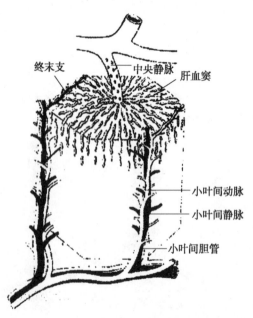

**图3-1 肝脏的组织结构与功能单位**

（图中标注：终末支、中央静脉、肝血窦、小叶间动脉、小叶间静脉、小叶间胆管）

速离开血液进入实质细胞以适应其高代谢的需要。带1中的肝细胞中氧浓度约占9%~13%，带3的肝细胞接触的氧浓度明显低于带1，只占4%~5%。肝腺泡中胆汁酸也存在明显的梯度，血液中的胆汁酸在血液流经带1肝细胞时被有效摄取，流经带3时，血液中的

胆汁酸极少。代谢功能同样存在明显的梯度，带 1 肝细胞含有丰富的线粒体，在脂肪酸氧化、糖原合成、氨代谢成尿素过程中占有明显的优势。

　　肝细胞（hepatocytes）是组成肝小叶的主要部分，这类细胞形态较大、数量多（约占整个肝脏细胞的 60%），对外来物质具有代谢能力。肝血窦是肝细胞索之间的通道，是扩大的毛细血管，其构成细胞主要包括内皮细胞、库普弗细胞、Ito 细胞（贮脂细胞）等（图 3-2）。肝细胞与内皮细胞之间几乎无基膜分隔，有利于体液和物质在血液与肝细胞之间的交换。内皮细胞在清除脂蛋白和变性蛋白质方面十分重要，还能分泌细胞因子。库普弗细胞是定居在肝脏的巨噬细胞，位于肝血窦腔内，主要功能是消化和降解颗粒性物质，也是细胞因子的来源，并可作为抗原递呈细胞。Ito 细胞位于内皮细胞与肝细胞之间，可合成胶原，也是机体储存维生素 A 的主要部位。

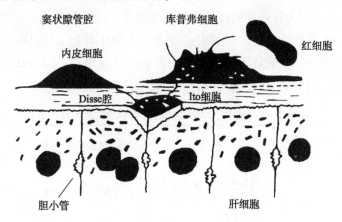

图 3-2　肝血窦细胞相互关系

　　肝脏也是胆汁代谢及转运的主要器官，胆汁为黄色液体，成分包括胆汁酸、谷胱甘肽、磷脂、胆固醇、胆红素等有机阴离子及蛋白质、金属离子和其他外源化学物质。合适的胆汁形成对小肠摄取脂质营养物和外源及内源的化学物排泄是必不可少的。药物如果干扰胆汁的形成与排泄，就会引起黄疸、胆汁淤积或其他肝胆疾病。另外，有一些药物及其代谢产物可分泌到胆汁中，由胆道及胆总管进入肠管，随粪便排出体外，但经胆汁排入肠腔的药物可再经小肠上皮细胞吸收经肝脏进入血液循环，形成肝 - 肠循环。较大药量进行肝 - 肠循环可延长药物的半衰期和作用维持时间，认识这一过程，对这类药物中毒及其解救有重要意义。如强心苷的肝 - 肠循环明显，中毒后可通过口服考来烯胺在肠内与强心苷形成络合物，阻断肝 - 肠循环，加快其排泄，是急救措施之一。

　　肝脏是一些药物的毒效靶器官，从肝脏结构与功能分析，主要解剖生理学基础如下。①肝脏血流量非常丰富，大约 1.5L/min。②由于肝脏接受门静脉和肝动脉的双重供血，门脉系统占总肝血液供应的 2/3 左右，因此，肝脏是暴露于经口服在肠黏膜吸收药物的第一器官。有研究表明，由口服摄取的外源化学物的门脉浓度可能比外周血高几倍（≤50 倍）。血液的全身循环量中肝脏占有较大的份额，从而使肝脏比其他器官以相对较高浓度暴露于从胃肠道吸收的毒物或药物。③肝脏是药物主要代谢器官，对药物等外源化学物的代谢并不总是解毒，有时可能使肝脏成为毒作用靶器官；另外，在对药物代谢的同时，可能干扰了内源性代谢途径，最终可能导致毒效应。④肝血窦（供应肝细胞血液）上的内皮不具有基膜，是有孔的，血液中的药物及某些细胞可直接与肝细胞接触。⑤胆汁分泌也是肝脏损害的易感因素，因为一些外源化学物经胆汁排泄，肝 - 肠循环明显的化学物暴露在肝脏中的时间会进一步延长。

## 第二节　肝脏毒物的分类及特点

病因学对肝脏毒物的分类，有助于认识毒物的性质和特点，从而更好地进行预防和治疗。根据病因学，肝脏毒物可分为真性与体质依赖性肝脏毒物。真性肝脏毒物接触后肝损害发生率高，潜伏期短，与剂量有直接关系，并能在实验动物中复制出相似的肝损害。对于药物中的肝脏毒物来说，真性肝脏毒物对肝脏的毒性是其药理作用的延伸，或是药物或其代谢产物引起的肝脏毒性，通常可在动物实验中发现，成为预测人体可能发生肝脏毒性的依据。体质依赖性肝脏毒物多为药物，它们的肝脏毒性主要决定于患者的性状（遗传、生理和病理变化），表现为对药物的反应发生质的变化，可能是遗传因素引起，或者是获得性药物变态反应。这类肝脏毒物的肝损害主要表现为胆汁淤积，且仅在小部分接触者中发生，潜伏期和长短不一，与剂量无关，不易在实验室复制出来，因而难以在首次用药时预防其肝脏毒性。按病因学分类的肝脏毒物的基本性质和特点参见表3－1。

表3－1　按病因学分类的肝脏毒物的性质与特点

| 分类 | | 预测性 | 发生率 | 实验复制 | 与剂量关系 | 机制 | 组织学表现 | 举例 | 防治措施 |
|---|---|---|---|---|---|---|---|---|---|
| 真性 | 直接 | 可 | 高 | 可 | 有关 | 直接损害肝细胞成分，致结构破坏，代谢紊乱 | 坏死和（或）脂肪变性 | 四氯化碳、三氯甲烷 | 控制染毒剂量 |
| | 间接 | 可 | 高 | 可 | 有关 | 干扰特异性代谢途径，致结构损害 | 脂肪变性或坏死 | 四环素、霉菌毒素 | |
| | | 可 | 高 | 可 | 有关 | 胆汁排泄途径受损，致胆汁淤积 | 胆汁淤积 | 同化类固醇、避孕药 | |
| 体质依赖性 | | 难 | 低 | 难 | 无关 | 药物过敏 | 胆汁淤积或坏死 | 磺胺、氟烷 | 避免染毒 |
| | | 难 | 低 | 难 | 无关 | 代谢异常引起 | 胆汁淤积或坏死 | 异烟肼 | |

真性肝脏毒物又可根据作用机制分为直接和间接肝脏毒物。直接肝脏毒物能直接损伤肝细胞的胞浆膜、内质网或其他细胞器。如四氯化碳，可引起细胞膜及内质网等细胞器发生脂质过氧化，蛋白变性，膜的结构破坏，进一步引起细胞内各种代谢紊乱，最后引起肝细胞坏死。间接肝脏毒物首先干扰某些代谢途径或细胞内大分子的代谢，由于这些代谢紊乱导致细胞结构的变化。如乙硫氨酸等肝脏毒物引起的脂肪变性的机制，是通过减少脂蛋白合成，抑制三酰甘油从肝细胞排出。肝脏毒物的直接和间接作用不能截然分开，如四氯化碳（$CCl_4$），其急性作用主要是引起脂质过氧化、变性和细胞膜结构破坏，被认为是直接肝脏毒物，但它又可通过游离基引起细胞大分子发生烷化作用而致癌，故又可作为间接肝脏毒物。

四氯化碳是公认的典型的肝脏毒物，毒性较强，对各种实验动物和人均能造成肝脏损害，常以它的毒性指数（反映毒性大小的指标，与毒性大小成正比）来比较其他肝脏毒物的毒性，如以它的毒性指数为1，则亚硝基二甲胺（DMN）毒性指数为200，黄曲霉素 $B_1$（$AFB_1$）为1000。

药物中的肝脏毒物，据文献报道有 200 多种，现将常见的易致肝损害的药物列于表 3 - 2。

表 3 - 2 常见的易致肝损害的药物

| 所属类别 | 药物名称 |
| --- | --- |
| 解热镇痛药和抗风湿药、抗痛风药 | 对乙酰氨基酚（扑热息痛）、布洛芬、吲哚美辛、羟基保泰松、丙磺舒、别嘌醇 |
| 抗生素与合成抗菌药 | 灰黄霉素、四环素、金霉素、氯霉素、红霉素、庆大霉素、林可霉素、新生霉素、更新霉素、两性霉素 B 等抗生素、呋喃妥因、磺胺药、青霉素、羧苄西林、氨苄西林、磺苄西林、苯唑西林、头孢氨苄、克林霉素、克霉唑、氟胞嘧啶 |
| 抗结核病与抗麻风药 | 对氨基水杨酸、异烟肼、氨苯砜、氨硫脲、乙硫异烟胺、丙硫异烟胺、利福霉素类 |
| 抗寄生虫病药 | 米帕林、左旋咪唑 |
| 抗癌药与免疫抑制药 | 甲氨蝶呤；5 - 氟胞嘧啶、硫唑嘌呤、白消安、阿糖胞苷、6 - 巯基嘌呤、L - 门冬酰胺酶、普卡霉素、丝裂霉素、放线菌素 D |
| 激素与内分泌病用药 | 类固醇同化激素、雄激素、口服避孕药、棉酚、氯磺丙脲、丙硫氧嘧啶、甲苯磺丁脲、甲巯咪唑 |
| 心血管病用药与其他内脏系统用药 | α - 甲基多巴、硫酸亚铁、呋塞米、氯噻酮、普鲁卡因胺、华法林、西咪替丁、维拉帕米、烟酸、氯贝丁酯、奎尼丁 |
| 安定药与抗癫痫药 | 巴比妥类、苯妥英、卡马西平、三甲双酮、卡立普多、氯氮䓬、地西泮、氟西泮、丙戊酸 |
| 抗精神病药与抗震颤麻痹药 | 氯丙嗪、左旋多巴、氟哌啶醇、单胺氧化酶抑制剂、吩噻嗪、三环类抗抑郁药 |
| 麻醉药 | 氟烷、氨基甲酸乙酯、甲氧氟烷 |
| 金属药及解毒药 | 青霉胺、双硫醒、金、汞、铁、锌 |
| 中药及其他药 | 雷公藤、黄药子、苍耳子、川楝子、蓖麻子、草乌、千里光、桑寄生、姜半夏、蒲黄、天花粉、乙醇、丙醇、乙二醇、甲酚 |

# 第三节 药物引起的肝损害类型及机制

## 一、药物引起的肝损害类型

药物引起的肝损害，国外报道发生率为 9.5% 左右。多在用药后 2～8 周内出现临床症状，发热为最早表现，随即出现乏力、消化道症状、皮肤瘙痒、黄疸、皮疹和多形性红斑较多见，可出现肝大、压痛及叩击痛。慢性药物性肝损害时，肝、脾均肿大，有出血倾向及门静脉高压。实验室检查白细胞总数、嗜酸性粒细胞数多增高；肝功能检查血清天冬氨酸氨基转移酶（SALT）、血清碱性磷酸酶（SAKP）升高。药物性肝损害类型及常见的诱发药物列于表 3 - 3。

表 3 – 3　药物性肝损害类型及常见的诱发药物

| 肝损害类型 | | 诱发药物 |
| --- | --- | --- |
| 急性肝损害 | 肝细胞毒型 | 异烟肼、苯妥英钠、丙硫氧嘧啶、氟烷、大剂量对乙酰氨基酚、维拉帕米等 |
| | 胆汁淤积型 | 氯丙嗪、同化激素、甲睾酮、红霉素脂化剂、复方新诺明等 |
| | 混合型 | 对氨基水杨酸、保泰松、磺胺类（如 SD 和 SMZ）等 |
| 慢性肝损害 | 慢性活动性肝炎 | α – 甲基多巴、异烟肼、磺胺类、呋喃妥因等 |
| | 脂肪肝 | 甲氨蝶呤、四环素、α – 甲基多巴、胺碘酮等 |
| | 胆汁性肝硬化 | 吩噻嗪类（氯丙嗪等）、甲苯磺丁脲、同化激素等 |
| | 肝静脉栓塞 | 野百合碱等 |
| | 肝瘤病变 | 同化激素及口服避孕药 |

## 二、药物性肝损害机制

关于药物性肝损害的机制，大体可分为肝细胞毒作用和特异体质性反应两方面，后者又可分药物过敏反应和药物代谢异常两方面。药物肝细胞毒作用，是指某些药物本身具有原浆毒性质，通过干扰肝细胞正常代谢，或抑制酶的活性，或阻滞胆汁分泌，损害肝脏。其肝损害严重程度与用药量有关，且潜伏期短，发病率高。特异体质性反应，包括药物过敏反应引起的肝损害和机体对药物异常代谢引起的肝损害，其病变程度与用药量无关，潜伏期长，发病率低。以下按肝损害的不同类型，分别阐明其机制。

### （一）肝坏死

坏死（necrosis）是指一个或多个细胞或组织器官的一部分由于不可逆的损害发生的病理性死亡。许多肝脏毒物能引起肝坏死，根据其范围及严重程度可分为局部性和弥漫性，局部性多见，其中多数引起肝小叶中央区坏死，如对乙酰氨基酚；有些也可出现在中间区，如大剂量利尿药呋塞米可引起大鼠肝小叶中间区坏死；少数可引起周边区坏死，如硫酸亚铁。体质依赖性肝脏毒物一般引起多灶性弥漫性肝坏死，如半乳糖胺中毒。

肝细胞坏死的早期病理改变包括胞质水肿、内质网扩张、多聚核糖体解聚、脂滴沉着等。晚期改变则表现为线粒体的进行性肿胀，伴有脊的缩短、数量减少、胞体肿胀、细胞器和核消失、质膜破裂等。

关于肝坏死的机制，尚未得到满意的解释，目前较为重要的学说主要有以下几种。

**1. 自由基形成学说**　以 $CCl_4$ 较为典型，现以此为例加以阐述。$CCl_4$ 等外源化学物在细胞色素 $P_{450}$ 系统作用下，产生活性中间产物如三氯甲烷自由基，后者使细胞质膜或亚细胞结构的膜脂质发生过氧化作用，同时释放出另一个自由基，这样形成了一种破坏性的自身催化连锁反应，最后导致内质网、线粒体等细胞器的形态变化，功能紊乱致使细胞死亡。还有人认为脂质过氧化形成的产物导致钙泵失效，肝细胞 $Ca^{2+}$ 平衡失调，引起细胞死亡。谷胱甘肽（GSH）可参与消除自由基。辅酶Ⅱ（NADPH）在细胞色素 $P_{450}$ 系统中，对自由基消除以及 GSH 补充等过程都有极其重要的作用。很多研究已表明，$CCl_4$ 染毒后，不仅很快测出其脂质过氧化终产物（丙二醛），也发现 GSH 和 NADPH 等急剧耗竭。

**2. 活性氧形成学说**　认为肝脏毒物经细胞色素 $P_{450}$ 代谢可产生活性氧，并引起肝细胞损害，导致肝坏死。

**3. 共价结合学说**　认为对乙酰氨基酚、α – 甲基多巴和呋塞米等经肝内代谢后生成活性物质，然后与 DNA、RNA、蛋白质等生物大分子形成共价结合，发生烷化、芳基化、酰化反应，导致肝细胞结构和功能异常，从而发生细胞坏死。

此外，还有蛋白质合成抑制学说、溶酶体受损学说等，都不能阐明肝坏死的原发性原因。

### （二）脂肪肝

肝脏中脂质含量超过肝脏重量的 5% 或在肝脏组织切片中有大量可以着色的脂肪滴出现，称为脂肪变性或脂肪变，而发生脂肪变的肝脏称为脂肪肝。

不论急性或慢性肝损害，均可表现出肝脂肪变性，如四环素等急性作用可引起脂变，而乙醇和甲氨蝶呤引起的脂变则属于慢性作用。

肝细胞内脂肪在正常代谢过程中，有 3 方面来源。①小肠吸收：膳食中脂肪在小肠分解成脂肪酸和甘油，被小肠黏膜上皮吸收，与蛋白结合，以乳糜微粒的形式进入肝脏。②脂肪动员：脂肪组织中三酰甘油在脂酶作用下，分解成游离脂肪酸入血，进入肝内。③肝细胞自身合成。肝细胞脂肪去路也有 3 条。①与类脂、蛋白相结合，成为结构脂质，留在肝内。②氧化供能。③与蛋白、磷脂等结合，合成脂蛋白运出肝脏。

在正常情况下，肝脏中的三酰甘油在外源性供给、内源性脂肪酸合成或氧化、形成结构脂质或形成脂蛋白输出之间产生平衡。上述某一环节发生障碍，便会导致肝细胞的脂肪变性。①游离脂肪酸供应过多：某些肝脏毒物如 DDT、尼古丁与肼类，甚至高血压等，刺激垂体 – 肾上腺内分泌系统，使儿茶酚胺大量释放，导致脂肪组织释放游离脂肪酸入肝过多，最终形成脂肪肝。②三酰甘油合成增加：如异丙醇、巴比妥类可使肝内三酰甘油合成增加导致脂肪肝。③脂蛋白合成障碍：由于合成脂蛋白的原料如磷脂或组成磷脂的胆碱等物质缺乏，或由于肝脏毒物（如乙醇、四氯化碳或霉菌毒素）破坏内质网结构或抑制某些酶的活性，脂蛋白及组成脂蛋白的磷脂、蛋白质合成发生障碍，以致不能将脂肪运出，造成脂肪在肝细胞内堆积。④脂肪酸氧化减少：如机体摄入大量乙醇后，损害线粒体，使线粒体肿胀，氧化磷酸化解偶联，ATP 含量下降，脂肪酸氧化能力下降，脂肪在肝细胞内沉积。

发生脂肪肝时一些生化指标如氨基转移酶可略高甚至不高，其特点是血浆中脂质降低及凝血酶原时间延长。慢性脂肪肝可引起细胞纤维性变化，造成肝硬化而损害肝脏的正常功能。

### （三）胆汁淤积

正常情况下，胆红素在血浆中与血清白蛋白结合才能进入肝脏，到达肝脏后与白蛋白解离并附在肝内的载体蛋白转运至内质网，与葡萄糖醛酸结合成为水溶性较强的葡萄糖醛酸胆红素，由肝脏随同胆汁排出。肝脏毒物干扰或阻断胆红素正常代谢过程即可引起胆汁淤积性损害。

胆汁淤积通常较脂肪肝和肝坏死少见，可伴有轻微的炎症或肝细胞损害。引起这种损害的肝脏毒物多为药物，如红霉素、氯丙嗪、口服避孕药、类固醇激素等。某些次级胆汁酸如牛磺胆酸、石胆酸也能引起胆汁淤积。但这些肝损害往往难以在动物中复制。

引起胆汁淤积的作用机制可能有以下 3 方面。①毛细胆管细胞膜损伤，造成胆汁酸排泌功能障碍。②胆小管管腔不畅，胆汁流动出现障碍。③胆管壁细胞膜通透性改变，水、电解质、胆汁酸重吸收增多，毛细胆管内胆汁浓缩、沉积和胆栓形成。

黄疸和瘙痒是胆汁淤积的典型症状。此外，血清胆红素、碱性磷酸酶、5′-核苷酸酶和 γ-谷氨酰转肽酶都显著升高，而天冬氨酸氨基转移酶或谷氨酸氨基转移酶正常或仅轻度增高。慢性胆汁淤积性肝炎可以发展成为胆汁性肝硬化。

### （四）纤维化及肝硬化

慢性或反复肝损害可导致纤维组织增生，引起成纤维细胞聚积，产生过量胶原蛋白，胶原蛋白沉积即形成纤维化。由于纤维化时胶原性中隔遍布几乎整个肝脏，肝细胞索被这些纤维分隔成为小结节（假小叶），引起肝结构的紊乱，最后导致肝硬化。

异烟肼、α-甲基多巴等通过引起肝坏死最终导致肝硬化，其坏死表现与亚急性重症肝炎相似或表现类似于慢性坏死性炎性损伤，如慢性活动性肝炎。乙醇引起肝硬化的特点是早期出现脂肪变和肝大，然后随着病理过程的发展，肝脏逐渐缩小。各种原因引起的肝脏坏死和胆汁淤积性肝损害都可发展为肝硬化，如睾酮或氯丙嗪可通过长期胆汁淤积性肝损害造成肝硬化。如曾用过的无机砷药物和甲氨蝶呤等药物也可导致肝硬化。

尽管形成机制尚未完全了解，但大多数情况下，肝硬化似乎起源于单个细胞的坏死，伴有修复功能缺陷，引起成纤维细胞活化和瘢痕形成。肝供血不足也许是一个促进因素。

### （五）慢性坏死性肝炎

这种肝损害往往由药物引起，被认为是药物过敏所致，不同患者之间个体差异较大。麻醉剂氟烷、左旋多巴、异烟肼、磺胺药、氯丙嗪、呋喃妥因等可引起慢性坏死性肝炎，最后常导致肝硬化，这类肝损害的特征符合体质依赖性肝脏毒物引起肝损害的特点：不能在动物中证明（复制）；反应与剂量无关；潜伏期长短不一；仅对少数敏感者才有毒性。

## 第四节 药物肝脏毒性的评价与检测

药物肝脏毒性的评价与检测，即药物肝脏毒理学试验，可从整体试验和体外试验两方面进行。二者各有所长，设计试验时，应根据试验目的决定用整体试验还是体外试验。整体试验能全面反映各方面毒作用，并可长期观察慢性毒性反应，因而可用于评价危险度以及建立初步的最高容许浓度等卫生标准；体外试验可节省人力物力及时间，并能进行机制探讨、代谢分析等深入研究。在肝脏毒理学试验研究中，常以典型肝脏毒物 $CCl_4$、乙硫氨酸等作为阳性对照药。

### 一、整体试验

#### （一）实验动物

常用的动物为大鼠，其优点在于生理状态与人比较接近，价格便宜，易于操作和处理，结果较稳定。也可根据试验目的和要求，选用小白鼠、仓鼠、豚鼠、兔、犬、鸡、鸭等。选择动物最重要的是选择敏感动物，还要考虑动物的种、系、性别、年龄（或月龄、日龄），以提高试验的准确性和可重复性。

#### （二）染毒途径

应尽量选择与人相同的染毒途径。特殊情况可酌情变通，如吸入染毒较为麻烦，动物试验时常用腹腔注射、经口染毒等途径代替。

### （三）组织学检查

用肉眼进行一般检查，可观察肝脏颜色和外观，可发现脂肪肝、肝硬化等改变。肝脏器官重量也是常用的指标（如染毒时肝脏的绝对重量和相对重量、脏器系数）。用光镜观察虽是确定肝损害的传统方法，但可发现许多病理改变，如脂肪变性、坏死，硬化增生结节，肿瘤等，因此它仍是肝脏毒理学试验研究中的最重要观察手段之一。用电镜观察能提供早期损伤的形态改变依据，鉴别光镜下难于发现的各种亚细胞结构的精细变化，结合生化检查结果，为研究中毒机制提供依据。

### （四）生化检查

通过化学分析和生物化学的方法，可观察肝脏中某些成分及其含量的变化，从而了解肝脏损害情况及可能机制。

**1. 肝细胞内的化学成分变化**

（1）肝脂肪含量的测定　肝脏实质细胞中脂质含量变化可反映某些肝脏损害的程度。对某些能引起脂肪肝而很少引起坏死的肝脏毒物（乙硫氨酸、磷等），测定肝组织中三酰甘油含量，常比血清酶检查更敏感，并常呈量－效关系。

（2）糖原　某些化学致癌物，在染毒早期可使肝组织内糖原发生显著变化。

（3）酶和辅酶的测定　大多数情况下，肝脏中酶活力的变化对确定肝脏损害意义不大。但某些具有特异性的酶，如葡萄糖－6－磷酸酶（G－6－P）、酸性磷酸酶（ACP）和鸟氨酸氨甲酰基转移酶（OTC）分别来自内质网、溶酶体和线粒体，其活性改变可为肝脏毒物的毒性评价及机制研究提供实验依据。很多肝脏毒物还可引起肝脏 GSH、ATP、NADPH 等含量减少。

（4）脂质过氧化产物的测定　脂质过氧化与某些肝损害有关。如 $CCl_4$ 染毒后，不饱和脂肪酸含量减少，饱和脂增多，共轭二烯和丙二醛增加，就是其证据。

**2. 常用的反映肝功能的生化检查**

（1）药物代谢试验　因药物和其他外源性化学物质的代谢主要经肝微粒体酶催化，故肝脏对它们的代谢能力可用作肝损害程度的指标。常用巴比妥类药物引起睡眠时间的长短反映肝脏受损害的程度。具体做法是给予小鼠一定剂量的巴比妥类药物（苯巴比妥、硫喷妥钠、戊巴比妥均可），观察小鼠睡眠时间（从翻正反射消失到恢复所经历的时间），原理是这类药由肝脏微粒体酶催化代谢，而睡眠时间长短与肝损害程度呈相关性，肝脏损害严重者，睡眠时间延长。

（2）染料排泄试验　可反映肝细胞在摄取、贮存、结合、排泄入胆汁各阶段的功能。常用的染料有磺溴酞（BSP）和靛青绿（ICG）。

（3）血清酶学检查　是目前广泛使用的、较为敏感的检查肝损害的重要方法，被称作肝毒性的生物标记。其基本原理在于肝损害时，酶由细胞内大量释放入血。

各种血清酶在不同类型肝损害时敏感性并不一致，可以分为 4 类：第一类主要反映胆汁淤积性损害。此类酶有：碱性磷酸酶（AKP）、5′－核苷酸酶（5′－NT）、亮氨酸氨肽酶（LAP）、γ－谷氨酰转肽酶（GGT）。第二类主要反映肝实质细胞损害。此类酶有：天冬氨酸氨基转移酶（AST）、苹果酸脱氢酶（MDH）、乳酸脱氢酶（LDH）、果糖－1，6－二磷酸醛缩酶（ALD）、丙氨酸氨基转移酶（ALT）、异柠檬酸脱氢酶（ICDH）、谷氨酸脱氢酶

（GDH）、鸟氨酸氨甲酰基转移酶（OCT）、山梨酸脱氢酶（SDH）、乳酸脱酶同工酶区带－5（LDH5）、果糖单磷酸醛缩酶（F－P－ALD）、精氨酸酶。第三类主要反映肝外组织损害。此类酶有：肌酸磷酸激酶（CPK）。第四类酶反应与前3种相反，肝损害时酶活性降低。此类酶有：胆碱酯酶（CHE）。在研究肝脏毒物所致肝损害时，常用第二类酶。不同类型肝损害时血清酶学变化见表3－4。

表3－4　不同类型肝损害时血清酶学变化

| 酶及其分类 | 阻塞性黄疸或肝内胆汁淤积 | 急性坏死 | 慢性损伤 | 其他脏器损伤 |
|---|---|---|---|---|
| Ⅰ　AKP, 5′N, LAP, GGT | ＋＋＋ | ＋ | ＋ | ± |
| ⅡA　AST, MDH, LDH, ALD | ＋ | ＋＋＋ | ＋ | ＋ |
| ⅡB　ALT, ICDH, GDH | ＋ | ＋＋＋ | | ＋ |
| ⅡC　OCT, SDH, LDH6, F－P－ALD, 精氨酸酶 | ＋ | ＋＋＋ | ＋ | ± |
| Ⅲ　CPK | 正常 | 正常 | 正常 | ＋ |
| Ⅳ　CHE | 正常 | 下降 | 下降 | ± |

注：＋＋＋，表示明显升高；＋，表示升高；±，表示变化不明显

ALT和AST这两种氨基转移酶由于其测定方法简便、敏感，至今仍是应用最广的肝损害指标。几乎在所有的哺乳动物，AST都是重症肝炎的一个敏感指标，由于其他组织也含有这些酶，其他组织损伤时也会导致这些酶的活性改变。用它们的改变评价肝脏毒物对肝的毒性时，需同时测定OCT、SDH、LDH等具有脏器特异性的酶活性，才能准确反映肝脏受损的情况。另外，生化改变并不等于肝脏病理损害，用血清酶学指标评价肝脏毒物的肝毒性时，应同时进行组织学检查，才能得出肯定的结论。

## 二、离体试验

### （一）离体肝灌流

离体肝灌流技术能在相对保持组织结构完整的条件下，研究毒物对肝脏合成功能及代谢、转运、排泄等过程的影响。标本主要取自大鼠，灌流时，可将肝脏保留在大鼠体内，进行原位灌流，也可将肝脏取出，进行离体灌流。一个肝灌流标本可持续进行8～12小时，灌流过程中，可收集流过肝脏并被排出的灌流液，测定其中被试物及其代谢产物，分析灌流液和胆汁中各种化学成分的改变和酶的活性，进行BSP、ICG廓清试验，用以评价各种肝脏毒物对肝的损害及可能机制。灌流后还可将肝组织进行病理学检查。如用肝体外灌流方法已证明红霉素等干扰胆汁排泄和BSP廓清。但离体肝灌流试验具有局限性，灌注肝的试验时间短，要求一定设备，重复性较差。

### （二）肝匀浆

肝匀浆主要供毒物的代谢、蛋白合成能力及脂质过氧化作用等研究。缺点在于失去了正常存在的细胞内各细胞器之间的生理调节。

### （三）肝切片孵育

肝切片孵育用于观察肝脏毒物对肝细胞膜的损伤和对脂质分泌功能的影响。

此外，还可采用游离肝细胞和原代培养及多代培养的肝细胞进行肝脏毒物研究。

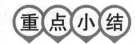

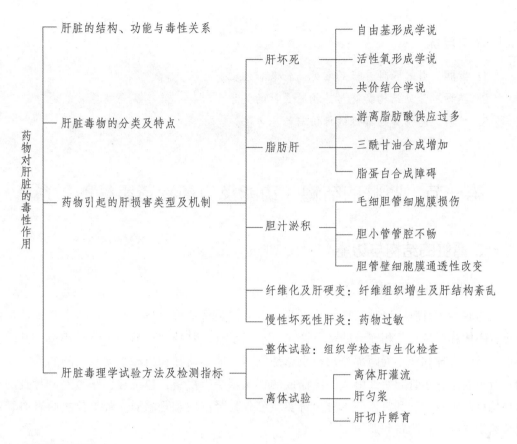

药物对肝脏的毒性作用
- 肝脏的结构、功能与毒性关系
- 肝脏毒物的分类及特点
- 药物引起的肝损害类型及机制
  - 肝坏死
    - 自由基形成学说
    - 活性氧形成学说
    - 共价结合学说
  - 脂肪肝
    - 游离脂肪酸供应过多
    - 三酰甘油合成增加
    - 脂蛋白合成障碍
  - 胆汁淤积
    - 毛细胆管细胞膜损伤
    - 胆小管管腔不畅
    - 胆管壁细胞膜通透性改变
  - 纤维化及肝硬变：纤维组织增生及肝结构紊乱
  - 慢性坏死性肝炎：药物过敏
- 肝脏毒理学试验方法及检测指标
  - 整体试验：组织学检查与生化检查
  - 离体试验
    - 离体肝灌流
    - 肝匀浆
    - 肝切片孵育

**? 思考题**

1. 比较真性肝脏毒物与体质依赖性肝脏毒物的特点。
2. 简述药物性肝损害类型及常见的诱发药物。

扫码"练一练"

（王素军）

# 第四章 药物对肾脏的毒性作用

## 第一节 肾脏的结构、功能及与药物肾毒性的关系

### 一、肾脏的结构与功能

#### （一）肾脏的生理结构

人体有两个肾脏，肾脏结构和功能的基本单位是肾单位（图4-1），每个肾单位都由一个肾小体和一条与其相连通的肾小管（近端肾小管、髓袢和远端肾小管）组成，其中肾小体包括肾小球和肾小囊两部分。肾小球是位于入球小动脉和出球小动脉之间的毛细血管网；肾小囊是肾小管起始部膨大凹陷而成的杯状双层上皮囊，包绕在肾小球外。肾脏的内部结构可分为肾实质和肾盂两部分。肾实质可分为肾皮质和肾髓质。肾单位之间有血管和结缔组织支撑，称为肾间质。

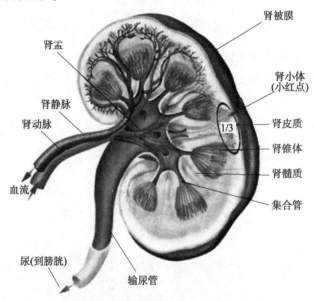

图4-1 肾脏的生理结构

肾小球为血液滤过器，肾小球滤过膜由毛细血管内皮细胞、基膜和肾小囊脏层足细胞的足突组成（图4-2）。基膜中层为致密层，富含带负电荷的蛋白，基膜内外两层密度较稀疏，含有丰富的硫酸肝素分子。肾小球的结构及其带有的负电荷可减少蛋白从滤过膜通

过，而药物损伤基膜时可导致白蛋白等漏出增多。

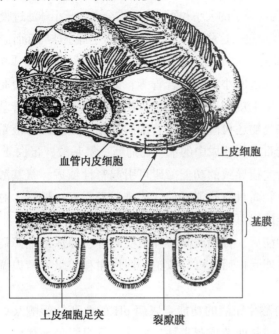

图 4 – 2　肾小球滤过膜结构

### （二）肾脏的生理功能

肾脏的主要生理功能是生成尿液，排泄机体代谢终产物、过剩物质、药物和毒物等。尿液是由肾单位和集合管协调活动而形成的，其生成过程包括肾小球的滤过、肾小管和集合管的重吸收及其分泌和排泄 3 个相关联的环节。肾单位是实现泌尿功能的基本结构单位。肾脏在生成尿液的基础上对体液容量和成分（水分、电解质）、渗透压和酸碱平衡进行调节，维持机体内环境（血压、内分泌）的稳定。另外，肾脏也是内分泌器官，能产生多种生物活性物质，并参与体内激素如胰岛素、胃泌素和甲状旁腺激素等的灭活。

## 二、肾脏的结构功能与药物肾毒性的关系

肾脏的工作量极大，每日经肾小球滤过的血浆大约为 180L。因此，很多因素均可损害肾脏，影响肾功能，如变态反应、感染、肾血管病变、代谢异常、先天性疾病、全身循环和代谢性疾病、药物、毒素等。

**1. 肾脏的血液循环**　肾脏的血液供应丰富，正常成人两肾约仅重 300g，肾血流量却占心输出量的 25%（20～30%），其中 95% 流经肾皮质，5% 流经肾髓质。肾动脉在肾内形成 2 次毛细血管网，即肾小球毛细血管网和肾小管毛细血管网。肾小球毛细血管压较高，这是肾小球毛细血管网介于入球与出球小动脉之间，入球小动脉比出球小动脉的口径粗 1 倍的缘故，该特点有利于原尿的生成。肾小管周围的毛细血管网血压较低，与肾脏的滤过与重吸收功能有关。肾灌注压受到全身血压的影响，药物收缩肾血管或降低动脉压，可引起肾血流量显著减少，肾灌注压降低，肾小球滤过率随之降低。严重缺血甚至可使肾小管上皮细胞变性坏死，进而导致肾功能不全。同时，肾小球毛细血管网和小管周围的毛细血管网均加大了药物 – 肾组织接触面积，增加了肾脏对药物毒性的易感性。

**2. 肾小球**　肾小球毛细血管的膜孔较大，滤过压也较高，故通透性大。除了与血浆蛋白结合的药物外，解离型药物及其代谢产物、部分原型药物均可经肾小球滤过，故肾毒性药物较

易引起肾小球滤过率降低，也可激发肾小管损伤。药物引起肾小球损伤可减少进入肾小管的滤过量，称为低滤过作用。药物分子的大小和所带电荷均会影响肾小球滤过膜通透性，一般来说带负电荷的较大药物分子不易通过，这些大分子物质易停滞于肾小球局部而造成肾小球损伤。

**3. 肾小管** 具有尿液浓缩功能，可提高某些药物在肾小管间质中的浓度。药物可影响肾小管结构如近曲小管、远曲小管和集合管等，最容易累及的部位是近曲小管。药物可引起肾小管坏死而增加管壁上皮细胞的通透性，使滤过物通过肾小管基底膜逆向扩散渗漏入空隙并进入循环。有些药物还可降低肾小管细胞间粘连，妨碍滤液重吸收，导致肾小管内压力增加。近曲小管能重吸收原尿中的水、葡萄糖、氨基酸、蛋白质、磷酸盐、重碳酸盐、钠、钾等，故近曲小管受损导致的功能障碍可引起肾性糖尿、氨基酸尿、水钠潴留和肾小管性酸中毒等。近曲小管尚具有排泄功能，能排泄青霉素、酚红、对氨马尿酸及某些泌尿系统造影剂，故其功能障碍可导致上述物质在体内潴留。

当药物损害髓袢功能后，肾髓质高渗环境受破坏，原尿浓缩障碍，可出现多尿、低渗或等渗尿。远曲小管功能受损后，可导致钠、钾代谢和酸碱平衡失调。集合管功能障碍可引起肾性尿崩症。

**4. 其他** 肾脏具有酸化尿液的功能，尿病 pH 的改变能影响某些药物的溶解性，使其在肾小管内沉积，析出结晶而造成肾毒性。另外，肾组织呈高代谢状态，需氧量大，多种酶作用活跃，易受到药物或毒物的损伤。

### 三、药物的肾脏损害类型

药源性肾脏疾病几乎包括了各种类型的肾脏疾病。

**1. 急性肾衰竭（acute renal failure，ARF）** 指各种病因（如药物）引起双侧肾脏在短期内泌尿功能急剧降低，导致机体内环境出现严重紊乱的病理过程。5% ~ 10% 与药物有关。引起 ARF 的主要药物包括：抗生素类、非甾体抗炎药、各种中药及联合用药。

**2. 免疫介导肾小球损伤** 免疫复合物经过肾小球时可沉积在局部，继而引起Ⅲ型变态反应（炎症反应和组织损伤）。如非甾体抗炎药、肼屈嗪等引起的免疫复合物肾小球肾炎。

**3. 急性间质性肾炎** 间质性肾炎是以肾间质炎症及肾小管损害为主的疾病。主要表现为肾功能减退甚至肾衰竭、少尿无尿以及程度不一的蛋白尿、血尿、白细胞尿和嗜酸细胞尿。尤以解热镇痛药和 β - 内酰胺类抗生素多见。

**4. 肾小管梗阻性损伤** 表现为血尿、肾绞痛，甚至少尿、无尿及肾衰竭。如磺胺结晶所引起的肾血尿。

**5. 其他** 如肾病综合征、尿崩症、水电解质紊乱或缓慢进展的肾功能减退等。

# 第二节　常见引起肾脏毒性的药物及损伤机制

## 一、常见引起肾脏毒性的药物

### （一）非甾体抗炎药（NSAIDs）

NSAIDs 可导致肾脏损害，包括芳基烷酸类（如布洛芬、萘普生）、吲哚乙酸类（如吲哚美辛）、吡唑酮类（如羟基保泰松）以及水杨酸类（如阿司匹林）等。主要原因是 NSAIDs 抑制了肾脏的环氧酶 2（cyclooxygenase 2，COX - 2），使前列腺素（prostaglandin，

PG）合成障碍，导致肾损害的发生。PG 对肾脏的作用具体如下。①维持肾内环境稳定、水及电解质平衡。②控制肾素释放，而肾素的主要功能为调节醛固酮产生、钾排泄、血压和肾灌注。③扩张肾血管，需要时可增加肾血流量和肾小球滤过率。

NSAIDs 可引起 4 种不同类型的肾毒性。

**1. 急性肾衰竭**　NSAIDs 引起的急性肾衰竭，主要表现为血清肌酐、尿素氮和钾增高、体重增加伴尿量减少，肾血流量减少，肾小球滤过率降低，停药后可逆转。临床最常见的是非少尿性肾衰竭。发生机制与 PG 合成减少后，体内儿茶酚胺和血管紧张素占优势而导致肾血流量减少和肾局部缺血有关。急性肾衰多发于 NSAIDs 使用后数小时至几天，药物剂量、疗程及患者病情可能与肾毒性反应有关。

**2. 镇痛剂肾病（analgesic nephropathy）**　长期滥用解热镇痛药物可导致不可逆的肾毒性，称为镇痛剂肾病。该肾病的原发性损害是肾乳头坏死伴慢性间质性肾炎，临床多表现为慢性肾衰竭。肾毒性的特征为近曲小管坏死、轻度蛋白尿、无菌性脓尿，伴有血浆尿素氮、血清肌酐、尿酶及尿微量蛋白增高，进行性肾小球功能减退，水、钠和钾分级排泄增加，尿中葡萄糖、蛋白和刷状缘酶系统增高。这些解热镇痛药物通常含有阿司匹林、非那西汀、对乙酰氨基酚或水杨酸等成分。镇痛剂肾病的发生机制尚未阐明，可能与髓袢或乳头部慢性缺血继发肾血管收缩有关，也可能与用药时间过长、累积剂量过多有关。其中，对乙酰氨基酚产生肾毒性的原因比较明确，主要是其在肾皮质被微粒体细胞色素 $P_{450}$ 氧化酶系统氧化为有毒的代谢物所致。

一旦发生镇痛剂肾病，应立即停用所有的镇痛药和 NSAIDs，同时对慢性肾衰或其他并发症进行对症治疗。

**3. 伴急性间质性肾炎的肾病综合征**　NSAIDs 治疗后的数天至数月内，可发生急性间质性肾炎伴发新发的肾病综合征。典型临床表现为轻微的肾小球肾炎和间质性肾炎两种病变。非诺洛芬（fenoprofen）易引起该综合征，发生机制可能与抑制 COX 后，白三烯生成增多，介导肾小球和肾小管周围毛细血管的通透性增加有关。

**4. 肾乳头坏死**　NSAIDs 引起的肾毒性中，肾乳头坏死最少见但最严重，因为这是一种永久型肾实质病变。主要表现为急性或慢性肾病。急性型见于原肾功能正常的脱水者服用了超剂量的 NSAIDs。慢性肾乳头坏死与长期滥用有关，特别是合用常规剂量的镇痛药或镇痛合剂者。

**（二）氨基糖苷类抗生素**

氨基糖苷类抗生素有直接肾毒性，此类药物 98 ~ 99% 从肾小球滤过，以原型从尿中排出。毒性作用的原因在于药物具有高度的内脏亲和性，在肾皮质中蓄积浓度高，残留时间长，使肾单位功能广泛紊乱，肾浓缩功能下降，近曲小管呈退行性病变。

导致肾毒性的机制具体如下。①药物抑制生物膜上磷脂酶 A 和磷脂酶 C 的活性，正常膜脂代谢受阻，膜脂成分发生改变，从而影响了膜的通透性及其功能。②氨基糖苷分子中的强阳离子氨基基团，与近曲小管细胞溶酶体结合，导致溶酶体膜的通透性增加或膜破裂，其内部多种水解酶释放出来，造成其他亚细胞单位和膜损伤，引起上皮细胞坏死，导致肾衰竭。

主要临床表现为肾小管坏死、肾小球滤过率降低、血清肌酐和尿素氮增加的非少尿性肾衰竭，常伴有肾性失钾和失镁，引起低钾血症和低镁血症。中毒初期表现为尿浓缩困难而多尿，可能与髓袢升支粗段氯离子转运机制有关。随后会出现蛋白尿、管型尿，严重者可发生氮质血症及无尿等。氨基糖苷类抗生素肾毒性大小顺序为：新霉素 > 阿米卡星 > 庆大霉素 > 妥布霉素 > 奈替米星 > 链霉素。

### （三）头孢菌素类药物

第一代头孢菌素类药物大剂量应用后易产生肾毒性，主要表现为肾小管坏死。发生机制为近曲小管有机离子转运系统将其分泌进入肾小管，达到具有毒性的高浓度。此类头孢菌素的肾毒性可被近曲小管内与有机阴离子分泌系统竞争的化合物如丙磺舒所减弱，随着管腔液内头孢菌素浓度降低，毒性逐渐降低。

### （四）磺胺药

部分磺胺药大剂量服用可导致肾损害，如磺胺甲基嘧啶、磺胺异噁唑等。产生肾毒性的机制是由于磺胺药的乙酰化代谢产物在尿中溶解度较小，尤其在酸性尿液中易析出结晶而造成肾脏损害。主要表现为结晶尿、血尿、管型尿，引起疼痛和尿闭等。含增效剂的复方制剂如复方磺胺异噁唑（SMZ）也引起结晶沉积造成肾损害。通过服用等量碳酸氢钠提高尿液 pH，增加磺胺药及其乙酰化产物的溶解度，同时多饮水降低尿中药物浓度，可减轻肾损害。另外，先天性缺乏 G - 6 - PD 的患者，服用磺胺药易出现溶血性贫血，造成血红蛋白尿，从而对肾小管上皮发挥直接作用或阻塞肾小管而导致肾损伤。

### （五）马兜铃酸

马兜铃酸是马兜铃科马兜铃属植物中所含有的共同成分。含有马兜铃酸的中药有关木通、广防己、青木香、马兜铃、天仙藤、寻骨风、朱砂莲等 40 多种，其中，关木通和广防己应用最广泛。许多含有上述成分的中成药可造成肾损伤，如龙胆泻肝丸、冠心苏合胶囊、排石颗粒（冲剂）等。含有马兜铃酸的中草药引起的肾损害称为马兜铃酸肾病（aristolochic acid nephropathy，AAN）。主要表现为肾间质纤维化，以肾间质中炎症细胞浸润为特征。根据临床表现、病程进展和病变程度，病变分为急性肾功能不全、慢性肾功能不全和肾小管功能障碍 3 种类型。以慢性肾功能不全最为多见，急性肾功能不全相对较少，部分急性肾衰竭可演变为慢性肾衰竭。

### （六）免疫抑制剂

免疫抑制剂环孢素的肾毒性主要表现为：急性可逆性肾损伤、急性血管损伤、慢性肾间质纤维化。急性肾损伤表现为剂量依赖性的肾血流量和肾小球滤过率减少，血浆尿素氮和肌酐增加。可通过降低药物剂量来减轻症状。尚可见血管病变和血栓性微血管病，可影响静脉和肾小球毛细血管，但不伴有炎症介质的生成。长期用药可导致肾间质纤维化等慢性病变，表现为血清肌酐升高和肾小球滤过率降低，并伴有高血压、蛋白尿和肾小管坏死。

### （七）抗肿瘤药物

顺铂主要于近曲小管的 S - 3 段被浓缩聚集，导致线粒体损伤，抑制 ATP 酶的活性和溶质的转运，自由基介导的细胞膜损伤，可发生尿酶增高，失钾、失镁和肾小管坏死，并呈一定的剂量依赖性。顺铂引起的肾损害一般是可逆的，但大剂量或连续应用也可产生不可逆性肾小管坏死。采取持续缓慢滴注，在输液前、后 12 小时给予氯化钾、足量的生理盐水和呋塞米，使尿量不少于 100ml/h，可降低顺铂所致肾小管坏死的发生率。

### （八）其他

长期大剂量使用四环素类抗菌药物，可加剧原有的肾功能不全，影响氨基酸代谢，从而增加氮质血症。大多数严重病例发生于孕妇，故孕妇尤其伴有肾功能不全者应慎用。

抗真菌药两性霉素 B 在临床使用也受到肾毒性的限制，表现为抗利尿激素抵抗性多尿、肾小管性多尿、低血钾症和急慢性肾衰竭等。肾小球和肾单位近曲小管与远曲小管部位功能完整性受损较少见。

对高浓度快速滴注或口服大剂量的失水患者来说，抗病毒药物阿昔洛韦水溶性差、输液过少而析出结晶，阻塞肾小管、肾小球，造成急性肾衰竭。另外，肾功能不全的患者和婴儿排泄功能差，需减少药量。

血管收缩药去甲肾上腺素、甲氧明、去氧肾上腺素等，可因产生肾血管痉挛而致急性肾衰竭、少尿或无尿。

其他可引起肾损伤的药物有：含汞制剂、白消安、利福平、糖皮质激素、促皮质激素、甲睾酮、苯丙酸诺龙等。

## 二、药物肾毒性的主要机制

### （一）细胞毒作用

肾毒性药物可通过产生自由基损伤线粒体功能，或影响溶酶体膜等，直接损伤肾小管细胞膜而造成肾损害。这种损害通常与药物剂量有关。

### （二）免疫损害

具有半抗原性的药物与肾组织蛋白结合后作为全抗原，致敏肾组织而引起变态反应（Ⅱ型或Ⅲ型变态反应），从而导致肾小球或肾小管的损害，这种损害与药物剂量无关。

### （三）降低肾血流量

NSAIDs能抑制肾脏PG合成，降低肾血流量，影响肾功能，严重时导致不可逆的肾毒性。如该类药物引起的肾乳头坏死，可能和乳头部位慢性缺血继发肾血管收缩有关。

### （四）机械性损害

难溶解的药物结晶沉着在肾小管，引起肾损害，如磺胺结晶引起的血尿。

# 第三节　药物肾脏毒性的评价与检测

药物肾脏毒性可引起肾小球滤过功能障碍、肾小管功能障碍以及急慢性肾衰竭等。对药物肾脏毒性的评价主要从肾小球滤过功能、肾小管功能等方面进行体内外检测。

## 一、肾损伤的体内试验评价

### （一）肾小球滤过率测定

肾脏滤过功能以肾小球滤过率（glomerular filtration rate，GFR）来衡量，正常GFR约为125ml/min。GFR不仅反映肾小球的功能，还可代表肾脏浓缩尿液的能力。一般影响肾小球的药物及导致肾血管疾病的药物，对肾小球滤过率有很大影响。可通过测定血清尿素氮（blood urea nitrogen，BUN）和血肌酐（blood creatinine，Cr）两项常用指标，来衡量肾小球的滤过功能。

**1. 血清尿素氮**　尿素是人体蛋白质的代谢产物，氨在肝脏尿素循环中也可转化成尿素。BUN主要经肾小球滤过而随尿液排出体外，比例占90%以上。肾实质受损后，肾小球滤过率降低，致使血液中BUN浓度增加，因此通过测定BUN，可反映肾小球的滤过功能。

**2. 血肌酐** 其浓度取决于人体的产生和摄入与肾脏的排泄能力，基本不受饮食、高分子代谢等肾外因素的影响。在外源性肌酐摄入量稳定、体内肌酐生成量恒定的情况下，其浓度取决于肾小球滤过功能。因此，Cr 浓度可在一定程度上准确反映肾小球滤过功能的损害程度。人体肾功能正常时，肌酐排出率恒定。但肾实质受到损害时，肾小球的滤过率会降低。当滤过率降低到一定程度后，Cr 浓度就会急剧上升。

**3. 内生肌酐清除率** 内生肌酐是由肌肉所含的磷酸肌酸经水解代谢而产生，不受食物影响。当体内组织代谢产生的肌酐被肾小球滤过后，肾小管无任何吸收而全部从尿中排出，较高浓度时有少量分泌。所以可用内生肌酐清除率来判断肾小球滤过功能有无损害及其程度。

**4. 菊糖清除试验** 菊糖是分子量为 5200 的一种多糖，能从肾小球滤过，但不被肾小管重吸收或分泌，在体内既不与血浆蛋白结合，又不被机体代谢，是测定 GFR 较好的方法。但需要静脉注射后，收集一定时间的尿液，再测定血浆和尿中菊糖浓度。

### （二）肾小管功能检查

**1. 对小分子蛋白的重吸收功能测定**

（1）尿溶菌酶　正常人的尿溶菌酶 <2 μg/ml。肾小管损伤的患者则明显增高。尿溶菌酶常作为肾小管性疾病的早期诊断标志。

（2）尿 N-乙酰-β-氨基葡萄糖苷酶（NAG）　正常值 <18.5U/L。检测值增高主要见于：药物肾毒性；肾移植急性排异反应；急性肾小管坏死、肾小球肾炎、梗阻性肾病、肾盂肾炎等。

**2. 肾小管葡萄糖最大重吸收试验** 肾小管重吸收葡萄糖达到极限后不能再吸收，此时可出现糖尿。当肾小管损伤时，近曲小管对葡萄糖重吸收功能减退。

**3. 肾小管对氨马尿酸（PAH）最大排泄量试验** PAH 从肾小球滤过及肾小管分泌，不被肾小管重吸收。当血中 PAH 浓度足够高时，肾小管分泌出现最高峰。当近曲小管损伤时其最大排泄量下降。

**4. 肾浓缩稀释试验** 肾浓缩和稀释尿液功能主要在远曲小管和集合管进行。检测日常或特定条件下患者尿量和尿比重的变化，称为浓缩稀释试验，是判断远端小管功能的指标。肾小管浓缩功能降低常见于慢性肾功能不全、间质性肾炎、急性肾衰等。

### （三）肾血流量测定

采用 PAH 清除试验来测定有效肾血流量。因 PAH 经肾脏一次滤过，即可从血中清除 90%，故可作为检测通过肾脏血浆总量的指标。其清除值一般作为有效肾血流量（ERPF），用红细胞压积校正，可得出肾血流量。PAH 清除率大于菊糖清除率，因 PAH 不仅能从肾小球滤过，还可通过肾小管分泌。当药物引起 PAH 清除值减少又不伴有 GFR 下降时，提示肾小管功能受损。

### （四）尿成分测定

**1. 尿蛋白检查** 尿蛋白是肾脏毒性损害的重要标志性敏感指标，能定量反映肾损害的程度。正常情况下，高分子量蛋白质不能从肾小球滤过，尿中蛋白质总含量仅为微克至毫微克水平。若尿中出现高分子量或大量蛋白质，则反映肾小球损伤或结构不完整。若尿中出现低分子量蛋白质，提示近曲小管损伤。当药物引起肾脏病变时，尿蛋白含量增加。尿中高分子量和低分子量蛋白质平均分布时，表明肾小球及肾小管损伤可能同时存在。

**2. 尿酶检查** 尿酶活性异常变化的出现早于尿常规化验及血清尿素氮和肌酐清除率等指

标，故对判断急性肾损伤更有价值，主要包括 3 类。①反映代谢的酶：如乳酸脱氢酶（LDH）、碱性磷酸酶（ALP）、亮氨酸氨基肽酶（LAP）。②反映溶酶体的酶：如溶菌酶（LYS）、$\beta$ – 葡萄糖苷酸酶（$\beta$ – GLU）、$N$ – 乙酰 – $\beta$ – 氨基葡萄糖苷酶（NAG）等。③反映近端肾小管刷状缘功能的酶：如 $\gamma$ – 谷氨酰转肽酶（$\gamma$ – GT）和丙氨酸氨基肽酶（AAP）。

**3. 其他**　出现血尿（尿中出现红细胞），并确认红细胞来自肾脏，提示肾小球损伤。

### （五）肾组织病理学检查和酶组织化学检查

**1. 大体检查**　在长毒实验结束时，称量肾脏重量，测定肾脏的脏器系数（肾重/体重），数据异常提示肾损伤。大体检查还包括肉眼观察有无病理损伤。光镜揭示肾损伤的部位、范围及形态学特征；电镜确定细胞超微结构的改变。

**2. 酶组织化学检查**　是研究肾脏药物毒性作用及其机理的重要方法，可敏感、全面地反映不同药物对肾脏各个部位的损伤。药物引起肾损伤时，刷状缘、线粒体、内质网标志酶活性的改变较其他酶的改变明显。敏感的标志酶有：刷状缘的 ATP 酶和 5′– 核苷酸酶、线粒体的琥珀酸脱氢酶（SDH）、内质网的非特异性酯酶（ANAE）。

## 二、肾损伤的体外试验评价

**1. 肾皮质薄片培养**　在肾脏毒理研究中，肾皮质薄片培养技术是用于研究肾脏对有机酸和有机碱的分泌机制、肾组织对葡萄糖合成的功能以及对氨基酸转运功能的常用体外研究方法。该技术是将肾皮质用组织切片机，切成 0.2～0.5mm 的薄片，放入培养基中培养。培养基中可加入待测定的化合物，经过一定时间后，测定培养基和薄片中化合物的比值。

**2. 离体肾灌注技术**　是研究肾脏功能的重要实验手段，可以去除血压、二氧化碳分压、神经和激素等因素的影响。

**3. 肾细胞培养试验**　采用体外细胞培养技术进行肾细胞的培养，如肾间充质细胞、足细胞、肾小管上皮细胞等，观察药物对肾细胞的直接损伤作用。

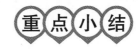

重 点 小 结

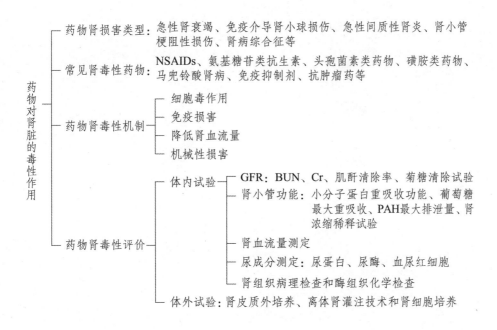

药物对肾脏的毒性作用

- 药物肾损害类型：急性肾衰竭、免疫介导肾小球损伤、急性间质性肾炎、肾小管梗阻性损伤、肾病综合征等
- 常见肾毒性药物：NSAIDs、氨基糖苷类抗生素、头孢菌素类药物、磺胺类药物、马兜铃酸肾病、免疫抑制剂、抗肿瘤药等
- 药物肾毒性机制
  - 细胞毒作用
  - 免疫损害
  - 降低肾血流量
  - 机械性损害
- 药物肾毒性评价
  - 体内试验
    - GFR：BUN、Cr、肌酐清除率、菊糖清除试验
    - 肾小管功能：小分子蛋白重吸收功能、葡萄糖最大重吸收、PAH 最大排泄量、肾浓缩稀释试验
    - 肾血流量测定
    - 尿成分测定：尿蛋白、尿酶、血尿红细胞
    - 肾组织病理检查和酶组织化学检查
  - 体外试验：肾皮质外培养、离体肾灌注技术和肾细胞培养

扫码"练一练"

**? 思考题**

1. 试述药物引起肾毒性的主要机制。
2. 试列举药物的肾损害类型。

（郭秀丽）

# 第五章　药物对神经系统的毒性作用

扫码"学一学"

> **学习目标**
>
> 1. **掌握**　药物对神经系统损伤的作用及机制。
> 2. **熟悉**　药物神经系统毒性的评价与检测。
> 3. **了解**　神经系统结构、功能与药物毒性的关系。

神经系统调控或影响全身所有的生理功能，还能整合其他不同器官和组织的功能。如果神经系统的功能出现障碍，所造成的危害将会大大超出神经系统本身，因此，必须重视和关注药物对神经系统的毒性作用，确保安全有效地应用药物。

## 第一节　神经系统的结构、功能及与药物毒性的关系

神经系统包括中枢神经系统（central nervous system，CNS）和周围神经系统（peripheral nervous system，PNS）两大部分。中枢神经系统包括脊髓（位于椎管）和脑（位于颅腔），位于颅腔和椎管以外的周围神经系统包括脑神经和脊神经。周围神经系统按功能可分为感觉（传入）神经、运动（传出）神经和内脏神经；根据结构和功能特点，内脏神经又可分为交感神经和副交感神经。

### 一、神经系统的基本结构

神经组织由神经细胞（又称神经元）和各种胶质细胞组成。

#### （一）神经元

神经元（neurons）是神经系统的基本结构和功能单位，由细胞体和从细胞体延伸的突起所组成。胞体集中存在于大脑和小脑的皮质、脑干和脊髓的灰质以及神经节内；突起分为树突和轴突。一个神经元可以有一个或多个树突，一般只有一个轴突。神经元之间和神经元与效应器之间的接触处形成突触。神经冲动在突触传递是通过突触末梢的神经递质释放来实现的。根据神经元的作用，神经元可分为中间神经元、运动神经元、感觉神经元和神经内分泌神经元。

#### （二）神经胶质细胞

神经胶质细胞（neuroglia）与神经元不同，它们在整个生命周期中均可分裂增殖。一般认为神经胶质细胞的功能局限于支持和调节神经元周围环境。星形胶质细胞（astrocyte）与神经代谢、修复和神经元损伤密切相关，并支持血－脑屏障作用；少突胶质细胞（oligodendrocyte）富含类脂质，围绕中枢神经系统的轴突构成具有电绝缘作用的髓鞘，具有维护神经元的作用；小胶质细胞（microglia）具有吞噬作用。施万细胞（Schwann cell）在周围神经系统中，包裹轴突形成髓鞘，被郎飞结所间隔。

## 二、与药物毒性有关的神经系统结构和生理特点

### （一）血－脑屏障与血－神经屏障

血－脑屏障（blood－brain barrier，BBB）由脑毛细血管内皮细胞、基膜和神经胶质膜构成，可阻止多种物质进入脑，但营养物质和代谢产物可顺利通过，以维持神经系统内环境的相对稳定。血－脑屏障的屏障功能具有相对性，对白喉毒素、葡萄球菌素和破伤风毒素等神经毒物具有一定的屏障作用；但脂溶性高、非离子型化合物可以通过血－脑屏障和完整的细胞膜，应予注意。血－脑屏障在出生时发育还不完全，早产儿更差。故早产儿易受神经毒物的损害。如游离胆红素过高，易致新生儿、早产儿胆红素脑病。疾病、营养缺乏、射线照射可以加重毒物对神经系统的损害。如脑膜炎可造成血－脑屏障功能下降，可能增加神经毒物进入大脑。

血－神经屏障（blood－nerve barrier，BNB）由神经内膜中的血管与神经外鞘的扁平细胞构成。其作用不如血－脑屏障，故神经毒物对脊神经节比对中枢神经系统的神经细胞更敏感。

### （二）能量需求

因为神经细胞具有传导电冲动的特点，必须保持和反复重建离子梯度，以适应膜极化和复极化的需要，当过强的脑活动，如癫痫病灶，需要增加 5 倍的能量支持这种活动。为适应高能量的要求，大脑主要依靠葡萄糖有氧代谢满足旺盛的能量要求。因此，脑组织不仅可受到毒物直接损害发生形态和功能的改变，也受氧、血液和葡萄糖供应的影响而间接受到损害。

### （三）轴索运输

神经元除合成蛋白质外，还需担负起包括突起在内的远距离分配物质的职责，这一过程称为轴索运输（axonal transport）。神经元胞体发生致死性损害，会沿其整条突起发生变性，具有神经元胞体及全部突起死亡的特点。但有机磷酸酯类引起的迟发性神经毒性，表现为选择性损害轴突和树突，病变自神经纤维远端开始，沿轴突向近端发展波及细胞体，形成所谓"返死式神经病（dying－back neuropathy）"。当损害只局限于轴索水平时，轴索发生变性，而神经元胞体可以继续存活，这种病理变化称为轴索病（axonopathy）。

### （四）髓鞘形成与维护

外周神经系统由施万细胞形成髓鞘，中枢神经系统由少突胶质细胞形成髓鞘。髓鞘形成与维持需要神经系统特有的代谢性蛋白质和结构蛋白质。一些药物可干扰髓鞘维护的复杂过程，从而导致髓鞘病（myelinopathaty）。在髓鞘修复方面，中枢神经系统再形成髓鞘情况比周围神经系统少得多。

### （五）神经传导

神经递质是神经系统维持正常生理功能的重要物质。神经递质的生物合成、贮存、释放、受体结合、失活或消除过程的改变，必然对神经系统的生理功能产生密切的影响。许多药物通过影响神经递质发挥药理作用，也是药物产生神经毒性的毒理学机制。

### （六）神经元损伤与修复

一般认为成人的神经元不再进行分裂，一旦受到损伤，不可再生，受损部位可由胶质细胞来填充，但神经元原有功能无法得到恢复，这就意味着神经系统的损伤以及所导致的功能障碍，常是持续存在的。

# 第二节　药物对神经系统损伤的作用及机制

## 一、药物对神经系统组织结构的毒性作用

药物对神经系统的毒性作用，影响 4 个常见的靶部位或环节：神经元、轴索、髓鞘和神经递质传递。根据毒性作用发生在神经组织的不同部位和环节，药物对神经系统的毒性作用可分为 4 类：神经元损害、轴索损害、髓鞘损害、影响神经递质功能（图 5 - 1）。

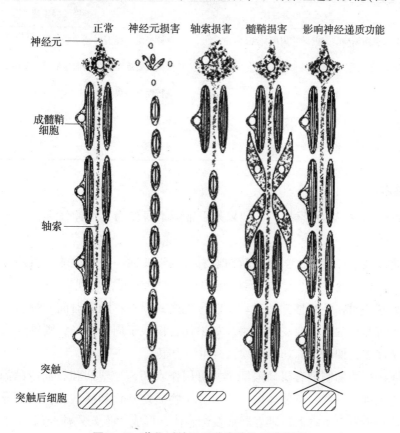

**图 5 - 1　药物对神经系统毒性作用的类型**

### （一）神经元损害

一些药物可引起神经元损害，导致神经元病（neuronopathy），严重时可导致神经元死亡，而神经元的死亡是不可逆的，并会使神经元树突、轴索和髓鞘全部变性。

多柔比星（doxorubicin，adriamycin，阿霉素）是抗恶性肿瘤药，其作用机制是药物分子嵌入靶细胞双链 DNA 中，形成稳定的复合物，影响 DNA 功能，阻止 DNA 复制和 RNA 的转录，从而导致靶细胞死亡。多柔比星除了心脏毒性外，还能损害周围神经系统的神经元，尤其是脊神经节和自主神经节的神经元。这种对周围神经节细胞的选择性损伤已在动物实

验中得到证实。其毒理学机制可能与抗恶性肿瘤的机制是一致的，因为神经元正常功能依赖其 RNA 转录功能。多柔比星对脊神经节和自主神经节的神经元的选择性毒性提示这些神经节缺乏血 – 神经屏障的保护，或血 – 神经屏障功能十分有限，不足以阻止多柔比星进入脑中。动物实验显示，破坏血 – 脑屏障后，多柔比星可损害皮质神经元和皮质下脑核神经元，产生更广泛和更严重的神经毒性。

氨基糖苷类抗生素可损害第Ⅷ对脑神经，具有前庭毒性和耳蜗毒性，庆大霉素的前庭毒性大于耳蜗毒性，链霉素、卡那霉素、阿米卡星则耳蜗毒性大于前庭毒性，实验证实奈替米星与依替米星耳毒性低于庆大霉素和阿米卡星。耳毒性发生机制可能是内耳淋巴液药物浓度过高，损害内耳螺旋器内、外毛细胞的糖代谢及能量代谢，导致内耳毛细胞膜上钠钾离子泵发生障碍，从而使毛细胞受损，听力丧失。

其他一些药物对神经元损害及引起的症状见表 5 – 1。

表 5 – 1　药物引起的神经元损害及其症状

| 药物 | 神经元损害性质 | 神经元损害症状 |
| --- | --- | --- |
| 氯霉素 | 引起视网膜神经元破坏、周围神经轴索变性 | 视神经炎、周围神经功能障碍 |
| 乙醇 | 胎儿小头、皮质畸形 | 精神发育迟缓，出生前接触可引起听力缺失 |
| 阿霉素 | 背根神经节细胞变性、轴索变性 | 进行性共济失调 |
| 苯妥英 | 小脑浦肯野细胞变性 | 眼球震颤、共济失调、呆滞 |
| 奎宁 | 视网膜神经节细胞空泡变性 | 视野缩小 |

## （二）轴索损害

药物或毒物对神经的轴索损害，如果是以轴索本身作为毒性原发部位而产生中毒性神经障碍，即为轴索病。

一些药物或神经毒物可化学性切断轴索引起轴索变性，导致远端轴索病理性丧失而细胞体依然存活。轴索变性必然导致轴索运输障碍和功能障碍，出现周围神经病的临床症状：轴索行程最远端的腿和手的感觉和运动功能最先受到损害，随着时间和损害的进展，行程较近的轴索和脊髓长轴索也会受到损害。如果损害仅限于周围神经，则轴索变性可发生部分恢复或完全恢复，如能去除初始病因，再生潜力很大。

难逆性胆碱酯酶抑制剂有机磷酸酯类，可用作农药、增塑剂和石油产品添加剂等。脂溶性强，易进入神经系统，可使体内生物大分子物质烷基化和磷酸化，从而导致迟发性神经毒性，病变可沿轴突末端向近端发展波及细胞体，形成"返死式神经病"。有机磷酸酯类可攻击多个靶点，但仍不清楚与引起轴索变性有关的重要靶点。胆碱酯酶是临床急性中毒的靶点，可能不是引起轴索变性的靶点，因为并不是所有抑制胆碱酯酶的有机磷酸酯类都会产生迟发性神经毒性。

抗癌药物长春新碱（vincristine）、紫杉醇（paclitaxel，taxol）和治疗痛风的药物秋水仙碱（colchicine）等可引起微管相关性神经毒性。微管是构成细胞骨架和有丝分裂纺锤体的重要部分，也是轴索运输所必需的。微管是神经毒物作用的易感位点之一，长春新碱和秋水仙碱可与微管蛋白结合，抑制蛋白质亚单位缔合成微管。紫杉醇与长春新碱不同，其与微管蛋白结合，促进微管蛋白聚合，抑制其解聚。这两种作用破坏了正常情况下微管聚合与解聚的动态平衡，从而导致轴索变性，引起感觉神经和运动神经轴索病及自主神经异常。

但它们引起的轴索形态学改变是不同的：秋水仙碱存在时，轴索似乎呈现萎缩，轴索内存在很少的微管；相反，在接触紫杉醇后，轴索内出现大量的微管。

其他一些药物对神经轴索损害及引起的症状见表5-2。

表5-2 药物引起的轴索损害及其症状

| 药物 | 轴索损害的性质 | 轴索损害的症状 |
| --- | --- | --- |
| 丙烯酰胺（常用试剂） | 轴索变性，早期侵犯轴索末梢 | 周围神经病，主要涉及感觉神经 |
| 氨苯砜 | 出现有髓和无髓纤维轴索变性 | 周围神经病，主要涉及运动神经 |
| 氯喹 | 轴索变性，后根脊神经节细胞出现包涵物 | 周围神经病，无力 |
| 氯碘羟喹 | 轴索变性，脊索、视神经变性 | 脑病（急性），亚急性脊髓视神经病 |
| 格鲁米特 | 资料缺乏 | 周围神经病，主要涉及感觉神经 |
| 环氧乙烷 | 轴索变性 | 周围神经病 |
| 肼屈嗪 | 缺乏资料 | 周围神经病 |
| 异烟肼 | 轴索变性 | 周围神经病，主要涉及感觉神经，大剂量引起共济失调 |
| 碳酸锂 | 缺乏资料 | 昏睡，震颤，共济失调（可逆） |
| 甲硝唑 | 轴索变性，大部分侵犯有髓神经纤维，小脑核病变 | 周围感觉神经病，共济失调，癫痫发作 |
| 呋喃妥因 | 轴索变性 | 周围神经障碍 |

### （三）髓鞘损害

药物或神经毒物对髓鞘的损害主要有两种类型：一是引起髓鞘层分离，称为髓鞘水肿（intramyelinic edema）；二是选择性脱髓鞘作用（demyelination）。髓鞘水肿可以为碱性蛋白mRNA转录水平的改变引起，早期变化是可逆的，也可演变成脱髓鞘作用，使轴索丧失髓鞘。此时，成髓鞘细胞会迅速分开并覆盖裸露的轴索，以防相邻轴索串联。药物或神经毒物直接损害髓鞘细胞也可引起脱髓鞘作用。脱髓鞘后，中枢神经系统只对脱髓鞘的局部进行髓鞘再生，周围神经系统中施万细胞可进行髓鞘再生。周围神经系统发生节段性脱髓鞘后，多个施万细胞进行髓鞘再生，会使结间体（相邻两个郎飞结之间的一段）比正常长度大为缩短，从而成为脱髓鞘留下的永久痕迹。脱髓鞘所引起的症状取决于脱髓鞘的范围，如局限于中枢神经系统，则产生中枢神经系统功能障碍；如局限于周围神经系统，可产生周围神经病；如弥漫性髓鞘病可产生中枢和周围神经系统功能障碍性疾病。

戒酒硫（tetraethylthiuram disulfide）又称双硫醒、酒畏等，可引起轴索变性，远端轴索肿胀，导致周围神经病，主要涉及感觉神经。

胺碘酮（amiodarone）是广谱抗心律失常药，对心肌细胞钠、钾、钙离子通道均有抑制作用。可引起周围神经轴索变性和脱髓鞘，使施万细胞内出现充满脂质的溶酶体，导致周围神经病。

哌克昔林（perhexilene）是钙拮抗剂，临床用于治疗心绞痛。可导致周围神经脱髓鞘神经病，施万细胞内有膜结合内涵物。患者出现周围神经功能障碍、周围神经炎等症状。

### （四）影响神经递质功能

还有一些药物对神经系统虽不产生结构损害，但可通过影响神经递质的作用，产生神经功能上的障碍。这类药物的毒理学机制与其药理学机制相似，可影响递质的释放或摄取、激动相关受体、阻断受体等。

对于此类药物所引起的毒性，如果用药时间短暂，毒性通常是可逆的，随着时间推移而消失。如果长时间较大剂量用药，也可能会产生不可逆的神经毒性。

氨基糖苷类抗生素、新霉素、多黏菌素 B 和多黏菌素 E 等抗菌药物具有神经－肌肉阻滞作用，引起神经－肌肉综合征。氨基糖苷类药物神经－肌肉阻滞作用的机制是与突触前膜上"钙结合部位"结合，当神经冲动到达神经末梢时，$Ca^{2+}$ 内流受阻，从而阻止乙酰胆碱的释放。

苯妥英钠、吩噻嗪类、丙咪嗪、三甲双酮、利多卡因、萘啶酸等许多药物都可能引起癫痫发作，其机制是使脑内兴奋性递质增多或抑制性递质减少，从而导致兴奋与抑制失衡，引发癫痫。

异烟肼（isoniazide）是抗结核病药物，可引起中毒性精神病，出现精神错乱、不安、欣快、失眠等，成人在服用过程中常出现健忘症。其作用机制是异烟肼与维生素 $B_6$ 结构相似，可竞争同一酶系或结合成腙，由尿排出，降低了维生素 $B_6$ 的利用，而维生素 $B_6$ 是氨基转氨酶和脱羧酶的辅酶，从而引起氨基酸代谢障碍，产生周围神经炎；当维生素 $B_6$ 缺乏时，谷氨酸生成 γ－氨基丁酸出现障碍，使中枢抑制性递质 γ－氨基丁酸减少，产生中枢兴奋、失眠、烦躁不安，甚至惊厥、诱发精神分裂症和癫痫发作，可服用维生素 $B_6$ 防治。

氯丙嗪（chlorpromazine）为抗精神失常药，作用机制是阻断中枢多巴胺受体，阻断中脑－边缘系统通路和中脑－皮质通路多巴胺受体产生抗精神失常作用；阻断黑质－纹状体通路多巴胺受体则会产生锥体外系不良反应，临床表现形式有 4 种。①帕金森综合征：出现肌张力增高、面容呆板（面具脸）、动作迟缓、肌肉震颤、流涎等。②急性肌张力障碍：多出现于用药后 1~5 天，由于舌、面、颈及背部肌肉痉挛，患者出现强迫性张口、伸舌、斜颈、呼吸运动障碍及吞咽困难。③静坐不能：患者出现坐立不安、反复徘徊。以上 3 种临床表现可用胆碱受体阻断药苯海索缓解。④迟发性运动障碍（tardive dyskinesia）或迟发性多动症：表现为不自主、有节律的刻板运动，出现口－舌－颊三联症，如吸吮、舔舌、咀嚼等。若早期发现及时停药可以恢复，但也有停药后仍难恢复，应用胆碱受体阻断药反使之加重。造成迟发性运动障碍的原因可能与氯丙嗪长期阻断突触后膜 DA 受体，使 DA 受体数目增加，受体上调有关。

烟碱（nicotine）广泛存在于烟草制品中，吸烟和药理剂量的烟碱可兴奋外周神经受体，使心率加快、血压升高和血管收缩；中枢神经受体产生兴奋，可体验轻松的感受，并伴有脑电图变化。烟草工人接触烟碱或儿童摄入烟草制品过量，血中烟碱水平过高可引起神经受体过度兴奋，出现神经节麻痹。其症状是先出现呕吐、心率和呼吸加快，之后出现心率减慢和血压下降。还可出现嗜睡，甚至精神错乱、昏迷，这种急性中毒较为少见。烟碱对神经系统方面的毒性，值得注意的是孕期吸烟的妇女的子女儿童注意力缺陷和认知障碍较为多见。这一现象可能与胎儿出生前接触烟碱影响中枢神经系统内神经受体的发育有关。

苯丙胺（phenamine）和去氧麻黄碱（deoxyephedrine）促进兴奋性神经递质过量释放，可致苍白球双侧栓塞以及多巴胺能神经、5－羟色胺能神经和胆碱能神经异常，产生精神神经障碍，引起震颤、烦躁不安、脑栓塞及脑出血等症状。

可卡因（cocain）可阻断细胞膜上离子通道，抑制突触前膜单胺类神经递质的摄取，致使脑卒中危险增加，出现脑萎缩；突发性心脏死亡的危险性增高；戒断症状发作时，可产生明显的运动和精神异常，并可导致新生儿畸形。

利舍平（reserpine）为抗高血压药，常引起精神抑郁，原因是其能耗竭中枢神经系统的去甲肾上腺素和多巴胺递质，而这些递质能调节人的情绪、情感，含量减少可导致抑郁。

阿托品（atropine）可进入中枢，阻断 M 受体，引起嗜睡、激动和幻想。

## 二、药物对神经系统功能的毒性作用

在许多情况下，药物对神经组织结构损害的具体部位和细节并不明确，因此，按损害部位和功能障碍，药物对神经系统损害分为脑损害和致精神异常、脑神经损害、脊髓损害，分述如下。

### （一）脑损害和精神异常

狂犬病疫苗、牛痘疫苗、百日咳菌苗、麻疹减毒活疫苗、脊髓灰质炎疫苗、破伤风抗毒素、白喉抗毒素、蛇毒血清等可引起脑炎。由于疫苗和抗毒血清成分为大分子蛋白，作为完全抗原可导致变态反应，引起脑炎，表现为头痛、意识障碍、失明、癫痫样发作及各种局灶性神经系统体征，死亡率高。有报道甲氧苄啶 – 磺胺甲噁唑可致无菌性脑膜炎多次发作。其特点为服药和症状起始的间隔短，再接触同类药物时间隔更加缩短。停服此药后，患者可迅速完全恢复。

虽然青霉素毒性小，但脑室或鞘内注射，或大剂量（超过 2500 万 U/d）静脉滴注，均可引起脑损害，出现意识障碍、肌阵挛、抽搐等症状。萘啶酸常被用作治疗革兰阴性杆菌所致的泌尿系统感染，其对神经系统的毒性为引起感觉障碍、视力下降、头痛、呕吐、意识模糊等。

小脑综合征可见于苯妥英钠中毒，症状为共济失调、手震颤及偶见复视。

四环素类、喹诺酮类、磺胺类、维生素 A、维生素 D 以及肾上腺皮质激素等药物均可引起良性颅内压增高。其临床表现为头痛、呕吐、视盘水肿，一般无局限性神经系统体征，脑脊液成分和脑室系统正常。只要及时停药，适当治疗，脱水降低颅内压，预后良好。颅内出血是肝素、双香豆素、6 – 氨基己酸、链激酶、尿激酶等抗凝血药的严重并发症。口服硝酸甘油使血管扩张，也可引起脑梗死，尤以立位容易发生。长期服用避孕药（如雌性激素）者有可能发生颅内动脉、静脉及静脉窦血栓，这是因为长期服药，血中雌激素水平升高，促进血液凝固，降低小静脉壁平滑肌的弹性和张力，减慢血流，从而导致栓塞。胆影葡胺、泛影酸钠除引起一般脑反应症状外，还可造成脑血液循环障碍和脑梗死。

可引起严重的精神症状的药物主要是抗精神病药及催眠镇静药、抗组胺药，且常与剂量、疗程有密切关系。药物导致的精神异常表现多样化，有的类似精神分裂症与情感性精神病，可导致人格解体等，并出现幻觉与妄想。如异烟肼常可引起中毒性精神病，出现精神错乱、不安、欣快、失眠等，成人在服用过程中常出现健忘症。利舍平常引起精神抑郁。糖皮质激素类药可影响情绪、行为，并能提高中枢神经系统的兴奋性，出现欣快、失眠、激动，甚至精神错乱。

抗精神失常药，如吩噻嗪类、丁酰苯类、三环类，常引起锥体外系综合征。近年来发现有较多患者，特别是儿童，应用甲氧氯普胺后发生锥体外系反应，应予注意。

解热镇痛抗炎药阿司匹林用于儿童感染病毒性疾病（如流感、水痘、麻疹和流行性腮腺炎等）退热时，偶可引起瑞夷综合征（Reye's syndrome），即急性肝脂肪变性 - 脑病综合征，以肝衰竭合并脑病为突出表现，虽少见，但后果严重，可导致死亡。

### （二）脑神经损害

药物引起的脑神经损害主要有视神经损害和耳毒性。乙胺丁醇、异烟肼、氯霉素、青霉胺、普鲁卡因青霉素、地高辛、氯磺丙脲、甲苯磺丁脲、保泰松、麦角胺、六甲溴胺、奎宁、氯碘喹啉及有机砷均可损害视神经，但较少见。

氨基糖苷类抗生素损害第Ⅷ对脑神经，引起前庭毒性和耳蜗毒性。依他尼酸、呋塞米、水杨酸盐、奎宁、奎尼丁等也具有耳毒性。

### （三）脊髓损害

药物对脊髓的损害有脊髓炎、上行性麻痹、脑脊髓神经根炎、下肢迟缓性瘫痪、蛛网膜下隙阻塞、蛛网膜炎、永久性脊髓炎等。大剂量造影剂做股动脉至腹主动脉造影可产生横贯性脊髓炎，多数患者遗留痉挛性截瘫；接种狂犬疫苗后也可产生急性上行性麻痹；破伤风疫苗可致胸腰段脊髓炎。除药物因素外，损害与用药方法也有密切关系，鞘内注射尤易引起。青霉素鞘内注射误入脊髓动脉，因血管痉挛可造成永久性脊髓损害；鞘内注射皮质激素亦可能产生蛛网膜炎；鞘内注射甲氨蝶呤治疗白血病浸润或脊髓周围转移病变时，可产生一过性或永久性上行性麻痹等。

## 第三节 药物神经系统毒性的评价与检测

药物神经系统毒性的评价常采用神经学检查、形态学检查、电生理学检查、生化和分子生物学检查、神经细胞培养与药物毒理学研究和神经毒理学的动物模型等。

### 一、神经学检查

神经学检查通常提示神经毒作用部位。大部分检查可在人或动物中进行，但精神状态和感觉功能的检查多数只能在人体进行，常见的检查见表 5 - 3。

表 5 - 3　神经学检查内容及意义

| 项目 | 检查内容及意义 |
| --- | --- |
| 脑神经功能 | 检查第 I ~ XII 对脑神经的功能是否正常。因脑神经功能不同，检查方法各不相同。如检查对气味的反应涉及嗅神经（第 I 对脑神经）功能，检查声音的反应涉及位听神经（第 Ⅷ 对脑神经）功能 |
| 运动功能 | 检查肌肉有无萎缩、无力、自发性收缩等，可提示运动神经元的功能是否出现障碍。如静止性震颤通常与基底节或小脑的损害有关；意向性震颤发生于随意性活动中，提示小脑疾病 |
| 反射活动 | 如检查深部膝反射，其功能涉及肌梭感受器、传入神经、传出神经、脊髓反射中枢、神经 - 肌肉连接与肌肉 |
| 步态异常 | 检查有助于确定毒作用部位。如运动神经元疾病引起高跨步；小脑功能不良可导致共济失调、蹒跚步态 |

## 二、形态学检查

用肉眼和光学显微镜可观察其基本病变，在解剖学水平确定毒作用的精确部位。同时，采用细胞学、神经组织化学和电镜超微结构水平的检查有助于诊断神经病变及了解作用机制。

## 三、电生理学检查

电生理学检查用于了解神经毒物所致的病理生理变化，特别是对了解毒物对神经系统的起始作用有一定意义。常用的电生理学检查有：神经传导速度（如运动神经、感觉神经传导速度）、脑电图、诱发电位、肌电图等检查。

## 四、生化检查

药物或神经毒物对神经系统的损害，通常伴有相应生化指标的变化，检查和测定这些指标，对于了解和评估神经损害的性质和程度，具有重要意义。神经系统与葡萄糖代谢有关的酶常是药物攻击的目标，所以应关注用药前后有关酶的活性变化。蛋白质，尤其是酶蛋白在神经递质合成降解、神经信号传递及细胞内环境稳态的维持等方面具有重要的作用，而很多神经毒性药物可以影响蛋白质的合成。常用的生化检查有神经系统特定部位的神经递质含量检查、蛋白质检查、酶活力检测和基因诊断等。

## 五、神经细胞培养及检查

随着生物科学技术的发展，离体的神经器官、组织或细胞，在培养基中生长与分化，可用于神经系统毒理学的研究。脑、脊髓、神经节以及整个胚胎在合适的培养基中都可进行离体培养，然后采用电生理学、形态学、生化检查和分子生物学等多种手段，可用于药物对神经系统的毒理学研究以及药物对神经系统的毒性评价及作用机制分析。

## 六、神经毒理学动物模型的应用

选用合适的动物，应用工具药，建立模拟人体神经系统病变的动物模型，将其应用于神经系统毒理学的研究，对阐明中毒机制、寻找防治药物具有重要意义。如用物理和化学方法制造惊厥模型（如电惊厥和士的宁惊厥）、采用 MPTP（1 - 甲基 - 4 苯基 - 1，2，3，6 - 四氢吡啶）建立帕金森病模型等。

## 七、行为学研究

行为学是评估药物毒性的重要指标，相对于离体实验，行为学研究能观察多因素对人或动物的整体影响。如对人的心理功能测试可以综合评价药物对人精神及神经的影响。多种行之有效的动物实验可以评价动物的沟通能力、情绪表达、社交行为、学习行为、繁殖行为等。

# 重点小结

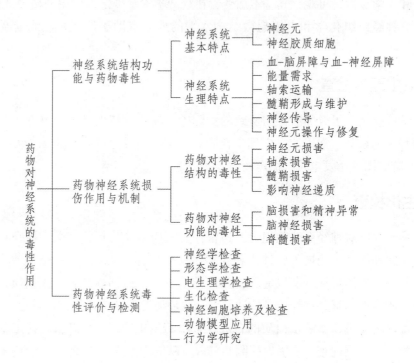

扫码"练一练"

### 思考题

1. 试述药物对神经系统毒性的解剖生理学基础。

2. 简述药物对神经系统损害类型及常见的诱发药物。

3. 影响药物神经系统毒性的因素有哪些？

(王江华)

# 第六章　药物对心血管系统的毒性作用

扫码"学一学"

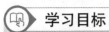

**学习目标**

1. **掌握**　常见药物的心血管系统毒性作用和机制；掌握药物对心血管系统毒性作用的类型。
2. **熟悉**　心血管系统的结构、功能及与药物毒性的关系。
3. **了解**　药物心血管系统毒性的评价与检测。

心血管系统对于机体维持和保证血液循环正常运行至关重要，其功能是将血液泵到全身的动脉和肺中，供给组织氧气和营养物质，并通过静脉将组织和细胞产生的代谢废物清除。有些药物可对该系统产生毒副作用，甚至造成不可逆性损害，从而使新陈代谢不能正常进行，一些重要器官受到严重损害，甚至危及生命。心脏受损主要表现为心律失常、心肌肥大以及心衰，血管受损主要表现为动脉硬化、血压异常、出血和水肿。熟知药物对该系统的损伤类型及评价方法，对于合理安全用药十分必要。

## 第一节　心血管系统的结构、功能及与药物毒性的关系

心血管系统是一个由心脏和血管相互串联而构成的基本上闭锁的管道系统。心脏是一个由心肌组织构成并具有瓣膜结构的空腔器官，是推动血液流动的动力所在，其节律性的活动和心瓣膜有规律的开启与关闭，使血液按一定的方向循环流动，完成物质运输、体液调节等功能。血管是血液流动的管道，包括动脉、毛细血管和静脉，它们分配和输送血液到全身各组织，将氧气和营养物质运送到组织器官和细胞，并带走 $CO_2$ 及其他代谢物。心血管系统还具有内分泌功能，如部分心房肌细胞可产生心房肽，又称心房利钠因子，具有很强的利尿、排钠、扩血管和降血压的作用；血管内皮细胞释放的化学物质是微循环的主要调节物质，并与中毒密切相关。如 NO 和内皮素，前者能与多种靶分子反应，有广泛的生物学效应，包括使血管平滑肌松弛、抑制血小板活化、减少白细胞对内皮细胞的黏附等；后者是血管损伤的主要介导物，是很强的缩血管物质，在维持健康机体血管张力及血压，影响心肌收缩力等方面均起着重要的作用。

### 一、心脏的结构、功能及与药物毒性的关系

心肌细胞是构成心肌组织的基本结构和功能单位，耗氧量很大，即使在休息时，也比剧烈活动状态下同等重量的骨骼肌耗氧量大。冠脉血流是满足心脏血液供应的主要途径，当心脏做功增加时，冠脉血流可增加数倍。一些药物对心肌的毒性就是通过作用于冠脉以及其他血管而产生的。此外，心肌细胞能量的利用与细胞内 $Ca^{2+}$ 密不可分，$Ca^{2+}$ 是心脏毒性常见的亚细胞靶点，心肌细胞内的 $Ca^{2+}$ 贮存库即肌质网的终末池很不发达，贮存在其中可供兴奋时释放的 $Ca^{2+}$ 量比骨骼肌少，心肌细胞收缩所需 $Ca^{2+}$ 还需由细胞外液 $Ca^{2+}$ 内流补充，故心肌的收缩性对细胞外液中的 $Ca^{2+}$ 浓度有明显的依赖性，细胞外液中 $Ca^{2+}$ 浓度高，

兴奋时内流的 $Ca^{2+}$ 量多，心肌的收缩力就强，反之亦然。一些药物或毒物可通过干扰细胞对 $Ca^{2+}$ 的转运而导致心脏毒性。

## 二、血管的结构、功能及与药物毒性的关系

血管是运送血液和进行物质交换的器官，由无数口径粗细不等和管壁厚薄不同的血管相连而成。动、静脉主要输送血液，它们均由 3 层膜组成，动脉的管壁较厚，弹性较大；静脉的管壁薄，弹性小；毛细血管除输送血液外，还是物质交换的器官，其管壁极薄，主要由附着于基膜的内皮细胞构成。动、静脉血管壁的中膜是 3 层膜中最厚的一层，由环形排列的组织构成，主要成分为平滑肌、弹性纤维及基质，正常情况下，具有收缩能力的成分可自由活动，但在病理情况下，基质形成软骨甚至钙化，使动脉壁失去弹性和收缩能力，形成动脉硬化。静脉多与动脉伴行，其管腔一般比伴行动脉大，管壁较薄，其中弹力纤维和平滑肌很少，主要由结缔组织组成。

心血管系统毒物引发毒性的机制各不相同，最终导致心律失常、传导阻滞、心肌肥大、缺血性心脏病、心肌和血管细胞凋亡或坏死、心力衰竭、血压异常等。如某些毒物可引起心肌缺血缺氧，使心肌因无法进行有氧代谢而受损，若致能量代谢障碍，则可削弱心肌舒缩功能。某些毒物可改变心肌酶活性，某些毒物可改变离子稳态，从而影响心血管细胞上的离子通道，重要的离子如 $Ca^{2+}$、$K^+$ 和 $Na^+$ 等的转运和膜内外的离子分布变化，可引起自律性、传导性及有效不应期的改变。某些毒物可损伤血管内皮，内皮细胞是微循环系统的主要成分，可通过 NO、NOS 等激发细胞信号转导通路，导致血管生成异常和动脉硬化等毒性。某些毒物可导致氧自由基生成过多或抗氧化功能减弱，引发氧化应激反应，从而破坏细胞膜的结构和功能，破坏线粒体，造成细胞的氧化损伤和凋亡。药物的心血管系统毒性，轻者可逆，停药可自行恢复，但长期大量应用某些药物，可引发一系列细胞及分子调控事件，使心血管系统出现生理、生化、形态及功能的一系列改变，导致细胞死亡而呈现不可逆转的严重毒性。

# 第二节　药物对心血管系统的毒性作用及机制

心血管系统是多种药物的毒性作用部位，药物通过直接作用于血管平滑肌或交感神经，升高或降低外周阻力，导致血压的改变；通过损伤血管内皮和平滑肌细胞的功能，导致动脉粥样硬化、组织液生成增多及水肿，甚至出血；通过改变生物化学通路、能量代谢、心肌细胞结构及功能、电生理学以及心肌收缩性，产生心脏毒性，最终表现为心输出量减少和外周组织灌注量降低。药物心血管毒性作用的具体分子靶位包括：细胞膜表面受体与转运体、第二信使系统、离子通道、离子泵、酶等。在心血管部位神经递质的释放异常亦可影响心血管的功能而产生毒性作用。

## 一、血压异常

### （一）高血压

很多药物能引起血压的异常升高，使收缩压大于 140mmHg 及舒张压大于 90mmHg，严重时造成血压骤升，尤其是当药物引起交感神经过度兴奋或单胺类递质释放增加时，如肾上腺素受体激动药和单胺氧化酶抑制剂，剂量过大或快速静脉注射可使血压骤升。血压过

高使心室射血所遇的阻力过大，心肌后负荷过重，长此以往，患者可能出现左心室代偿性肥大、心脏扩大甚至心衰。此外，血压过高，血管壁也容易受损，如累及脑血管，可发生脑出血。

人体的循环血量在神经和体液因素的调节下是相对恒定的，然而，多种药物可造成体液潴留、增加循环血量而影响血压。血液主要由血细胞、血浆蛋白、水和电解质等成分组成，其中水和电解质是左右血量的最活跃的因素，其吸收与排出的动态平衡维持着细胞内外液的相对稳定。激素类药物如泼尼松、地塞米松、甲睾酮或丙酸睾酮等，可引起水钠潴留，导致循环血量增加而发生高血压。

某些降压药如中枢性降压药甲基多巴、胍乙啶，以及一些作用于外周受体的降压药如普萘洛尔，若长期应用后突然停用，可引起高血压，即反跳现象。

### （二）直立性低血压

低血压不同于高血压，没有明确的指征，药物引起的低血压大部分表现为一过性直立性低血压（又称体位性低血压），多数抗高血压药物大剂量使用时，均可直接或间接地过度扩张血管而引起直立性低血压。血压过低使组织缺血、缺氧，甚至晕厥，有时还可导致反射性心搏加速，甚至心律失常。α受体阻滞剂、血管紧张素转化酶抑制剂（ACEI）、硝基扩血管药物及具有外周α受体阻断作用的其他类别的药物，如抗精神病药、三环类抗抑郁药、ⅠA类抗心律失常药等，均易导致直立性低血压。

## 二、血栓栓塞

血栓通常是因血管内壁受损，致血小板黏着在受损血管暴露出的胶原上并聚集起来，同时，受损血管所暴露的胶原组织或其他组织可激活血浆内的凝血因子，启动凝血过程，形成血栓。近年来，越来越多的文献报道，非甾体抗炎药尤其是高选择性COX-2抑制剂，具有心血管系统毒性，它们可减少$PGI_2$的合成，而$PGI_2$可以阻碍血小板的聚集，加之治疗量的高选择性COX-2抑制剂对COX-1没有抑制作用，而COX-1可以增加$TXA_2$的合成，$TXA_2$增加血小板的聚集，因而改变了$TXA_2/PGI_2$的比例而导致用药者出现血栓栓塞倾向。

## 三、心律失常

当某些因素影响心肌细胞的自律性、兴奋性和传导性时，心脏搏动就会失去正常规律而发生快速型或缓慢型心律失常，$K^+$，$Na^+$和$Ca^{2+}$等离子在心脏的起搏与冲动传导中起着重要作用，某些药物可直接影响心肌细胞的一种或多种离子通道，导致心肌细胞电生理特征发生变化，也可间接通过交感神经和副交感神经影响心脏电生理活动以及干扰心脏的代谢。

### （一）快速型心律失常

窦性心动过速、房性心动过速、室性心动过速、室颤、尖端扭转型室性心动过速等均属快速型心律失常。其中，室颤和尖端扭转型室性心动过速是较危重的心律失常，当药物或毒物使心电图的Q-T间期显著延长超过460毫秒（正常约400毫秒）时，便容易产生致死性的尖端扭转型室性心动过速，常致心脏性猝死。如奎尼丁和索他洛尔在作为抗心律失常药物使用时，若用药不当反而可致心律失常，尤其是有可能导致尖端扭转型室速及室颤等严重病症。此外，洋地黄类药物中毒也易造成心律失常，该类药物可过度抑制$Na^+-K^+-ATP$酶，导致心肌细胞明显失钾，此为其对心肌细胞的直接毒性作用；其还可通过影响交感神经和副交感神经发挥间接的心脏毒性作用。其毒性作用机制涉及多个方面，加之心脏各不同特化部位对该类药物的反应各不相同，因此洋地黄类药物中毒可引起各种类型的心律失常，包括期前收缩、二联律、房性或室性心动过速或室颤等。

### （二）缓慢型心律失常

窦性心动过缓、窦房传导阻滞、心房内传导阻滞、房室传导阻滞等均属此类心律失常，严重的窦性停搏和病态窦房结综合征是致死性缓慢型心律失常，若药物等因素引起迷走神经张力增大或窦房结障碍，在一段时间内窦房结停止发放激动，即可导致窦性停搏。Ⅳ类抗心律失常药物如维拉帕米，因拮抗血管平滑肌和心肌细胞上的钙通道，导致低血压，也可引起窦性心动过缓、房室传导阻滞。尤其是当该类药物与 β 受体阻滞剂合用时，两类药物的负性肌力、负性频率及负性传导作用相加，可导致心肌收缩力减弱，甚至心室停搏。洋地黄类药物中毒时可直接抑制窦房结，使其自律性下降，还可使心脏传导系统的有效不应期延长、传导速度减慢，造成部分或完全性心脏传导阻滞。

有些药物或毒物急性中毒时可导致心脏骤停，表现为心室完全停止搏动或心肌呈不规则乱颤，二者可单独存在也可交替出现。这些药物，有些可对心肌直接造成损害，有些可过强地刺激了迷走神经，还有些可在中毒后引起一些继发反应。

## 四、心肌病

药源性心肌病的临床表现大多类似扩张型心肌病，个别药物如儿茶酚胺类，引起的临床表现类似肥厚型心肌病。常见的引起心肌病的药物不多，主要是某些抗肿瘤药物和抗原虫病药物。药物引起心肌病的毒性机制较复杂，对心肌细胞的损害可以是直接的，也可以是间接的，还可因药物中毒引起的一些继发病症如休克，水、电解质代谢失衡等导致心肌细胞受损。依米丁是茜草科吐根属植物根中的主要生物碱，也称吐根碱，临床曾经主要用于治疗阿米巴病，但该药毒副作用较严重，尤其是对心肌的直接损害作用，大大地限制了其应用。大剂量依米丁可抑制心肌细胞的氧化磷酸化，导致细胞代谢异常，从而引起心肌病变，病理检查可见心肌细胞浊肿变性。柔红霉素和多柔比星等含蒽环类结构的抗肿瘤抗生素也具心脏毒性，发生毒副作用时，早期可出现各种心律失常，药物蓄积量大时可致不可逆性心肌损害，甚至造成心力衰竭。该类药物在 NADPH 氧化酶等酶系统的作用下，形成半醌自由基中间体，进而产生超氧阴离子、过氧化氢和羟基自由基等，造成 DNA、RNA 及蛋白质等重要的生物大分子物质损伤，使心肌细胞死亡。

## 五、心力衰竭

心力衰竭（简称心衰）是众多心血管病变发展到终末期的表现形式，心衰发生时，心输出量不足以维持机体代谢，心脏出现结构性和功能性损害，发生心肌细胞死亡和心肌负荷过载。若药物直接造成心肌细胞死亡从而损害心脏，使心肌的舒缩功能下降以及心脏舒缩时所承受的负荷过大，可引起心衰。如阿霉素中毒可直接造成心肌细胞死亡，从而损害心肌的舒缩功能，临床常以心衰为主要表现。另外，还有一些因素属于心衰的诱因，即在基本病因的基础上诱发心衰的一些因素。其中，快速型心律失常是药物中毒引起心衰的常见诱因，该因素一方面可使舒张期缩短，致冠脉血流不足；另一方面，心率加快可使心肌耗氧量增加，联合造成心肌缺血缺氧，导致心肌受损，最终引起心泵功能下降。如丙吡胺、普罗帕酮等抗心律失常药物，当过量中毒致心律失常时，可引起心衰。尽管抗心律失常药物致心衰的发生率并不太高，但也时有报道，且常易发生于原来即有心律失常病症的患者身上。洋地黄类药物中毒时，不论是否出现心律失常均有可能诱发或加重心衰。负性肌力药也是可导致心力衰竭的一类药物，如钙拮抗剂维拉帕米、地尔硫䓬等，过量或中毒时它们可直接降低心泵功能，静脉注射过快可发生心脏抑制，严重者可出现心衰。β受体阻滞剂能有效地抑制β受体激活所介导的心脏生理反应，从而降低自律性、抑制心肌收缩力、减慢传导速度，但大剂量时可致缓慢型心律失常，并可诱发心力衰竭。

# 第三节　药物心血管系统毒性的评价与检测

具有心血管系统毒性作用的药物可引起该系统复杂的生物效应，导致血压异常、心律失常、心肌缺血缺氧、心肌炎、心力衰竭等一系列功能和器质性改变。短时间毒性作用主要引起心血管系统的某些早期毒性反应，如血液生化指标的改变，包括心肌酶谱及离子稳态改变。若毒性作用进一步加重，则会出现更严重的生理、生化、形态及功能的一系列改变，甚至造成心肌细胞凋亡和坏死。心率、血压、心电图等是评价心血管系统损伤的最简单、常规的方法，此外，还可从其他方面深入地对药物致该系统损伤的情况进行检测。

## 一、心电图

### （一）常规心电图

是检测心脏电活动最简单方便、无创、经济实用的方法，用于心脏的结构与功能的快速评价，可反映心肌受损的程度、部位和发展过程，是诊断与鉴别各种心律失常、心肌局部缺血、心肌肥大、冠状动脉功能不全及其他心肌损伤的重要方法。其缺点是敏感性较低，在某些毒性损伤情况下，组织病理学损害已经出现，而心电图变化却不明显。

扫码"看一看"

### （二）心电向量图

心肌电活动的大小与方向在每一个瞬间是不同的，心电向量图能直观地反映空间心电向量环在每个瞬间的方向和振幅，与心电图相比，它从空间综合与时间延续方面丰富了心电活动的整体情况，能更全面细致地显示心肌去极化和复极化的空间心电变化，记录心脏动作电位的立体图像。对心腔扩大、心肌肥厚、房室传导阻滞、预激综合征、心肌缺血及心肌梗死等的诊断优于心电图。

### （三）Q-T间期测定

Q-T间期是心电图中从QRS波群开始到T波结束的一段过程，反映心室去极化和复极化所需的时间。当心室复极化延迟和Q-T间期延长，尤其伴有其他不良因素，如低血钾、心肌肥大、心动过缓时，患者发生室性快速型心律失常的风险增加，甚至可能发生尖端扭转型室性心动过速等严重的致死性心律失常。因此，对药物或毒物心脏毒性评价时，采用体内外方法进行Q-T间期的测定与评价具有重要意义。体外试验常采用离体心肌细胞或克隆的人离子通道异种表达体系、离体心脏标本等，它们可来源于不同的实验动物，但常用家兔、豚鼠及雪貂、犬、小型猪等大型动物，大、小鼠心肌细胞复极化的机制与人类的有很大不同，不应选用它们或其组织细胞做受试对象。整体动物的Q-T间期研究主要是测定包括Q-T间期在内的心室复极参数，该试验常与安全性评价中的一般药理学研究结合进行，从而节约成本。犬、猴和小型猪等大动物的心肌离子通道构成和功能与人类高度相似，故通常作为受试对象。

## 二、超声心动图

应用超声波技术显示心脏形态结构和血流动力学情况，从而评价心脏整体和局部功能以及心脏的舒缩功能，是一种无创性检测方法。与其他无创性心功能检测方法相比，该法重复性好、准确性高，既能显示心血管的生理解剖情况，又能显示其病理改变，可直观地显示外源物作用下心脏结构与功能的变化，已成为诊断许多心血管疾病首选的检查方法。具体包括 M 型超声、二维扇超、脉冲多普勒、连续多普勒、彩色多普勒血流显像、血管内超声、负荷超声心动图和三维超声心动图等。

## 三、影像学检查

### （一）核医学检查

将标记放射性核素的示踪剂如$^{11}$C、$^{13}$N、$^{15}$O、$^{18}$F 等引入人体，标记到能够参与人体组织血流或代谢过程的底物上，在体外利用 γ 射线探头即可探查它们在体内的分布情况，从而评价心脏的泵血功能、心肌代谢水平、心肌血流灌注及微循环情况等。该法可对人体内的代谢物质或药物的影响进行定量的动态检测，提供心脏及病变部位甚至分子水平的信息。该技术安全、可靠、准确、灵敏、无创，常用于心功能检查、心肌断层显像、心肌灌注显像、心肌代谢显像，是胸痛、胸闷原因的鉴别、缺血性心脏病的诊断及药物疗效评估的有效手段。

### （二）磁共振成像技术

人体内含有丰富的水，不同组织内水的含量各不相同，磁共振成像技术（MRI）就是通过识别水分子中的氢原子信号来推测水在人体内的分布，进而探查人体内部结构。该技术对机体无损伤，是一种非介入探测技术，相对于 X 射线透视技术和放射造影技术，它对人体没有辐射影响；相对于超声探测技术，它更加清晰，具有很高的空间分辨力，能够显示更多细节，如可准确地划分心内、外膜界线，精准显示心脏的形态、功能、血流灌注、心肌活性，还可连续性地定量分析心肌的能量代谢变化以及心脏的舒缩和储备功能，且可分时段检测外源性物质的心脏毒性，避免慢性毒性的漏检。该技术已成为医学影像学的重要组成部分，是心肌梗死、原发性心肌病、继发性心肌损害、心包疾病、心脏及心包肿瘤、先天性心脏病、心脏瓣膜病及大血管疾病的重要辅助诊断方法。

## 四、血液生化检查

### （一）心肌酶谱

传统的心肌酶谱作为心肌损伤的血清标志物，对诊断心肌损伤尤其是诊断心肌梗死有一定的价值，通常包括肌酸激酶（CK）及同工酶、乳酸脱氢酶（LDH）及同工酶、天冬氨酸氨基转移酶（AST）和 α‐羟丁酸脱氢酶（α‐HBDH）。

**1. 肌酸激酶**　有四种同工酶，其中 CK‐MB 型主要存在于心肌细胞中。CK 在心肌酶谱中具有较高的特异性及灵敏性，对心肌缺血和心内膜下心梗的诊断比其他酶灵敏，急性心梗时，血清 CK 活力明显升高。CK 同工酶的特异性和敏感性高于 CK，目前临床倾向用 CK‐MB 替代 CK 作为心肌损伤的常规检查项目。

**2. 乳酸脱氢酶**　有 5 种同工酶，存在于人体的许多组织器官中，主要分布在肾，其次心肌、骨骼肌、肝、脾、胰、肺，当这些组织损伤时，外周血乳酸脱氢酶升高。该酶的检测灵敏度及心肌特异性不高，有时可利用 LDH 同工酶分布的组织特异性协助诊断，如正常人血清中 LDH - 2 > LDH - 1，当心肌细胞受损时，则可测得 LDH - 1 > LDH - 2。

**3. 天冬氨酸氨基转移酶** 又称谷草氨基转移酶，存在于人体的许多组织器官如心、肝、骨骼肌、肾、胰、脾、肺、红细胞中，其中以心肌细胞含量最高。当心肌受损时，可大量释放入血，如急性心梗 6～12 小时，血清中的 AST 浓度迅速升高。但是肝损害时其血清浓度也可增加，故该酶的心肌特异性不高，在评价心肌毒性时只能作为辅助指标。

### （二）心肌蛋白

**1. 心肌肌钙蛋白（cTn）** 是心肌细胞的特异性蛋白，由 3 个亚单位——cTnT 和 cTnC 及 cTnI 组成。心肌由于缺血、缺氧、变性、坏死出现细胞膜受损时，cTnT 和 cTnI 释放出来，较早地出现在外周血中，尤其是 cTnI，在心肌损伤后出现时间早，持续时间长，特异性及灵敏度很高，是目前反映心肌损伤的金标准。

**2. 肌红蛋白** 是存在于心肌和骨骼肌细胞质中的亚铁血红蛋白，有贮氧和运氧的功能。正常情况下血液中含量很低，而当心肌和骨骼肌受损时含量增加。该指标的心肌特异性不高，骨骼肌损伤、肾衰竭等都可导致其升高。但其检测灵敏度高于 CK - MB 与 cTnI，可作为急性心梗诊断的早期最灵敏的标志物。

## 五、心功能及血流动力学评价

在外源性物质的作用下，观察心输出量、心率、左室内压及其最大变化速率、左室舒张末期压、收缩压/舒张压、心脏指数、心搏指数、冠脉流量、总外周阻力、冠脉阻力、呼吸频率等指标的动态变化情况，可为药物的心血管系统毒性评价提供辅助依据。

### （一）心阻抗血流图

又称心阻抗图或阻抗心动图，是基于生物体容积变化引起的电阻抗变化进行的无创性心功能检测，可反映心脏功能及血流动力学变化情况。生物体容积变化主要是由血液流动造成的，从胸部获得的阻抗变化是主动脉、心脏容量及肺灌注等因素综合作用的结果。因此，记录相应的电阻抗变化，就可间接推测血流情况，进行心脏血流动力学评价。虽然心阻抗图变化有时还受其他因素如血液理化性质的影响，但该法与其他心功能检测方法有良好的相关性，不失为简单有效的无创心血管功能检测方法。

### （二）心输出量

心输出量是临床上了解循环功能最重要的基本指标之一，是指每分钟心室泵出的血量，取决于心率和每搏量，但因后者一般不易常规测得，故实际工作中可通过多普勒超声技术或示踪技术等测定心输出量。静息状态下，正常成人的心室每搏输出量为 60～80ml，则心输出量为 5～6L/min。机体自身具有很强的调节心输出量能力，如在运动或紧张状态下，心输出量可成倍增加。病理状态如离子稳态的改变、传导障碍及心肌收缩力的变化都会影响心输出量。

### （三）血流动力学

血流动力学测定技术常用来研究药物或毒物对血管中的血流量及血流速度等方面的影响，目前所采用的测定方法很多，且大多均较灵敏可靠，如电磁流量计法、脉冲多普勒超声血流仪测定法、指示剂稀释法等。

## 六、形态学及组织病理学检查

用光学或电子显微镜检查实验动物心肌组织切片，可直接获得心肌细胞受损证据，通常在整体动物实验结束后进行解剖，大体肉眼观察心脏的大小、形态与结构，测量心重指数，用硝基四氮唑蓝或双生染色法检测心肌梗死体积，进行定量组织学检查，然后进行组织病理学检查，制作光镜或电镜切片，光镜下可较为直观地观察心肌组织病理改变，如细胞溶解、变性或坏死，纤维变性、收缩或断裂，间质水肿、出血或纤维化，炎症细胞浸润等。电镜下可观察更为细致的病理改变，如线粒体结构、内质网结构、心肌纤维膜、微血管损伤等。此外，也可用免疫组织化学方法、图像分析技术、激光共聚焦扫描显微技术等进行心血管系统损伤的评价。

## 七、离体血管、心脏及细胞实验

近年来，对药物心血管系统毒性作用的体外评价进展较快，除在实验室较早就采用的离体心脏灌流实验外，培养的离体心房、心肌片、心肌细胞也越来越多地用于心脏毒性研究。

### （一）离体心脏灌流

蛙心或蟾蜍心脏可用斯氏法或八木法灌流，大鼠、豚鼠和家兔心脏用 Langendorff 法灌流，研究毒物对心脏收缩强度和速率、冠脉血流量和流速等的影响，也可测定心肌耗氧量。也可用豚鼠、猫的乳头肌及大鼠、豚鼠和兔的心房来观察药物对心肌的兴奋性、收缩性、不应期及自律性的影响。

### （二）全胚胎培养

将动物处于器官形成期的胚胎在离体条件下进行培养，目前多采用大鼠胚胎进行全胚胎培养，该方法同时兼有体内外试验的优点，既可从细胞角度研究药物或毒物对心肌细胞的毒性反应，又可观察毒物对心血管系统发育的影响。但由于培养介质及其他体外培养条件的限制，以及胚胎阶段的器官发育不够成熟和功能不够完善等局限因素，从全胚胎培养方法获得的实验结论可能与从成熟动物的体内试验获得的结论有些偏差。

### （三）血管条实验

常采用大鼠或家兔的离体主动脉条或冠状动脉条，测定血管平滑肌的舒缩等张力情况变化，研究药物或毒物的作用。

### （四）心肌及血管细胞

从细胞及分子水平在活细胞上对药物或毒物的心血管系统毒性作用进行研究，可观察它们对心肌或血管细胞的直接毒性作用，也可观察到对活细胞影响的动态过程。根据研究目的选用不同细胞，如大鼠和小鼠的乳鼠心肌细胞原代培养、血管内皮细胞培养、血管平滑肌细胞培养等。用培养的原代乳鼠心肌细胞可测定膜电位、收缩性能、细胞存活率以及凋亡检测；用离体豚鼠心室乳头肌细胞可测定有效不应期（ERP）、动作电位时程（APD）、平均动作电位（MAP）、动作电位上升速率（$V_{max}$）、ERP/APD 比值；用微电极在离体兔窦房结标本上，可探查起搏细胞的 AP、APD、$V_{max}$、最大舒张电位（MRP）、4 相自动复极速率和自发兴奋频率。

### （五）膜片钳技术

该技术是研究离子通道的重要方法，被称为"金标准"，已逐步成为现代细胞电生理的常规方法。通过记录离子通道的离子电流，反映心肌细胞膜单个或多个离子通道分子活动情况，了解药物影响人和动物心肌细胞或血管内皮细胞等功能的分子机制，从而将细胞水平和分子水平的研究联系在一起。在通道电流记录中，可分别于不同时间、不同部位如膜内或膜外，施加各种浓度的药物，检测药物对离子通道开闭及通道电流的影响，研究它们对通道功能的可能影响，并可将心肌细胞膜电位、收缩力的变化和收缩速率的变化与离子通道的变化联系起来。

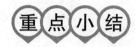

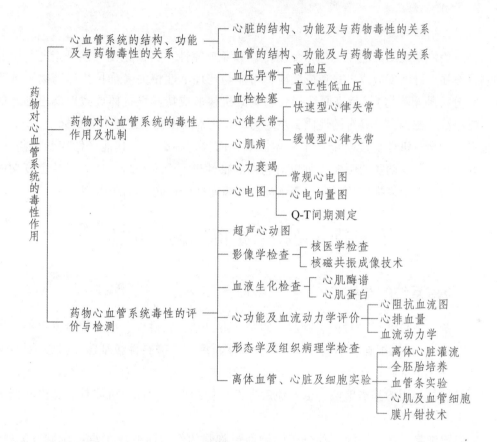

**思考题**

1. 药物对心血管系统毒性的作用机制有哪些？
2. 药物的心血管系统毒性作用及类型有哪些？
3. 药物心血管毒性的评价主要包括哪几方面？

扫码"练一练"

（胡耀豪　张予阳）

# 第七章 药物对免疫系统的毒性作用

　　药物对免疫系统的毒性作用包括免疫毒性和免疫原性。药物免疫毒性是指药物引起免疫抑制或增强、过敏反应或自身免疫反应，可能与药理活性相关（如抗排斥药物）或不相关（如部分抗肿瘤药物）。免疫原性指药物刺激机体形成特异性抗体或致敏淋巴细胞的性质。免疫原性是药物本身具有的性质，主要为生物技术药物安全性评价的指标。

　　很多药物会对机体免疫功能产生一定影响，而且这种影响在其他毒性症状之前发生，因此研究药物对免疫功能的影响，可以对它们的毒性进行全面评价，还可以从免疫功能的检查中寻求药物对机体损伤的早期检测指标及对病理过程有进一步的了解。

## 第一节 免疫系统的结构与功能

### 一、免疫系统的结构

　　免疫系统由免疫器官（骨髓、胸腺、脾脏、淋巴结、扁桃体、小肠集合淋巴结、阑尾等）、免疫细胞（淋巴细胞、单核吞噬细胞、中性粒细胞、嗜碱性粒细胞、嗜酸性粒细胞、肥大细胞、血小板等）以及免疫分子（补体、免疫球蛋白、细胞因子等）组成。免疫细胞是免疫系统发挥作用的基本单位，也是免疫毒性评价的重要指标。机体具有免疫功能的细胞有以下几种。

　　**1. T淋巴细胞** 骨髓中的一部分干细胞通过胸腺的作用演变成T淋巴细胞（T细胞）入血。T细胞占血循环中淋巴细胞的70%。其中一些定位在脾脏和淋巴结中的胸腺依赖区域，这些小的、中等大的淋巴细胞寿命达15~20年。

　　当接触巨噬细胞处理的抗原时，T细胞即增生和分化，一部分定型的T细胞（committed T cells）介导细胞间免疫应答，而另一部分细胞则成为T记忆细胞。这种记忆T细胞与抗原结合后也能被激活，还有一些成为辅助和抑制T细胞，能控制B细胞抗体的生成。激活的T细胞或者直接与细胞膜结合抗原反应，或者释放出各种可溶性淋巴因子。这些活性物质种类繁多，其中最重要的是促细胞分裂因子、移动抑制因子、皮肤反应因子、干扰素、淋巴毒性物质、巨噬细胞激活因子、嗜酸性粒细胞、巨噬细胞、中性粒细胞和其他淋巴细胞趋化因子。

　　**2. B淋巴细胞** 有些干细胞在具有法氏囊功能的组织（如骨髓以及肠道中的淋巴组织——盲肠、集合淋巴结等）中转变成B淋巴细胞（B细胞）。这些细胞也进入血循环。它们占血液中淋巴细胞的30%，其寿命仅为15天。

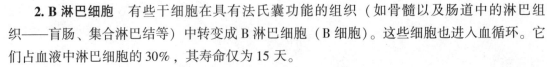

机体初级免疫反应是通过 B 细胞与抗原接触启动的。然后 B 细胞开始增殖和分化，一部分 B 细胞成为保留了表面免疫球蛋白受体的记忆细胞，而另一部分则成为浆细胞。浆细胞成熟后可以合成少量的免疫球蛋白 IgM。记忆 B 细胞再次接触相同抗原后，立即产生免疫记忆反应，这种反应不同于初级免疫反应，它的全过程非常迅速，而且产生大量的免疫球蛋白 IgG。另外还有一部分 B 细胞成为产生 IgA 的细胞。B 细胞分化为浆细胞是受辅助 T 细胞和抑制 T 细胞控制的。

**3. 其他细胞** 其他的淋巴细胞虽缺乏 T 细胞和 B 细胞特有的表面标记，但是也参与了免疫系统的功能，包括自然杀伤细胞（natural killer cell，又称 NK 细胞）和裸细胞（null cell，又称 N 细胞）。

自然杀伤细胞主要存在于外周血、脾和骨髓中。一般认为其主要来源于骨髓。多数 NK 细胞无补体受体，无表面免疫球蛋白（SmIg），无黏附力，无吞噬作用，但具有 IgG 结晶节段（IgG Fc）受体。NK 细胞对多种肿瘤细胞有迅速杀伤和溶解作用。因此，它对癌细胞的监视作用已引起人们的重视。此外，许多研究表明，内源性和外源性干扰素都有促进自然杀伤细胞活性的作用。NK 细胞是机体非特异性细胞免疫中的一个重要组成部分，它在免疫细胞毒性功能上很活跃。

裸细胞是血液中又一种既无 T 细胞的 E 受体，亦无 B 细胞的 SmIg 表面标志的淋巴细胞，故又称为无标志淋巴细胞，它的来源和功能目前还未确定，但在抗体依赖细胞介导的细胞毒作用上活跃。

此外，还有巨噬细胞，像淋巴细胞一样，也是从骨髓的干细胞分化而来，释放入血液之后成为单核细胞，而进入组织则成为组织细胞。例如，在肝中称为库普弗细胞（Kuffer's cell），在肺中称为尘细胞，在皮肤及结缔组织中称为组织细胞。这些细胞与异物接触时进行吞噬，成为活化的巨噬细胞。这些细胞富含水解酶，大多数的细菌可被这些酶迅速消化。巨噬细胞也可被 T 细胞产生的某些淋巴因子活化。多形核白细胞像巨噬细胞一样，也具有吞噬作用，补体可增强其活性。

除了以上这些免疫器官和细胞外，免疫系统还有一个重要组成，即补体（complement）。现已认识到，补体是循环血浆蛋白质的一种，是一组具有酶活性的蛋白质，包括多种因子，故称补体系统（complement system）。在激活补体过程中会产生许多具有生物学活性的物质，可导致一系列重要的生物效应，可增强机体防御能力或者引起机体免疫损伤。

## 二、免疫系统的功能

机体的免疫功能基本上可以分两个方面：先天性免疫和获得性免疫。

**1. 先天性免疫** 又称自然免疫，是每种生物体所具有天然的抵抗力。这种抵抗力是在种系发生和进化过程中形成的，不需预先刺激。因此在生命过程中是相对稳定的，也是非特异性的。先天性免疫包括：机械屏障、清除机制、细胞防御机制、血液的抗菌性质。

**2. 获得性免疫** 是个体在生命过程中主动产生或被动获得的。这种免疫最突出的特点是具有特异性，故又称特异性免疫。

（1）主动获得性免疫 是以淋巴细胞（T 细胞和 B 细胞）的特殊性质为基础，在抗原刺激后通过一系列应答过程产生的。这包括巨噬细胞对抗原的摄取、处理和传递；T 细胞和 B 细胞对抗原的识别，T 细胞和 B 细胞的活化、增殖、分化，其中包括记忆细胞的产生以及抗体、介导迟发型超敏反应的 T 细胞（TDTH）和细胞毒 T 淋巴细胞（CTL）的生成。

这些细胞只对相应的抗原起反应，故表现出特异性作用。抗原性物质刺激免疫活性细胞，产生抗体和致敏 T 淋巴细胞。前者即体液免疫，后者即细胞免疫。

体液免疫（产生抗体），是指具有特异抗原受体的 B 细胞受抗原激活后增殖、分化，最后成为浆细胞，这种细胞可以分泌大量的抗体到体液中，特异抗体和抗原起作用而中和抗原性物质。细胞免疫是致敏 T 细胞与特异抗原结合，释放出各种生物活性物质，引起的一系列细胞免疫反应。药物通过一定途径作用于机体，使机体产生特异性体液免疫和细胞免疫。

（2）被动获得性免疫　是将抗体直接输给正常个体，使个体获得的免疫。这种免疫一般不能持久，亦不产生记忆反应。

# 第二节　药物对免疫系统的毒性作用及机制

## 一、药物对免疫系统损伤的特点

### （一）反应复杂性

药物对免疫系统影响的复杂性表现在免疫反应的双重性和作用的选择性。一种药物对机体可产生免疫抑制和免疫增强两种效应，它取决于用药剂量大小和给药途径。如氨基酸硫羰基咪唑啉酮在一定剂量下具有免疫抑制作用，但加大剂量抑制作用反而不明显；有的药物可选择性抑制免疫反应或损伤某个免疫细胞的亚类，如皮质类固醇抑制辅助 T 淋巴细胞，而环孢素对各类 T 细胞均有抑制作用，环磷酰胺对 B 淋巴细胞毒性比 T 淋巴细胞大。

### （二）反应灵敏性

有些药物对免疫系统造成不良反应的剂量往往低于它们的一般毒性作用剂量。如长期给予小鼠低剂量甲基汞、四乙基铅和砷酸钠，其在表现出中毒反应之前，常先出现免疫功能改变。

## 二、药物对免疫系统的毒性作用及机制

### （一）引起变态反应

药物对免疫系统的毒性作用最为常见的是引起变态反应，变态反应按反应的时间分为抗体参与的速发型和细胞参与的迟发型。药物可产生 I 型、II 型、III 型和 IV 型变态反应。

**1. I 型变态反应**　即过敏反应型，又称 IgE 型。某药物（抗原）进入机体后，引起机体产生特异性抗体，主要是 IgE。IgE 最主要的生物学特征是具有同种组织细胞的亲嗜性，使其致敏。主要的靶细胞是嗜碱性粒细胞和肥大细胞。如果作为抗原引起特异 IgE 产生的药物再次出现，抗原与结合在靶细胞表面的 IgE 发生特异性反应。此时可影响细胞膜上的腺苷环化酶活力，进而影响环磷腺苷（cAMP）的形成。cAMP 浓度降低，胞内微管增加，有钙离子作为触发剂的情况下，引起靶细胞脱颗粒。这些颗粒含有多种活性介质（包括组胺、慢反应物质、激肽、嗜酸性粒细胞趋化因子、血小板活化因子、乙酰胆碱、前列腺素等），它们作用于效应器官，使其发生病理变化，引起各种临床症状。介质作用于支气管和

消化道平滑肌、毛细血管和腺体，可使平滑肌收缩，毛细血管扩张，通透性增加，腺体分泌增多，最终引起呼吸道、消化道和皮肤症状，严重者引起过敏性休克。青霉素过敏属于此型反应。

**2. Ⅱ型变态反应**　即细胞溶解型反应，又称细胞毒性反应。此型特点是影响细胞，破坏细胞。如溶血时细胞溶解使其数量减少。

一些药物具有半抗原性质，与机体的蛋白质有亲和力，如果药物在体内与红细胞膜上的蛋白质结合，形成药物红细胞复合物，从而具有抗原性，能刺激机体产生 IgG 和 IgM。当该抗原再度进入机体，抗体与细胞膜上的药物结合，激活补体，产生溶血反应。除红细胞外，半抗原性化学物质还可吸附于白细胞、血小板，因而白细胞和血小板也可发生溶解，引起白细胞及血小板减少。

特发性血小板减少性紫癜、新生儿溶血症及一部分白细胞减少症是由于抗原进入过敏体质者的血液，吸附或结合于血细胞膜上，构成复合抗原，再由复合抗原与相应的 IgG 或 IgM 发生反应，固定和激活了大量补体，使一部分细胞溶解。

**3. Ⅲ型变态反应**　又称免疫复合物型或血管炎型变态反应。是抗原－抗体复合物（免疫复合物）在组织中沉着而引起的炎症反应。该炎症反应涉及补体活化和中性粒细胞浸润，释放出许多水解酶造成组织损伤。

外源性药物抗原与抗体（IgG 和 IgM）形成复合物，主要沉积在血管壁、小支气管、肺泡组织间隙和淋巴管。如果抗体偏多，形成不溶性复合物，可被单核巨噬细胞系统或巨噬细胞吞噬清除，此时不损伤组织和细胞，但当抗原多于抗体时，形成小的可溶性复合物，不被吞噬，往往透过血管壁，沉积于微血管或肾小球的基底膜上，在补体的协同下，吸引中性粒细胞吞噬复合物，这些白细胞可释放水解酶，催化基底膜与胶原纤维蛋白降解，造成组织炎症反应。因此，这类反应是一种局部过敏现象，属血管炎型反应。

**4. Ⅳ型变态反应**　又称迟发型变态反应（DHRs），是一种细胞免疫反应，发病缓慢。此型反应与抗体无关，也不需补体参与，而是 T 细胞介导的组织损伤，其过程为：T 淋巴细胞受抗原刺激后，转化为淋巴母细胞，进一步增殖分化成为致敏淋巴细胞。致敏淋巴细胞释放淋巴毒素、致炎因子、巨噬细胞移动抑制因子（MIF）、趋化因子等多种淋巴因子，引起炎症反应。淋巴毒素可直接破坏靶细胞；致炎因子可使血管通透性增加，使局部形成炎症细胞浸润和水肿；巨噬细胞移动抑制因子和活化因子使巨噬细胞活化并聚集炎灶局部；趋化因子可使中性粒细胞集中于病灶，继之通过浸润于局部的巨噬细胞及中性粒细胞内溶酶体酶的释放，损害邻近正常组织细胞，引起组织坏死，最后发生组织硬化。病变特征是以单核细胞浸润为主及溶酶体酶类引起的变态反应性炎症，又称依赖淋巴因子的组织损伤。

### （二）其他免疫功能改变

**1. 非特异性补体活化**　是指在缺乏特异性抗体情况下，非特异性补体活化引起的一种反应。已证明有许多外源性物质能够激活补体连锁反应，这往往是通过 C3 开始的旁路途径进行的，这种机制是引起组织损伤的原因之一。有一种假说认为，颗粒状有机吸入物能触发非特异性补体活化，导致肺部炎症，这种炎症可使抗原进入外周循环，并产生沉淀素和细胞介导免疫，后者的效应物甚至可造成更严重的损伤。

**2. 细胞毒作用**　有些药物以一般毒作用的形式直接杀伤淋巴细胞（即淋巴细胞毒性）以及对巨噬细胞产生毒作用，还可通过对 cAMP 和环鸟苷酸（cGMP）的作用而影响淋巴细胞的激活、增殖与分化。这些作用导致机体免疫系统受影响。例如，金属离子可与淋巴细胞的巯基酶结合，并可抑制 ATP 酶引起细胞毒；茶碱可抑制 cAMP 磷酸酶，使细胞内 cAMP 增加，抑制淋巴细胞增殖。有些物质还可与细胞膜相互作用，妨碍抗原与细胞膜接触，抑制抗原引起的淋巴细胞增殖；有些金属如镉、锌、铅等还可通过与细胞膜表面相互作用，影响巨噬细胞的吞噬功能。此外，毒物还可通过影响溶酶体的功能而影响杀菌功能。巨噬细胞的分泌功能亦受毒物的影响。

**3. 对免疫系统抗肿瘤作用的影响**　免疫系统在预防肿瘤的发生和发展过程中起着重要的作用。近十多年来，很多研究都证明，免疫监视作用在预防肿瘤的发生以及控制肿瘤的发展上都起重要作用。但是许多化学物质可以影响此作用，如尿烷有抑制 NK 细胞的作用，故使某些品系的小鼠肺癌发生率增高；移植骨髓，恢复 NK 细胞的活性，又可降低尿烷引起的肺癌发生率。又如，镍可抑制 NK 细胞活性，导致肺癌发生率增加。

**4. 对免疫功能的抑制**　有些化学物质还可能使免疫功能处于抑制状态，即降低机体的免疫功能。如吸入氟烷、乙烯、环丙烷、乙炔及氙气，可引起外周血白细胞明显减少，这在使用上述某些物质作为麻醉剂时具有实际意义。氟烷在麻醉剂量时能抑制白细胞的动员，抑制脾脏抗体形成细胞，还能抑制淋巴细胞转化等。另外，香烟烟雾对免疫反应也有一定影响，现已观察到，长期吸烟的老年人，分泌型 IgA 水平受到抑制；吸烟还可影响细胞介导的免疫反应，并且肺泡巨噬细胞对巨噬细胞移动抑制因子（MIF）的反应较差。

# 第三节　药物免疫系统毒性的评价与检测

药物免疫毒性评价与检测即免疫毒性试验应执行 GLP 规范，同时应参考人用药物注册技术要求国际协调会（ICH）颁布的人用药物免疫毒性试验指导原则（ICHS8）执行。

## 一、药物免疫毒性试验的基本原则

药物免疫毒性试验包括常规毒性试验中的免疫毒性指标观察及额外的免疫毒性试验。

### （一）动物的选择

通常为啮齿类动物，选用两种性别，非人类灵长动物除外。不同动物对同一化学物质的反应可以不相同。动物性别不同，其反应也常不同。在免疫毒理研究中首先应用小鼠，如迟发性超敏反应，然后用大鼠做进一步试验。大多数免疫功能反应在小鼠试验中特征最为明显。研究过敏反应时，常选用豚鼠或家兔。

### （二）年龄

在时间很长的试验中，动物自然发生的疾病和自发肿瘤对试验结果会有很大的影响。通常应用刚成年的啮齿动物做试验。若给子宫内胚胎或新生动物染毒，可观察药物是否影响发育中的胸腺，这时胸腺处于分化和成熟的阶段，因而是更为灵敏的方法。但需注意，胚胎和新生儿较敏感，所以它们的反应可能与刚断乳的动物或成年动物不尽相同。

### （三）给药剂量、时间和途径

机体的免疫反应可因染毒途径而异，所以动物染毒应尽可能与自然状况相似，以便将实验结果外推到人。

剂量的选择很重要，因为毒理学研究的一个基本原则是剂量－反应关系，因而需选择几个剂量。评定免疫毒性时不需要出现明显毒性反应的大剂量，因为此时机体的免疫系统必已受累。可以选择一个与实际情况相接近的小剂量以及两个较大的剂量，其中的最大剂量须是出现毒性的最小剂量（以尚未出现肝脏酶或体重变化者为宜）。

各种药物及毒物对机体产生免疫损害，其作用时间是各不相同的。有些物质，如多卤化芳香烃和重金属，有生物蓄积作用，需达到阈值后才出现某些毒性作用。它们对免疫系统的作用可能亦是如此。因此最好先做化学物质的药物动力学试验和蓄积研究。通常认为，每天给药，连续 14～30 天。

额外的免疫毒性试验中动物种属、品系、剂量、给药时间和给药途径尽可能与观察到的不良免疫反应的常规毒性试验相一致。

## 二、药物免疫毒性的评价方法

### （一）病理毒理学检查

常规的病理毒理学检查有助于评价药物的免疫抑制能力。免疫抑制可继发于药物的全身毒性，也可能是药物的特异作用。因此，各种组织和器官形态学观察，都可以帮助确定药物损伤的部位。此外，如果免疫系统是首要的靶器官，则形态学改变可以提示是免疫系统的哪一个部位受影响，胸腺和脾脏的重量常是评价免疫功能障碍的有用指标。胸腺萎缩可发生在机体接触药物之后，可能是药物损伤免疫系统的极敏感的指标。但是胸腺萎缩不应作为免疫抑制的特异指标，因为全身毒性也可引起类似的胸腺损害。另一方面，对骨髓、淋巴结（肠系膜和外周淋巴结）、脾和胸腺做组织学检查有助于对 B 细胞和 T 细胞不足的诊断。脾脏的淋巴滤泡和生发中心缺乏是 B 细胞不足的象征；而副皮质区淋巴样细胞减少，则是 T 细胞缺陷的象征。在胸腺，作用靶器官是皮质而不是髓质，以皮质淋巴细胞衰竭为特征。髓质淋巴细胞是免疫活性的 T 细胞，而皮质含有的淋巴细胞尚不具有充分的免疫活性（即未成熟的 T 细胞）。

器官重量/体重常用来评价器官毒性损伤的程度。当胸腺仅有轻微的形态改变时，其相对重量改变则是比形态学指标更为敏感的一个参数。当胸腺重量降低不到 20%，但与对照组有显著差异时，用常规组织学检查很难发现其改变。脾脏重量减轻，可能是淋巴细胞耗竭的结果；显著增重，则可能是骨髓外造血所致。因为脾脏在成年期小鼠中仍保存着造血能力。其形态学观察常有助于确定重量变化的性质。有些资料报道了接触化学物质后，淋巴器官重量和特异免疫改变之间的关系，表明胸腺重量减轻与细胞免疫改变有很好的相关性，而与体液免疫改变无关。仅靠胸腺重量改变并不能预示免疫改变，但是可以肯定，胸腺重量在整个免疫评价方面是可参考的指标。

### （二）骨髓前体细胞测定

骨髓是中枢免疫器官之一，因为它包含多能前体细胞，这些细胞具有向各造血细胞系分化的能力，也可产生淋巴干细胞，其进一步分化成两种淋巴细胞。多能干细胞水平的阻滞造成人的原发性免疫缺陷疾病已有很多报道。Swiss 型的散发性先天性无丙种球蛋白血症和 Di Georse 综合征是两种遗传性疾病，就是淋巴干细胞水平上的阻滞所致。由于药物对这两种前体细胞的任何一种都可能产生毒性，可导致免疫改变，因此，可选择前体细胞测定作为总的免疫评价的一部分。

另外，造血细胞是最迅速更新的细胞群体，已证明其对细胞毒性药物是非常敏感的，骨髓衰竭是癌症化疗的一个突出并发症，也是接触某些药物或环境污染物的结果。可用不同的半固体培养基对许多造血细胞系进行体外培养。接触化学物质后，造血细胞克隆形成的检查是一个检测毒性的敏感指标，又是研究不同药物毒性作用机制的一个方法。

### （三）细胞免疫测定

近来，已建立了许多检查细胞免疫功能的方法，包括体内（如迟发型变态反应、移植物抗宿主反应、皮肤移植的排斥作用）和体外两种技术（如淋巴细胞增殖，T 细胞的细胞毒作用和淋巴因子分泌）。常规用迟发型变态反应、体外淋巴细胞对有丝分裂剂和同种异体淋巴细胞的增殖反应（MLCs）以及脾脏 T 淋巴细胞计数来评价细胞免疫。

虽然普遍应用体外试验，但 DHRs 仍然是临床或实验检测中最广泛接受的方法。人们常将其与宿主对感染因子的抵抗力降低关联起来。放射性测定用于实验动物最好，因为这比皮肤反应更敏感。目前所用的是改进的 Lefford 的方法，即在抗原攻击之前给予 $^3H$ – TdR，使骨髓中的单核前体细胞标记上放射性核素。可用胸腺依赖抗原，如大鼠用结核菌素纯蛋白衍生物（PPD），小鼠用钥孔虫戚血兰蛋白（KLH）。动物优选小鼠，在接触药物前致敏小鼠，这样可以更接近人群发生的情况。

淋巴细胞增殖反应（LP）是检测细胞免疫反应的重要指标，并且在淋巴细胞减少症未发生时不会出现。用微量细胞培养测定淋巴细胞增殖反应时，使用一般的促细胞分裂剂（如植物血凝素、细菌产物）、特异抗原、同种异体抗原（如白细胞液），通过测定 $^3H$ – TdR 掺入 DNA 的量，来测定脾脏淋巴细胞增殖（选择性或多克隆地激活）。在具有正常淋巴细胞数目的人或动物中，出现淋巴细胞增殖抑制，可用细胞激活作用衰竭解释。

### （四）体液免疫测定

常用以下方法测定动物的体液免疫功能：溶血空斑试验，血清免疫球蛋白 IgG 和 IgM 等浓度测定，脾淋巴细胞对 *E. coli* 大肠埃希菌脂多糖的反应和脾脏 B 细胞计数等。

免疫球蛋白含量变化是骨髓瘤或原发性 B 细胞免疫缺损的诊断依据。各类免疫球蛋白的增加或减少可见于慢性感染、肝脏疾病（如肝硬化）和变应性疾病等。免疫球蛋白含量测定方法很多，有放射免疫测定（RIA）、酶标记免疫吸附测定法（ELISA）、免疫电泳（EIA）和放射免疫扩散等。

临床上利用淋巴细胞和淋巴细胞亚群表面标志和受体的不同对它们进行分类、计数，并由此诊断免疫性疾病如免疫缺损。目前常用与异硫氰酸荧光黄（FITC）结合的抗脾 B 细胞表面标志 $CD19^+/CD3^-$ 和抗 T 细胞表面标志 $CD3^+/CD19^-$ 的抗血清分别测定脾脏的 B 细胞和 T 细胞。

### （五）巨噬细胞功能测定

近年来，人们了解到巨噬细胞不仅有非特异性吞噬功能，而且受到淋巴因子的指引和调节。它通过其产物（前列腺素等）对免疫系统起反馈和调节作用。因此，对巨噬细胞在免疫应答中的作用的研究日益受到重视。评价药物的免疫毒性时，必须有关于巨噬细胞功能测定的结果。

巨噬细胞有多种功能：吞噬、胞内杀伤、抗原摄取和处理、产生干扰素以及对感染细胞或恶变细胞的淤积和溶解的作用等。表 7 – 1 列举了这些功能的测定方法。此外，还可用非特异性酯酶活性的染色测定计数巨噬细胞。

表7-1　巨噬细胞功能测定

| 测定内容 | 测定方法 |
| --- | --- |
| 体内清除率 | 由对$^{125}$I-甘油三油酸或胶体炭粒的摄取，评定单核巨噬细胞系统的清除能力 |
| 体外对颗粒的吞噬作用 | 测定吞噬量和吞噬率 |
| 胞内杀灭作用 | 测定对细菌的杀灭能力；巨噬细胞抑制白血病靶细胞生长的能力 |
| 细胞溶解生化测定 | 测定杀灭和溶解肿瘤靶细胞的能力对溶酶体酶系统激活作用，如酸性磷酸酶、亮氨酸氨基肽酶、5′-核苷酸酶等 |

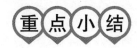

重点小结

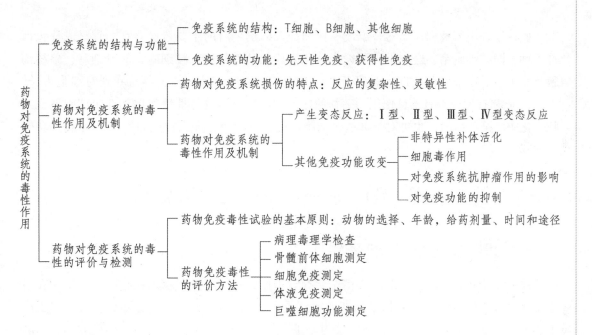

药物对免疫系统的毒性作用

- 免疫系统的结构与功能
  - 免疫系统的结构：T细胞、B细胞、其他细胞
  - 免疫系统的功能：先天性免疫、获得性免疫
- 药物对免疫系统的毒性作用及机制
  - 药物对免疫系统损伤的特点：反应的复杂性、灵敏性
  - 药物对免疫系统的毒性作用及机制
    - 产生变态反应：Ⅰ型、Ⅱ型、Ⅲ型、Ⅳ型变态反应
    - 其他免疫功能改变
      - 非特异性补体活化
      - 细胞毒作用
      - 对免疫系统抗肿瘤作用的影响
      - 对免疫功能的抑制
- 药物对免疫系统的毒性的评价与检测
  - 药物免疫毒性试验的基本原则：动物的选择、年龄，给药剂量、时间和途径
  - 药物免疫毒性的评价方法
    - 病理毒理学检查
    - 骨髓前体细胞测定
    - 细胞免疫测定
    - 体液免疫测定
    - 巨噬细胞功能测定

思考题

1. 试述药物对免疫系统毒性作用的特点。
2. 简述药物免疫毒性试验的基本原则。
3. 简述药物免疫系统毒性评价方法。

扫码"练一练"

（赵　剑　刘　铮）

# 第八章　药物对血液系统的毒性作用

## 学习目标

1. **掌握** 药物对血液系统的毒性作用及其机制。
2. **熟悉** 血液系统毒性的检测方法。
3. **了解** 骨髓的造血功能与调节因子。

血液系统由血液和造血器官组成。骨髓是人体出生后的主要造血器官，骨髓成分包括若干种不同的细胞系，经过不同的途径分化为成熟的红细胞、粒细胞、淋巴细胞、单核细胞及血小板。血细胞与皮肤、黏膜及性腺等生长旺盛的部位一样，容易受到对细胞生长、DNA 合成和有丝分裂有不良作用的药物的影响，药物可以选择性地作用于特定细胞系或细胞分化中的某些阶段，也可对全部造血细胞产生毒性作用，导致血细胞数量和（或）功能的改变。

## 第一节　血液系统结构与功能

### 一、骨髓及其造血功能

在人类胎儿时期，几个造血器官先后参与了血细胞的生成过程。在胚胎发育早期，由卵黄囊产生有核红细胞（包括胚胎期的血红蛋白），称为 $(\alpha^{2+}\varepsilon^{2+})_2$，随后肝脏、脾脏产生红细胞，最后由骨髓生成红细胞。其中，肝脏是第一个产生白细胞和血小板的器官。肝脏的红细胞没有细胞核，但含有胚胎期的血红蛋白 $(\alpha^{2+}\gamma^{2+})_2$。到婴儿出生时，几乎完全依靠骨髓造血。从胎儿到成人的血红蛋白 $(\alpha^{2+}\beta^{2+})_2$ 合成的缓慢转变过程从这个时期开始，一般持续 4~6 个月。4 岁以后，髓外造血器官只有在生理需要时才能被激活。

骨髓中的血细胞包括造血干细胞和组成血液各种成分的未成熟祖细胞。造血干细胞包含各种收到指令后可定向分化的细胞系，分别为粒系定向干细胞（CFU－C）、红系定向干细胞（CFU－E）、巨核系定向干细胞（CFU－M）以及淋巴定向干细胞（CFU－L）。未收到指令的干细胞称为多能干细胞，它具有潜在的自我增殖能力，而定向干细胞则极少有自我增殖能力。定向干细胞再逐渐分化成在形态学上可识别的原粒细胞、原红细胞、原巨核细胞等。

粒细胞的发育过程，根据其形态和功能特征可分为干细胞池、生长成熟池和功能细胞池 3 个阶段。干细胞池的细胞具有增殖和分化的双重特性，通过增殖维持该细胞池的大小，通过分化生成形态上可以识别的骨髓幼稚细胞；生长成熟池又可分为有增殖能力的增殖池（原粒细胞 $M_1$、早幼粒细胞 $M_2$、中幼粒细胞 $M_3 + M_4$）和无增殖能力的成熟储存池（晚幼粒细胞、带状核细胞、分叶核粒细胞）；功能细胞池即存在于外周血中的分叶核粒细胞。一个定向干细胞分化为原粒细胞后，$M_1$ 和 $M_2$ 各分裂一次，中幼粒细胞分裂两次，最后成熟为 16 个晚幼粒细胞。

淋巴细胞不是一种终末细胞，而是一种不活跃的或处于休止期的细胞，具有与抗原发生特异反应的能力，故称为免疫活性细胞。淋巴细胞可分为胸腺依赖细胞（T淋巴细胞）和骨髓依赖细胞（B淋巴细胞），分别参与细胞免疫和体液免疫。骨髓的淋巴细胞大多为小淋巴细胞，主要由骨髓的造血干细胞分化而来，另有少数来自胸腺等部位的淋巴细胞属于暂时在骨髓中停留的细胞，是在体内反复循环的T和B淋巴细胞。干细胞一旦定向于淋巴细胞系以后，经3~4次分裂即产生淋巴细胞。骨髓淋巴细胞的生成很活跃，不需抗原的刺激，也不依赖于外周淋巴器官的改变。但骨髓内生成的淋巴细胞在还未离开产生地时即原位死亡解体，从而为子代淋巴细胞DNA提供合成的原料。骨髓中生成的淋巴细胞大部分为免疫尚不成熟的无标记细胞（N细胞），一部分为B淋巴细胞，其成熟过程开始于骨髓，而在外周组织中逐渐完成，由与免疫球蛋白合成有关的染色体所调控。

血小板是血液中最小的主要成分，是从骨髓成熟的巨核细胞胞质裂解脱落下来的具有生物活性的小块胞质。正常人骨髓中含有 $6 \times 10^8$ 个巨核细胞，每个巨核细胞一般能释放2000~7000个血小板，血小板在外周血中的平均存活时间约9.9天。

## 二、骨髓造血的调节因子

成年动物每一种血细胞在不断生成和不断破坏两个过程之间保持着动态平衡，这一过程受血细胞因子的调节，每一种细胞都有一种或多种调节因子。凡是能诱导人（或小鼠）骨髓细胞或造血干细胞在半固体琼脂系统中呈克隆生长的因子统称为集落刺激因子（colony－stimulating factor，CSF）。通过克隆培养小鼠骨髓细胞技术发现，不同的CSF作用于造血系统的不同细胞，因此CSF又分为粒细胞集落刺激因子、巨噬细胞集落刺激因子、粒细胞－巨噬细胞集落刺激因子、多功能集落刺激因子、红细胞生成素、血小板生成素和干细胞因子等。

### （一）粒细胞集落刺激因子（granulocyte colony－stimulating factor，G－CSF）

由多种细胞产生，包括附着于骨髓腔壁的基质细胞、巨噬细胞、成纤维细胞、内皮细胞和一些肿瘤细胞。G－CSF的作用没有种属特异性，主要是促进骨髓造血细胞增殖分化为成熟的粒细胞集落，诱导中性粒细胞的终末分化，增强其吞噬和黏附能力。机体对粒细胞生成和释放的控制存在着完善的反馈调节系统。体内损伤的细胞释放出G－CSF，G－CSF作用于CFU－C，促进粒系和巨噬系的生成。巨噬细胞对损伤组织或细胞予以清理，致使释放G－CSF的损伤细胞减少，从而降低G－CSF的水平。在应激条件下G－CSF可调节粒细胞和巨噬细胞的生成以适应机体的要求，在正常状态下可保持粒细胞生成的稳定。

### （二）巨噬细胞集落刺激因子（macrophage colony－stimulating factor，M－CSF）

由多种细胞产生，比如成纤维细胞、内皮细胞、骨髓基质细胞、角质细胞、胸腺上皮细胞、成骨细胞、星形细胞、活化的单核细胞和淋巴细胞等。M－CSF有单向种属特异性，人的M－CSF能作用于小鼠或大鼠细胞，而小鼠的M－CSF对人无作用。M－CSF的主要作用是诱导巨噬细胞的前体细胞增殖分化为巨噬细胞，对蜕膜细胞、滋养层细胞、小胶质细胞和成骨细胞也有调节作用。

### （三）红细胞生成素（erythropoietin，EPO）

系一种糖蛋白，胎儿期由肝脏产生，出生后肾脏是生成EPO的主要器官，是红细胞生成中起重要作用的一种体液调节因子，故又称红细胞生长刺激因子（erythropoietic－stimulating factor，ESF）。缺氧和贫血能刺激EPO的生成，钴盐、锰盐、锂盐、雄激素等也能诱导

EPO 的生成。血红蛋白（Hb）是一种氧感受器，当肾脏氧压降低时，感受器转变为脱氧构象，引起 EPO 基因的高度表达；氧压升高时感受器结合氧，使 EPO 的合成被抑制。在骨髓中，EPO 主要作用于红系定向干细胞（CFU - E），并诱导细胞合成 Hb，其机制可能是直接作用于 Hb 合成中关键酶的 mRNA，使其去阻遏。EPO 的作用没有种属特异性，人的 EPO 能作用于啮齿类动物的骨髓细胞，绵羊和啮齿类动物的 EPO 对人骨髓细胞也有作用。近年研究发现，除 EPO 外至少还有 3 种与红细胞增殖分化有关的细胞因子，分别为红细胞系增强活性（erythroid potentiation activity，EPA）、红细胞系暴增启动活性（erythroid burst - promoting activity，EBPA）和红细胞系分化因子（erythroid differentiation factor，EDF）。

### （四）血小板生成素（thrombopoietin，TPO）

动物实验发现，血小板减少时，血浆或尿中存在着一种能使血小板增多的物质，即血小板生成素，又称血小板生成刺激因子（thrombocytopoiesis stimulating factor，TSF），是一种主要由肾脏和肝脏产生的血浆糖蛋白。TPO 主要作用于多能干细胞向巨核细胞分化的定向干细胞阶段，以增加原巨核细胞的数目。此外，也通过影响其成熟速率作用于新形成的巨核细胞本身，引起附加的核内分裂，增加胞质容量以生成更多的血小板。同时血小板具有吸附 TPO 的作用，血小板增多时吸附的 TPO 数量也增加，从而减慢骨髓中血小板的生成速率，使之保持平衡。

除 TPO 外，能促进血小板生成的还有巨核细胞集落刺激因子（megakaryocyte colony - stimulating factor，MK - CSF），能特异性刺激巨核细胞形成集落。

### （五）淋巴细胞的调节

关于淋巴细胞生成的调节因素目前了解较少，一般认为控制体内淋巴细胞总量的因素与所接触的抗原数量和胸腺功能有关。胸腺网织上皮细胞产生胸腺素，其对淋巴细胞分化的主要调节作用有如下几方面。①使骨髓、脾脏及其他外周淋巴组织中的淋巴定向干细胞成熟化。②使从外周组织中进入胸腺的淋巴干细胞成熟化。③作用于胸腺本身的干细胞，促使其分化成熟。④作用于成熟的有免疫功能的淋巴细胞，提高其免疫力。此外，营养因素、内分泌和其他调节因子也会影响淋巴细胞的生成。

除上述调节因子外，造血过程的调节还与骨髓内的微环境有关。骨髓内微环境由血管、血窦、网状细胞、网状纤维基质及神经等构成，其间杂以造血细胞，即造血岛。骨髓血流与造血的关系十分密切，各种造血物质及其刺激物只有通过血流才能进入骨髓，造血物质得到营养成分后才能分化、成熟。骨髓脂肪化时，血窦减少，中央静脉的直径缩小，其分支也减少。网状内皮细胞是构成血窦的内皮细胞和外皮细胞，它们可根据机体的需要而脂肪化，外皮细胞脂肪化后细胞胀大，挤入造血组织，减少或占据了造血组织的空间。脂肪化的外皮细胞也压迫血窦，使血窦管腔变窄，在骨髓高度脂肪化时，血窦的内皮细胞也成为一个大脂肪细胞，压迫血窦。一旦机体需要造血时，外皮与内皮还可失去脂肪，血窦重新形成。造血岛中心的网状细胞，其胞质与各阶段有核红细胞的胞质密切接触，以供应造血的各种营养物质，并起主要贮铁作用，调节幼稚红细胞对铁的需求。可见，造血干细胞和骨髓微环境是维持正常造血功能的两个基本要素。

# 第二节　药物对血液系统的毒性作用及机制

药物对血液和骨髓的毒性作用类型主要有造血功能障碍、血细胞破坏增加以及对血红蛋白的影响 3 种。

## 一、造血功能障碍

### （一）骨髓衰竭与再生障碍性贫血

骨髓衰竭可分为真性衰竭（true failure）和相对性衰竭（relative failure）。前者指骨髓造血功能减低，不足以代偿红细胞生理性损耗（如再生障碍性贫血）；后者是骨髓造血功能虽有一定程度的增加，但远不如正常的骨髓功能，不足以代偿红细胞病理性的加速损耗（如骨髓痨性贫血）。

药物对骨髓造血功能损伤最严重的是再生障碍性贫血，此时红骨髓显著减少，代之以非造血细胞——脂肪组织，骨髓的造血功能衰竭，以全血细胞（红细胞、白细胞、血小板）减少为主要特征。很多化学物包括药物可引起骨髓细胞的这种损伤，如苯、三硝基甲苯、有机砷、金制剂、抗肿瘤药（氮芥等烷化剂、抗代谢药）、抗生素（氯霉素等）、抗甲状腺药（甲巯咪唑）、抗风湿药（保泰松）以及肼屈嗪、氯磺丙脲等。另外，过量的电离辐射如 X 射线、放射性核素等，也能抑制骨髓的造血功能，导致血细胞减少。

### （二）白血病

白血病是一类造血干细胞恶性克隆性疾病，诱发因素有电离辐射、某些化学物质和雌激素等，氯霉素、保泰松、乙双吗啉、抗肿瘤的烷化剂、中药青黛等常见药物可能引发白血病。此外，再生不良性及再生障碍性贫血患者出现白血病的概率高于普通人，可能是骨髓腔中的空位及微环境的改变，使得克隆性白血病细胞的生长变得有利，也与这些患者的免疫功能处于抑制状态，恶性细胞逃脱免疫监视有关。

### （三）巨幼红细胞性贫血

巨幼红细胞性贫血是维生素 $B_{12}$ 或叶酸缺乏所引起的贫血。维生素 $B_{12}$ 在血液中与 $\alpha$ 球蛋白结合并贮存于肝脏内，在细胞代谢中起辅酶作用，促使核酸合成，对正常血细胞的生成和中枢神经系统完整性的维持起重要作用。叶酸在体内转变为四氢叶酸，主要对嘌呤类核苷酸和胸腺嘧啶核苷酸的合成起辅酶作用，血细胞和胃肠道黏膜细胞代谢都极需要叶酸。因此，维生素 $B_{12}$ 或叶酸缺乏可导致嘌呤和嘧啶核苷酸合成障碍，DNA 复制受到干扰，S 期延长，血细胞核的成熟延缓，骨髓呈典型的巨幼红细胞性增生，不同成熟期的巨幼红细胞可占骨髓细胞总数的 30%~50%。

已知很多药物都可干扰叶酸的代谢，如抗癫痫药苯妥英钠或去氧苯比妥，可增加叶酸的分解以及抑制肠道对叶酸的吸收，长期服用可引起叶酸缺乏症。叶酸类似物（如抗代谢药甲氨蝶呤、利尿药氨苯蝶啶、抗疟药乙胺嘧啶）能与二氢叶酸还原酶结合，使之失去活性，二氢叶酸不能还原成四氢叶酸。服用避孕药也往往是叶酸缺乏的一个诱因，其作用机制可能是抑制叶酸聚谷氨酸酯的解离，导致肠道对叶酸吸收不良。

### （四）粒细胞减少症

粒细胞减少症是最常见的化学因素诱导的骨髓损伤，骨髓内粒细胞生成分为两个阶段：核分裂生成期（自原粒至中幼粒细胞）及核分裂后成熟期（自晚幼粒至分叶核细胞）。其中杆状核及分叶核细胞构成骨髓中有效储备部分，约为血中循环粒细胞的 10~15 倍，随时补充血中所需数量。粒细胞减少症的发病机制大多尚未阐明，细胞动力学的研究认为，血中粒细胞数取决于下列各种因素的相互综合作用：骨髓内粒细胞的生成能力、有效储备量、释放至血液的速度、血中破坏程度、流动细胞与血管壁聚集细胞之间的比例以及组织中所需粒细胞的数量。苯、抗肿瘤药、X射线及放射性物质等抑制粒细胞的生成，导致骨髓有效储备量缺乏，是引起粒细胞减少的主要原因。

## 二、血细胞破坏增加

### （一）红细胞破坏增加

**1. 直接作用于红细胞** 药物对红细胞的直接作用在体内外实验中均已得到证实。例如，苯肼或大量铅作用于红细胞，均可引起溶血性贫血。苯的氨基或硝基衍生物主要引起高铁血红蛋白血症，从而使红细胞大量破坏。三硝基甲苯等不仅破坏红细胞，对骨髓造血功能亦有抑制作用。某些溶血性蛇毒，因含有卵磷脂酶，可使血浆或红细胞卵磷脂转变为溶血卵磷脂，后者作用于红细胞外膜，使红细胞机械性损伤和渗透性脆性增加，从而引起红细胞破坏。

**2. 作用于遗传缺陷的红细胞** 葡萄糖-6-磷酸脱氢酶（G-6-PD）在红细胞代谢中起着关键作用，其缺乏属于遗传缺陷的一种，该人群对伯氨喹、磺胺类、砜类、硝基呋喃类、阿司匹林、非那西丁、苯胺及醌类衍生物等的溶血作用特别敏感。正常红细胞受到氧化物刺激时，可以利用还原型谷胱甘肽（GSH）作为供氧体予以消除，GSH需在谷胱甘肽过氧化酶（GPX）和还原酶的作用下产生，而还原酶的底物正是由G-6-PD催化形成的NADPH，这是红细胞得到NADPH的唯一途径。在G-6-PD缺乏的红细胞中GSH迅速减少，NADPH浓度亦很低，因此，细胞膜和血红蛋白被氧化剂作用导致广泛的过氧化，红细胞的稳定性被破坏，出现了海因茨体（Heinz body）和血管内溶血。

**3. 作用于免疫机制而致溶血性贫血** 红细胞表面覆盖着抗原，正常红细胞膜上的抗原对其自身的免疫细胞不具有抗原性。但某些药物如青霉素、奎尼丁、奎宁、磺胺类等，可作用于红细胞使其抗原发生变异，导致自身抗体的形成而触发变态反应。这些药物作为半抗原，可在血浆内与蛋白质或多肽结合成具有全抗原性质的药物-蛋白质复合体，当相应的抗体作用于吸附有药物-蛋白质复合体的红细胞膜时，引起红细胞溶解或被单核巨噬细胞系统所吞噬。甲基多巴型药物本身即能引起抗体的产生，抗体直接作用于红细胞的Rh系统抗原，引起溶血性贫血。

### （二）粒细胞破坏增加

大多数粒细胞缺乏症是人体对药物或化学物发生变态反应所致，此时药物剂量常不是主要因素，而类似药物的用药史则很重要。解热镇痛药（氨基比林、保泰松等）、镇静催眠药（苯巴比妥等）、抗精神病药（氯丙嗪）、抗癫痫药（苯妥英钠等）、抗高血压药（甲基多巴）、降血糖药（甲苯磺丁脲、氯磺丙脲）、抗甲状腺药（硫氧嘧啶、甲巯咪唑）、抗结核药（异烟肼、对氨基水杨酸等）、磺胺药（磺胺异噁唑等）以及砷、金、锑、铋制剂等均可引起粒细胞缺乏症，这些药物的毒性作用机制是人体的变态反应（如氨基比林）和对骨髓的毒性作用（如氯丙嗪），或二者兼有（如氯霉素等）。一般认为，变态反应性粒细胞缺乏症常迅速发作，而由细胞毒性药物引起的粒细胞缺乏症则呈慢性发作。例如，氨基比林初次服用在7~10天内不引起任何反应，但以后重复服用时，即使剂量极少，也可在6~10小时内迅速使大量粒细胞被破坏。氨基比林为一种不完全抗原，与白细胞中某种蛋白质结合成全抗原，产生抗体吸附于白细胞上，导致白细胞大量凝集，并在肺毛细血管内被破坏。与氨基比林不同的是，硫氧嘧啶常在连续服药 4～8 周后发生粒细胞减少症，这种缓慢作用也见于氯丙嗪和磺胺药引起的粒细胞缺乏症。氯丙嗪能抑制粒细胞内脱氧核糖核酸合成，导致骨髓内粒细胞丝状核分裂减少，因此氯丙嗪作用于个别较为敏感患者或骨髓增殖功能原已损害者可引起粒细胞缺乏症。

在药物变态反应、严重败血症引起的白细胞减少中，以周围血液内粒细胞的大量破坏，超过骨髓的生成能力，以致骨髓有效储备量消耗殆尽为主要因素。败血症是细菌或内毒素作用所致，药物变态反应则是抗白细胞抗体引起粒细胞大量破坏。

### （三）血小板破坏增加

除了脾脏在血小板的破坏中起了重要作用外，免疫机制也是引起血小板破坏很重要的因素。通过免疫机制导致血小板减少的药物有：奎尼丁、奎宁、磺胺类、水杨酸钠、异烟肼、对氨基水杨酸、氯霉素、秋水仙碱、环磷酰胺、青霉素、甲基汞、有机砷制剂等。奎尼丁、奎宁等药物可与血小板结合形成抗原复合物，当药物、血小板及相应抗体同时存在时，导致大量的血小板破坏；氯霉素、秋水仙碱、环磷酰胺等可使血小板的结构发生变化，如血小板内颗粒减少和线粒体受损；甲基汞能使血小板的外形改变，诱发血小板凝集，并通过脂质过氧化作用水解血小板膜的卵磷脂。

## 三、对血红蛋白的影响

Hb 分子具有 4 级结构，正常成年人 Hb 的 96% 以上是 HbA，HbA 是分子量为 67 000 的低聚蛋白，包括 4 条分离的珠蛋白肽链，其中两条为 α - 肽链，另外两条为 β - 肽链（$\alpha^{2+}\beta^{2+}$）$_2$，每条肽链与原血红素卟啉基团之间以非共价键结合。Hb 的重要功能之一是携带氧，其与氧可逆地结合称为氧合作用，因 Hb 分子中有 4 个血红素基团，所以一分子 Hb 能与 4 分子 $O_2$ 结合生成氧合血红蛋白。

### （一）碳氧血红蛋白形成

一氧化碳（CO）经呼吸道进入人体后，与 Hb 结合成碳氧血红蛋白，CO 与 Hb 的亲和力要比 $O_2$ 与 Hb 的亲和力强 300 倍；碳氧血红蛋白阻碍了氧合血红蛋白的解离，加重组织缺氧。高浓度的 CO 还可与还原型细胞色素氧化酶的二价铁结合，使细胞呼吸受到抑制，所以 CO 对全身组织均有毒性作用，可导致贫血性组织缺氧。

### （二）高铁血红蛋白形成

血红蛋白中的铁离子可发生化学氧化，失去一个电子从二价变为三价，使得血红素从绿棕色变为黑色，这种带三价铁的血红蛋白称为高铁血红蛋白（MetHb）。正常人血中所含的 MetHb 相当于 Hb 总量的 0.4%，在动物血中则相当于 0.7%～1.1%。血红蛋白分子中一个或多个血红蛋白被氧化后，影响该分子内其他氧合血红素释放氧的能力，既降低血氧容量又将氧结合曲线左移。因此，高铁血红蛋白血症可能是导致另一种贫血性组织缺氧的原因。

MetHb 形成剂可分为直接作用和间接作用两种形式。直接作用的形成剂不需经过代谢活化，在体内和体外都可直接与红细胞中的血红蛋白发生作用，以亚硝酸盐和羟胺为代表，它们的相同点为直接松弛血管平滑肌，并转化为 NO，但这两种无机物氧化血红蛋白的机制却不相同。一些有机化合物如氨基酚类、N - 羟胺、亚硝酸戊酯以及一些亚硝酸酯和硝酸酯（如硝酸甘油），也均能在体内外直接形成 MetHb。

芳香胺和硝基化合物如苯胺和硝基苯是间接作用的 MetHb 形成剂，它们只能在体内生成 MetHb，因为这些化合物必须在体内被代谢活化后才能发挥作用。这种生物转化受肝脏 $P_{450}$ 混合功能氧化酶的调节，但硝基苯的生物转化可能与小鼠肠道微生物菌群中的硝基还原酶有关。红细胞在 MetHb 形成的不利情况下，具有使其还原的能力，这种能力可通过下述 3 种途径实现。

**1. 自发的 NADH 依赖 – MetHb 还原酶系统**　哺乳动物红细胞中自发还原反应系统主要是 MetHb 还原酶，即细胞色素 $b_5$ 还原酶，这一细胞内酶反应需要 NADH 作为辅助因子，故称为 NADH 依赖 – MetHb 还原酶系统。

**2. 处于休眠状态的低活性 NADPH 依赖 – MetHb 还原酶系统**　人及其他大多数哺乳动物的红细胞都具有第二个 MetHb 还原酶系统，它需要 NADPH 作为辅酶。一般情况下该酶系统处于休眠状态，往往需要外源性物质（如亚甲蓝）激活。对于 MetHb 血症患者，静脉给予 $1 \sim 2mg/kg$ 的亚甲蓝通常会产生很好的效果，可治疗亚硝酸盐、氯酸盐、醌类、醌亚胺类、苯胺及硝苯等引起的高铁血红蛋白血症，防止死亡。可代替亚甲蓝的另一个外源性物质是高压氧，4 个大气压的氧气能降低给予亚硝酸盐大鼠的死亡率和 MetHb 的浓度。

**3. 其他非酶路径的 MetHb 还原反应**　除了上述两个系统对 MetHb 具有还原能力外，红细胞内还有一些次要的还原系统，其中多数是非酶途径的，如抗坏血酸、还原型谷胱甘肽、半胱氨酸等。还原型谷胱甘肽缓慢地还原 MetHb，但是只有总还原能力的 12%；维生素 C 可用于 MetHb 还原酶缺乏的患者，但是正常情况下只有总还原能力的 16%。

### （三）硫血红蛋白形成

硫血红蛋白（sulfhemoglobin）是一种异常的血红蛋白，一直用以表达当体内有硫化氢存在时，在下列 3 种情况下出现的异常血红蛋白。①正常人摄入能产生少量 MetHb 的氧化性药物，如非那西丁，氯酸盐以及萘等。②先天性缺乏 G – 6 – PD 的患者，摄入某些药物或化学物质，如伯氨喹、磺胺以及亚甲蓝等。③体内存在异常 Hb（如 HbM 或 H）。

红细胞中硫血红蛋白是不可逆的，但实际上它在体内的浓度从没有达到危及生命的程度。这可能是自我限制的原因，通过红细胞生成作用，损伤的红细胞被新生成的红细胞所代替。

### （四）海因茨体溶血性贫血

海因茨体是红细胞中一种含有变性 Hb（可能是硫血红蛋白）的黑色、高折光性的颗粒，位于细胞膜上或膜内附近，通过共价键（可能是二硫化物共价键）与红细胞膜的内表面相连接。它一方面使得红细胞受损而提前被脾脏的巨噬细胞吞噬，另一方面使得红细胞渗透性过高出现血管内溶血现象。硫血红蛋白、海因茨体的形成以及溶血反应表示红细胞中存在持续的氧化压力，一般这三征出现之前会有瞬时 MetHb 血症的出现。

除了苯胺、硝基苯以及它们的同系物能在许多生物体内产生海因茨体外，苯酚、1, 2 – 丙二醇、维生素 C、亚硫酸盐、重铬酸盐、砷化三氢、锑化三氢、羟胺、萘、苯肼、氯酸盐、甲基蓝等非含氮化合物也能产生海因茨体。羟胺和氯酸盐是最早被认为诱发这一反应的化学物。对于先天性缺乏 G – 6 – PD 的患者，上述化学物小剂量时就能产生海因茨体，蚕豆、伯氨喹、阿司匹林等药物也可使这类患者产生海因茨体。海因茨体的生成过程相对 MetHb 的形成来说，是专属性不强的一种氧化过程。

海因茨体的形成有种属差异，猫、小鼠、犬和人的红细胞对海因茨体的形成很敏感，但兔、猴、鸡和豚鼠的红细胞具有相对的抵抗性。海因茨体的形态和超微结构也随种属和诱发化合物的不同而有所变化。一般情况下可以看到许多小颗粒，这些小颗粒最终可能会融合成大得多颗粒包含物。

# 第三节 药物血液系统毒性评价与检测

血液一般检查通常针对血液中两种主要有形成分红细胞和白细胞进行量与质的化验检查，包括红细胞计数、血红蛋白含量测定、白细胞计数与分类、血小板计数等。近年来，多参数血液分析仪的应用不但增加了检验结果的精确性，也为临床诊断提供了更多的指标。一次血液检查可以获得红细胞计数（RBC）、血红蛋白含量（Hb）、血细胞比容（Hct）、平均红细胞体积（MCV）、平均红细胞血红蛋白量（MCH）、平均红细胞血红蛋白浓度（MCHC）、红细胞体积分布宽度（RDW）、血小板计数（PLT）、血小板平均体积（MPV）、血小板比容（PCT）、血小板体积分布宽度（PDW）、白细胞计数。通过骨髓细胞学涂片检查，可以了解骨髓中细胞质和量的变化。对于可能有氧化作用或能进行氧化还原的物质，还应当观察 MetHb 和海因茨体的形成。骨髓组织学分析包括骨髓细胞形态学、分类、细胞分化程度、基因结构和表达水平等。

常规的红细胞、白细胞、血小板计数方法本章不再赘述，其他几种方法如下。

## 一、网织红细胞计数

网织红细胞是晚幼红细胞脱核后但尚未完全成熟的红细胞，胞质内尚有嗜碱性残余物质，细胞核已消失，外观与成熟红细胞无区别。用煌焦油蓝等染色后，胞质中可见蓝或蓝绿色枝点状甚至网织状结构。

外周血中大量网织红细胞的异常出现（成人多于红细胞的2%）称为网织红细胞增多症，提示骨髓快速的补偿增生加强。一般在红细胞增多前，网织红细胞先增多，因此其计数可反映红细胞的增生情况。如溶血性贫血时网织红细胞常增多，而再生障碍性贫血时常减少。缺铁性贫血经铁剂治疗后，网织红细胞可增加15%~20%。恶性贫血患者经叶酸、维生素 $B_{12}$ 等治疗后，在红细胞增多之前，网织红细胞已增多。因此，网织红细胞通常是骨髓红细胞生成功能的指征，不仅有助于血液病的诊断，还能用于跟踪观察疗效，调节药物剂量。

## 二、血细胞比容和红细胞指数

血液中红细胞占的体积百分比称为比容。血细胞比容是血液表观黏度的重要决定因素，血液表观黏度随血细胞比容呈指数增加。血细胞比容的测定方法有温氏法（Wintrobe）、微量毛细管法和微量电比容法。该指标有助于分析许多血液流变学参数，如全血黏度、血液和凝血过程的黏性、弹性、血沉等。

在测定血细胞比容的同一标本中，同时进行红细胞计数和 Hb 含量测定，通过这3个数据可进一步计算出 MCV 和 MCH 及 MCHC。

**1. 平均红细胞体积（MCV）** 单位为飞升（fl），人正常值为85~93fl。

MCV =每升血液中红细胞体积／每升血液中红细胞数

**2. 平均红细胞血红蛋白量（MCH）** 单位为皮克（pg），人正常值为26~34pg。

MCH =每升血液中血红蛋白含量／每升血液中红细胞个数

**3. 平均红细胞血红蛋白浓度（MCHC）** 单位为克/升（g/L），人正常值为 310 ~ 370g/L。

$$MCHC = 每升血液中血红蛋白含量 / 每升血液中红细胞体积$$

通过 MCV 和 MCH 及 MCHC 值的变化可分析红细胞的形态特征，有助于贫血的分类和鉴别。MCV 和 MCH 值增高时，提示为大细胞性贫血，如缺乏维生素 $B_{12}$、叶酸，营养性巨幼细胞性贫血、妊娠期巨幼细胞性贫血、恶性贫血等情况；MCV 和 MCH 值减小时，提示为单纯小细胞性贫血，如由感染、中毒等病因引起的贫血；慢性失血及缺铁引起的小细胞低色素性贫血，则表现为 MCV、MCH 和 MCHC 值都减小。

## 三、中性粒细胞检测

### 1. 中性粒细胞储备功能检测

（1）泼尼松刺激试验 泼尼松具有刺激骨髓中性粒细胞由储存池向外周血释放的功能，服用泼尼松后外周血中性粒细胞应有明显增高。泼尼松刺激试验可反映骨髓中性粒细胞的储备功能，中性粒细胞减少者服用泼尼松后外周血中性粒细胞最高绝对值大于 $20 \times 10^9/L$，表明中性粒细胞的生成和储备正常，中性粒细胞减少可能是骨髓释放障碍或其他因素所致。

（2）肾上腺素刺激试验 白细胞（主要是中性粒细胞）进入血流后，约半数黏附于血管壁，成为边缘池的组成部分之一，此部分白细胞在外周白细胞计数中不能被反映出来。注射肾上腺素后血管收缩，黏附于血管壁上的粒细胞脱落，从边缘池进入循环池，致外周血粒细胞数增高。白细胞减少者在注射肾上腺素后外周血粒细胞上升值高于 $(1.5 \sim 2.0) \times 10^9/L$，则表示血管壁白细胞黏附增多，称为"假性"粒细胞减少。

### 2. 中性粒细胞功能检测

（1）粒细胞趋化、吞噬与杀菌功能试验 成熟中性粒细胞具有趋化、吞噬和杀菌功能，发生缺陷时，即使其他细胞免疫与体液免疫功能正常，也可能发生严重的致命感染。趋化功能可用皮肤窗法、Borden 小室法或琼脂糖凝胶平板法检测；吞噬与杀菌功能可用白念珠菌法、硝基四氮唑蓝（NBT）还原法或化学发光测定法检测；溶细胞法更能直接反映细胞杀菌的情况，通过计数琼脂平板上生长的菌落数计算杀菌率。

（2）白细胞黏附试验 白细胞在体外具有黏附于玻璃及异物的功能，目前认为该功能与白细胞的杀菌和吞噬作用有关。将一定量的血液与一定表面积的玻璃接触一定时间后，即有一定量的白细胞黏附于玻璃表面，测定与玻璃接触前后白细胞数之差，可计算出白细胞黏附率。

## 四、血液细胞化学染色检测法

细胞化学染色检测是在血液细胞形态的基础上，根据化学反应的原理，应用涂片染色的方法研究细胞内化学成分的性质，包括各种蛋白质、酶类、脂类、糖类、无机盐、核酸以及它们的代谢活动、生理功能和病理变化。这种方法能在形态学的基础上鉴别各种类型的血细胞，可作为血液毒性分析和鉴定的重要方法和手段。

过氧化物酶染色、苏丹黑 B 染色、糖原染色、酯酶染色、碱性磷酸酶、酸性磷酸酶染色等有助于确定急性白血病的类型；铁染色有助于区别缺铁性贫血与非缺铁性贫血；碱性磷酸酶染色有助于鉴别慢性粒细胞白血病与类白血病反应、再生障碍性贫血与阵发性睡眠性血红蛋白尿症、真性红细胞增多症与继发性红细胞增多症等；酸性磷酸酶染色有助于急性淋巴细胞白血病的免疫学分型和鉴别 Gaucher 病与 Niemann – Pick 病；糖原染色有助于区分红白血病与严重缺铁性贫血、重型海洋性贫血及巨幼细胞贫血等其他红细胞系统疾病。

## 五、血液放射性核素检测法

放射性核素检测是利用放射性核素（radio nuclide）及其射线来进行疾病的诊断和治疗的方法，其在血液学方面的应用大致可分为以下 3 方面。

**1. 放射性核素功能检测** 需要使用特殊的放射性药物，在血液学检查中需要用放射性核素标记活体血液细胞作示踪剂，利用特殊的放射性探测器，通过探头在人体的指定部位或采集的血液标本，探测放射性药物强度的变化或做连续的动态记录，绘成曲线，以了解血液细胞或相应脏器的功能。在血液学检测中，可用于红细胞容积、血浆容量、红细胞寿命、红细胞破坏部位和血小板寿命等多项检测。

**2. 放射性核素形态显像** 各脏器的显像必须使用特殊的放射性药物（radio pharmaceutical），利用药物的特性参与机体的代谢，使待测器官或组织富集或缺少放射性，达到示踪的目的。药物进入体内目的部位后，即可在体外用专用的仪器（如扫描机、γ 照相机、发射型计算机断层等）获取核分布图像。在血液学中常用的显像有骨髓显像、脾脏显像、淋巴显像和血管栓塞部位显像等。

**3. 放射性核素体外分析** 是利用放射性标记抗原（$^*$Ag）和待测抗原（Ag）与有限量抗体（Ab）之间的竞争性结合而设计的。标记抗原的放射性核素有两类：一类是常用的$^{125}$I和$^{57}$Co 标记，发射 γ 射线，能直接测量；另一类是$^3$H 和$^{14}$C 标记，发射 β 射线，需用特殊的闪烁液做间接测量。在血液学方面，用于叶酸、维生素 $B_{12}$、铁蛋白（ferritin）、内皮素（ET）、血栓烷 $B_2$（$TXB_2$）、6 – 酮 – 前列腺素 $F_{1\alpha}$（6 – keto – PG – $F_{1\alpha}$）、环腺苷酸、环鸟苷酸和超氧化物歧化酶（SOD）等指标检测。

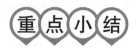

重 点 小 结

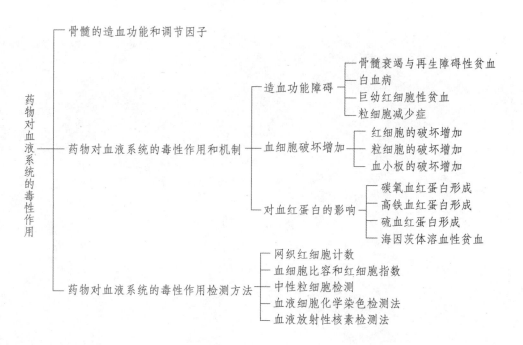

扫码"练一练"

## 思考题

1. 简述骨髓造血的调节因子及其功能。

2. 试述药物对血液和骨髓的毒性作用类型及其机制。

3. 如何检测中性粒细胞功能，有哪些常用的试验方法？

（胡庆华　季　晖）

# 第九章　药物对消化系统的毒性作用

扫码"学一学"

胃肠道是口服药物吸收的最重要的部位。口服药物的吸收发生于整个胃肠道，药物进入消化系统后，被胃、小肠、大肠、直肠各个部位的上皮细胞吸收。胃肠壁对药物的吸收方式主要是简单扩散，少数通过主动转运。吸收的药物透过上皮细胞，进入门静脉或淋巴管，再转运至循环系统，即完成了整个吸收过程。在这个过程中，药物对消化系统产生的毒性反应主要表现为：恶心、呕吐、腹痛、腹泻、便秘、吐血、便血、消化道黏膜腐蚀、口腔和胃肠黏膜炎等。

## 第一节　消化系统的结构与功能

消化系统包括口腔、食管、胃、小肠、大肠、肝胆系统、胰腺等器官。口腔为消化系统的起始部分，其后下部是咽部。口腔参与消化过程，功能主要包括咀嚼、吸吮、吞咽、摄取食物等。

食管是一个长条形的肌性管道，内覆有黏膜层，全长一般为 25～30cm。食管壁由黏膜层、黏膜下层、肌层和外膜组成，外膜为结缔组织鞘。食管有 3 个狭窄部，这 3 个狭窄部易滞留异物，也是食管癌高发部位。食管病变扩散可延及纵隔，食管及邻近器官的病变也易使食管发生阻滞，引起吞咽困难。食管下段的静脉易充盈曲张，甚至破裂出血。

胃包括贲门、胃体和胃窦。胃壁黏膜上有大量腺体，腺体有胃底腺和胃体腺两种。胃壁黏膜分泌的胃液呈酸性，其主要成分有盐酸、钠和钾的氯化物、消化酶、黏蛋白等，胃酸的 pH 在 0.9～1.5 之间。胃酸的分泌由神经和激素两方面调节。正常情况下，由于胃黏膜上皮细胞及胃腺的黏膜细胞分泌的黏液、糖蛋白等物质构成一道屏障，分泌到胃腔中的胃酸不能渗入黏膜。

小肠是消化管中最长的一段，包括十二指肠、空肠和回肠，是食物消化吸收的主要场所。十二指肠呈 "C" 形弯曲，包绕胰头，可分为上部、降部、水平部和升部 4 部分。其主要功能是分泌黏液，刺激胰消化酶和胆汁的分泌，为蛋白质的重要消化场所。回肠有很大的储备功能，凡未被空肠完全吸收的养分，主要由回肠吸收。

大肠分为回盲肠、升结肠、横结肠、降结肠、乙状结肠和直肠。结肠运动有非推进性节段性收缩和推进性转运性收缩。大肠的主要功能是进一步吸收水分和电解质及部分维生素，形成、贮存和排泄粪便。

胰腺位于腹膜后上腹部深处，分胰头、颈、体、尾 4 部分。主胰管和副胰管通向十二指肠。主胰管和胆总管可形成共同通道，在开口下段形成 Vater 壶腹。胰腺外分泌主要分泌胰液、电解质和各种胰酶，如胰淀粉酶、胰脂肪酶和胰蛋白酶等，帮助消化淀粉、脂肪和蛋白质。胰岛细胞是内分泌腺，胰岛中含有多种分泌细胞，其中 α 细胞分泌胰高血糖素，β 细胞分泌胰岛素，D 细胞分泌生长激素抑制素，胰腺还分泌胰多肽、胰抑素等多种激素，这些激素对维持正常的代谢功能有重要作用。

消化系统除了消化食物，还有一定的清除有毒物质与致病微生物的能力，并参与机体的免疫功能调节。消化系统还是体内巨大的内分泌器官，分泌多种激素，参与消化系统及全身生理功能的调节。消化道分泌的激素主要以内分泌、旁分泌和神经分泌 3 种方式发挥作用。在消化系统激素——消化系统肽中，以内分泌为主要作用方式的激素有胃泌素（GAS）、胆囊收缩素（CCK）、促胰液素（SEC）、胃动素（MOT）、胰多肽（PP）、抑胃肽（GIP）等；而以消化系统神经肽为主要作用方式的激素有血管活性肠肽（VIP）、P 物质（SP）、生长抑素（SS）、甘丙肽（GAL）、脑啡肽（ENK）等。

消化系统的运动受两方面因素调节，即肠道神经系统和体液因素。而消化激素 - 消化肽则对二者均有重要调节作用，在各种生理刺激下释放，以内分泌作用于胃肠道平滑肌受体和肠道肽能神经释放递质的形式，对消化系统的运动进行调节。

# 第二节　药物对消化系统的毒性作用及机制

## 一、药物对消化系统的毒性作用

### （一）上消化道毒性作用

上消化道（如口、咽和食管）直接接触药物，液体药物流动性好，故比固体药物对上消化道的损伤更广泛。引起口、咽和食管直接刺激的常见药物或有毒物有酸、碱、甲醛、烃类物、酚类等。上消化道中毒的症状包括流涎、窒息、作呕、咳嗽、呼吸困难（咽、喉部水肿所致）、唇和颊部充血及呕吐。接触腐蚀性强酸或强碱后，上消化道损伤即刻发生。上消化道急性炎症持续 48 小时以上。组织坏死于接触药物或毒物后 24 ~ 48 小时发生，主要改变有、黏膜表面形成灰色至白色的腐蚀斑，表面上皮层可形成一层痂皮；穿孔性坏死，可导致食管穿孔。

因为上消化道供血有限，结缔组织也相对较少，食管损伤后愈合较慢。上消化道重建或瘢痕形成中，尤其是食管，纤维组织增生和大量瘢痕组织形成所致的瘢痕收缩，可引起吞咽不畅或吞咽困难。

### （二）胃毒性作用

被胃吸收的药物经胃冠状静脉、胃网膜左静脉等进入肝门静脉，吸收到小肠绒毛内毛细血管中的药物经过十二指肠静脉、小肠静脉、上肠系膜静脉进入肝门静脉。药物由肝门静脉进入肝继而进入体循环。药物通过胃肠道黏膜时，可能被黏膜中的酶代谢。进入肝后，亦可能被生物转化，药物进入体循环前的降解或失活称为"首过效应（first pass effect）"。

药物导致的急性胃中毒的主要症状为呕吐。呕吐是通过胃张力收缩迫使胃内容物（甚至可以是小肠内容物）经口排出的病理生理反射。呕吐是一个复杂的反射动作，其过程分 3 个阶段，即恶心、干呕与呕吐。药物和毒物通过咽部到达胃部，胃部持续收缩，下食管括约肌松弛，腹肌收缩，膈肌下降，腹压增加，迫使胃内容物急速而猛烈地从胃反流经食管、

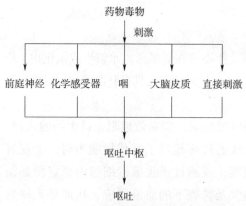

**图9-1 药物毒物引起呕吐机制**

口腔而排出体外，胃部内环境失去平衡，刺激髓质呕吐中心产生呕吐反应（图9-1）。呕吐中枢由脑神经支配，包括迷走神经、舌咽神经、面神经和前庭神经。通过神经之间的联络将来自化学感受器发动区的神经冲动加以整合。

化学感受器发动区富含组胺、乙酰胆碱和多巴胺的受体。该区对吗啡、麦角碱、吐根糖浆及其他一些毒物敏感。多巴胺受体拮抗剂、毒蕈碱受体拮抗剂和组胺 $H_1$ 受体拮抗剂是常用的镇吐剂。胃部的多巴胺受体能抑制呕吐反射早期阶段的胃蠕动，延长毒物在胃内存留的时间。

另外，免疫抑制剂硫唑嘌呤、环磷酰胺、甲氨蝶呤和 $D$-青霉胺可引起胃黏膜出血和溃疡。非甾体抗炎药吲哚美辛和保泰松可以引起胃黏膜糜烂、溃疡和小肠的损害，从而引起呕吐。

呕吐物的性状可为确定中毒的性质提供线索：绿色呕吐物提示含有从小肠反流的胆汁；亮绿色或黄色呕吐物提示含有经过消化的药物或其他毒物；亮红色或黑色、咖啡色呕吐物提示含有在胃部潴留的血液。异味可以协助判断异物的种类，如磷化锌所致磷化氢异味、砷等所致的蒜味。

### （三）肠毒性作用

药物肠道毒性反应症状包括便秘、麻痹性肠梗阻、腹泻、胃肠出血及腹痛等。肠道黏膜细胞具有高度生长功能，对抗肿瘤细胞周期性药物如阿糖胞苷、羟基脲、甲氨蝶呤、长春新碱等均敏感，在用药数小时内即可出现毒性反应。药物可通过影响肠道分泌肠液、改变肠腔 pH 及酸碱平衡、肠壁肌肉收缩（蠕动）引起腹泻等毒性反应（图9-2）。

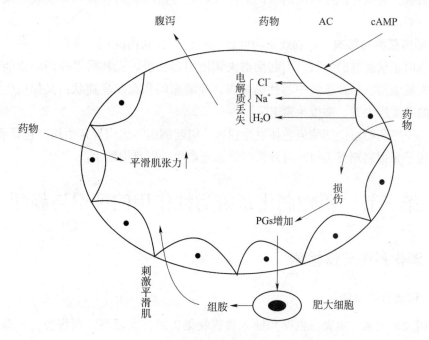

**图9-2 药物引起腹泻的发病机制**

## 二、药物对消化系统毒性的作用机制

**1. 毒性代谢产物的产生** 如生氰的糖苷类药物及食物可在胃肠道内水解生成氰化物，容易引起中毒。苏铁苷（cycasin）在 β - 葡糖苷酸酶作用下，生成的苷元具有肝毒性和致癌性，且毒性和酶的活性呈正相关。

**2. 对肠道的损伤** 通常情况下，肠道上皮具有屏障功能，能有效地阻止微生物的入侵，又能吸收营养物质，控制水和电解质的吸收。当上皮的破坏超过了其代偿能力时，上皮屏障功能受到破坏，药物或毒物可直接损伤上皮细胞膜，或通过干扰维持细胞内稳定所必需的代谢途径而导致细胞坏死，或引起缺血影响肠黏膜及黏膜下的血液供应，从而导致缺血（缺氧）性坏死。如砷的部分作用是通过影响微循环，引起细胞水肿，最终导致细胞坏死。一些抗肿瘤药物可抑制肠陷窝细胞的有丝分裂，影响肠道上皮的更新。

**3. 对胆碱受体的影响** 拟副交感神经类药物（如新斯的明）引起分泌过多及肠蠕动加快，导致腹泻；M 受体阻滞剂（如阿托品等生物碱）引起分泌低下和蠕动迟缓；胆碱酯酶抑制剂引起乙酰胆碱积累，从而促进肠道蠕动。

**4. 对自身活性物质的影响** 毒物或药物的刺激诱导自身活性物质释放，可导致腹泻。前列腺素能增加黏液的分泌，并能促进水和电解质转运到肠腔；组胺是胃酸和胰液分泌强力刺激因子。腺苷酸环化酶被某些毒物（如霍乱毒素）或药物激活后刺激小肠分泌大量的液体，使小肠的再吸收处于超负荷状态，有可能产生致命的腹泻。非甾体抗炎药则可以降低胃黏膜保护剂 $PGE_2$ 的含量，导致胃溃疡。

**5. 对肠道的直接刺激作用** 直接刺激物（如蓖麻油、芦荟、强心苷或皂苷等）可刺激肠壁平滑肌，增加肠道的蠕动。如远志皂苷具有明显的胃肠刺激作用，可干扰肠道的分泌活动，减少营养物质吸收，从而导致营养吸收不良或腹泻。某些毒物或药物的强渗透性效应能引起腹泻，如芒硝在肠道可形成高浓度盐溶液的亲水胶体，在肠腔内导致水的聚积，从而扩张肠壁，导致容积性刺激的腹泻。所以芒硝等硫酸盐溶液或不可吸收的碳水化合物可作为导泻剂。

**6. 对肠道菌群的影响** 药物或毒物可影响结肠和盲肠内的正常菌群。一些广谱抗生素可抑制肠道内正常菌群的生长，引起菌群失调而引起肠炎。克林霉素和四环素能引起梭状芽孢杆菌大量繁殖，导致急性中毒性结肠炎，伴随腹泻和腹绞痛症状；又如抗生素能影响细菌合成的必需维生素，如维生素 K。

此外，一些药物可使细胞染色体发生损害，引起细胞、组织异常生长（包括癌变），如长期服用质子泵抑制剂奥美拉唑可致胃嗜铬细胞增生、胃息肉增生。

# 第三节　药物消化系统毒性作用的评价与检测

## 一、消化系统分泌检测

### （一）胃液分泌检测

常选用犬和大鼠。由犬右侧嘴角插入胃管收集胃液，大鼠则需剖腹腔，从幽门端向胃内插入一直径约 3mm 的塑料管，在紧靠幽门处结扎固定，以收集胃液。然后进行胃酸的测定和胃蛋白酶的测定。

### （二）胰液分泌检测

可选用犬、兔或大鼠。在全麻下进行手术，犬的主胰管开口在十二指肠降部，将十二指肠翻转，在其背面即可找到。兔的胰腺很分散，胰管位于十二指肠升段，向主胰管内插入细导管即可收集胰液。大鼠的胰管与胆管汇集于一个总管，在其入肠处插管固定，并在近肝门处结扎和另行插管入胆管，就可分别收集到胰液和胆汁。大鼠的胰液很少，插入内径约 0.5mm 的透明导管后，以胰液充盈的长度作为观察胰液分泌的指标。

### （三）胆汁分泌检测

观察药物对泌胆、排胆以及存在于胆系内结石的影响，需要研究用药前后胆汁流量及其成分的变化。可分别给动物做胆囊瘘和胆总管瘘手术收集胆汁。胆囊瘘常选用犬、猫、兔和豚鼠进行，以犬为佳。在全麻下进行手术，以右肋缘下横切口的暴露最为满意。如欲观察肝胆汁的分泌情况需要结扎胆囊管，或选用大鼠，因后者无胆囊，所以做胆总管造瘘手术常选用大鼠。收集胆汁后可进行各种胆汁的化学分析。

### （四）胃蛋白酶原检测

常选用大鼠。大鼠禁水 12 小时、禁食 24 小时后，乙醚麻醉，采腹主动脉血，离心分离血清。选用 ELISA 试剂盒测定血清中 PG I、PG II 含量。PG I 为检测胃酸分泌功能的指标；PG II 为胃底黏膜病变的指标；PG I/PG II 可起到胃底腺黏膜"血清学活检"的作用，可在一定程度上反映胃功能。

## 二、消化系统运动检测

### （一）动物离体标本实验

常选用兔、豚鼠、大鼠等动物的组织。取禁食 24 小时的动物，处死后取出所需的胃、肠、胆囊等，去除附着的系膜或脂肪等组织。迅速放在充氧（或含 5% $CO_2$）、保温（37℃）的保温液中，并以注射器用保温液将管腔内的食物残渣洗净。操作时动作要轻柔，冲洗时不宜采取高压以免组织挛缩。

用动物的肠管做实验时，通常取十二指肠或回肠。十二指肠的兴奋性、节律性较高，呈现活跃的舒缩运动；回肠运动比较静息，其运动曲线的基线比较稳定。所用的标本大都取 1.5cm 左右一段即可。以犬的胆囊做实验时可截取 4mm 宽、2cm 长的全层肌片。兔、豚鼠等的胆囊较小，取材时常与胆管一起摘下。兔的胆囊可沿其长轴一剖为二，豚鼠则可以整个胆囊或取一半进行实验。

### （二）消化器官运动在体实验

利用整体动物观察消化道运动的方法很多，诸如肠管悬吊法、内压测定法、生物电记录法、腹窗直视法以及 X 线检查等。常选用犬、猫或兔，择其健康成年者，性别不限。由于巴比妥麻醉剂对消化道运动有抑制作用，故以猫或家兔做实验时，推荐采用乌拉坦 1.0～1.5g/kg 静脉或腹腔注射进行麻醉。观察胆道系统的运动则以母犬为佳，因为肋弓角较大容易暴露。在禁食 12～24 小时后进行实验。

进行胆道口括约肌部胆道内压测定实验时，常选用犬或猫，也可用家兔。犬的胆道位置较深，要求良好的手术暴露。猫的胆总管相对较粗，操作也较容易，但手术耐受性稍逊于犬。家兔的胆总管容易辨认，壶腹部明显地呈现于十二指肠第 1 段的表面，周围组织富含毛细血管，手术时容易出血，操作时务必仔细。

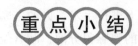

**重点小结**

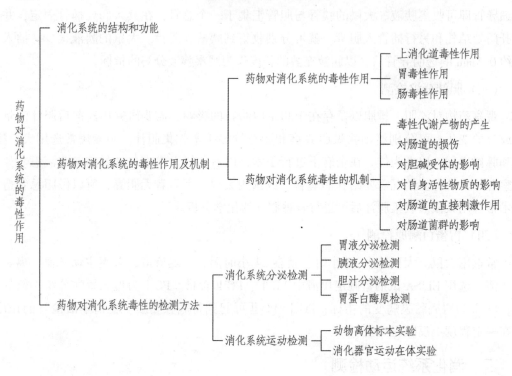

药物对消化系统的毒性作用
- 消化系统的结构和功能
- 药物对消化系统的毒性作用及机制
  - 药物对消化系统的毒性作用
    - 上消化道毒性作用
    - 胃毒性作用
    - 肠毒性作用
  - 药物对消化系统毒性的机制
    - 毒性代谢产物的产生
    - 对肠道的损伤
    - 对胆碱受体的影响
    - 对自身活性物质的影响
    - 对肠道的直接刺激作用
    - 对肠道菌群的影响
- 药物对消化系统毒性的检测方法
  - 消化系统分泌检测
    - 胃液分泌检测
    - 胰液分泌检测
    - 胆汁分泌检测
    - 胃蛋白酶原检测
  - 消化系统运动检测
    - 动物离体标本实验
    - 消化器官运动在体实验

扫码"练一练"

**思考题**

1. 试列举具有胃肠毒性的药物并阐述其毒性作用机制。
2. 试述药物胃肠道毒性的主要症状。

（金 晶 文 莉）

# 第十章　药物对内分泌系统的毒性作用

扫码"学一学"

> **学习目标**
>
> 1. **掌握**　常见药物对内分泌系统毒性损伤的作用及机制。
> 2. **熟悉**　药物对内分泌系统毒性的评价与检测。
> 3. **了解**　内分泌系统的结构、功能及与药物毒性的关系。

内分泌系统是人体内重要的信息传递系统，是药物毒性作用的重要靶系统之一。在药物作用下，内分泌系统与神经系统相互配合产生一系列反应，调节生理功能，以维持内环境的稳定。内分泌系统的这种反应，是机体应激反应的重要组成部分，是许多药物引起的一种非特异性反应，对各种药物所致的急性或慢性中毒的发生、发展具有普遍意义。因此，观察在药物作用下，机体内分泌系统功能特异性或非特异性变化，能为中毒机制的阐明、治疗方案的制定和阈浓度的确定提供重要依据。

## 第一节　内分泌系统的结构、功能及与药物毒性的关系

内分泌系统由内分泌腺和内分泌细胞组成，其中内分泌腺主要包括垂体、肾上腺、甲状腺、甲状旁腺、性腺（睾丸和卵巢），内分泌细胞分布于特定组织器官中，如心、脑、肺、肾等。

内分泌系统可合成并分泌高度特异的生物活性分子（激素），通过血液循环分布全身，作用于有特异受体的靶细胞，能对内外环境的变化产生应答。内分泌系统和神经系统虽然是作用独立的全身调节系统，但二者紧密相连，以适应外环境的变化，保持内环境的稳定，维持正常生命活动。内分泌系统的主要生理功能是调节体液和物质代谢，调节生长、发育、生殖和衰老。

内分泌腺的功能活动受下丘脑、垂体的调节，环境因素可影响其分泌活动，并且对毒物较为敏感，易受损害。药物对内分泌腺的毒性作用常是多层次的，内分泌腺之间的相互关系和影响非常复杂，如中毒引起机体应激反应时，常能观察到肾上腺皮质功能亢进，这是垂体前叶促肾上腺皮质激素分泌增加的结果。但是，垂体前叶增加了促肾上腺皮质激素的分泌，往往会影响其他促激素的分泌，继而引起甲状腺和性腺等功能的抑制和紊乱。许多药物对内分泌腺的作用是可逆的，一旦停药，作用消退，但功能的全面恢复往往需要数月或更长时间。内分泌腺的药物损害最常发生在肾上腺，其后依次为甲状腺、胰腺、垂体和甲状旁腺。

## 第二节　常见药物对内分泌腺毒性损伤的作用及机制

### 一、药物对肾上腺的毒性作用

肾上腺包括皮质和髓质两个部分，皮质容易发生自发的或实验诱导的变性和增生损害，髓质则容易发生增生损害。皮质的病理性改变主要为以增大的充满脂质空泡的皮质细胞为

特征的早期损害，继而发生弥漫性增生；髓质的病理改变为从弥漫性过度增生到良性或恶性肿瘤的形成。急性中毒时，机体应激能力提高，表现为肾上腺皮质性增高，肾上腺皮质自身免疫性破坏可引起慢性肾上腺皮质功能减退。

酮康唑、甲吡酮等皮质醇合成阻滞药可抑制肾上腺和性腺细胞 $P_{450}$ 依赖酶的渗透性，从而阻碍肾上腺和性腺类固醇激素的合成。当皮质功能完全被阻滞时，出现肾上腺皮质功能不全，需用激素替代治疗。皮质醇合成阻滞治疗期间监测肾上腺皮质功能最好的指标是 24 小时尿游离皮质醇排出量。

米托坦（双氯苯二氯乙烷）使肾上腺皮质束状带及网状带萎缩、出血、细胞坏死，但不影响球状带；此外，尚抑制 22，20 - 碳链酶和 17，20 - 碳链酶及 11 - β 羟化酶、18 - 羟化酶和 3β - 羟类固醇脱氢酶。胃肠道反应和神经系统毒性限制了本药的使用，其毒副作用表现为食欲缺乏、恶心、呕吐、腹泻。大剂量时可引起嗜睡、眩晕、头痛、乏力、男性乳房发育、皮炎、血脂异常、尿酸血症和氨基转移酶升高等。

砷化氢中毒时，肾上腺变薄，皮质各带细胞明显变小，胞质内脂质颗粒几乎全部消失，这被认为是砷引起的肾上腺应激功能衰竭，皮质细胞内类固醇性脂质耗尽所致的细胞体积变小。五氯酚钠中毒时，可见肾上腺皮质网状带空泡变性。

二苯氯甲烷衍生物可直接使肾上腺出血、坏死，引起 17 - 羟皮质类固醇分泌减少，由于肾上腺皮质细胞内的葡萄糖 - 6 - 磷酸脱氢酶活性受到抑制，继而使三磷酸吡啶核苷酸（使胆固醇侧链断裂的必需物质）的生成和利用减少，从而影响胆固醇转变为 $\Delta^5$ - 孕烯醇酮和阻碍 11 - 去氧皮质酮（或醇）的 11 - β 羟化作用，继而干扰皮质酮或皮质醇的合成。另一些药物或毒物可间接作用于肾上腺，先损害下丘脑 - 垂体系统，使神经调节、内分泌激素的分泌受破坏，随后损害靶腺的功能。例如，给人或动物大剂量乙醇，可引起血浆皮质类固醇水平出现剂量 - 反应关系的明显增强，事先切除垂体的动物或有垂体障碍的患者摄入乙醇后，血浆皮质类固醇无反应性变化，这是垂体受 ACTH 调节所致。

## 二、药物对甲状腺的毒性作用

甲状腺位于气管上端两侧，甲状软骨前下方，分左右两叶。药物可引起甲状腺的损伤和功能紊乱，表现为功能亢进或低下。大多数药物对甲状腺的毒性作用表现为甲状腺增生、肿大，甚至形成肿瘤，少数药物引起甲状腺萎缩。药物损伤甲状腺的机制主要表现在两个方面。①直接作用：抑制甲状腺激素的合成和运输过程，甲状腺激素可以影响细胞内的能量代谢水平，糖代谢、脂肪代谢、蛋白质代谢水平以及维生素代谢、无机盐代谢等。②间接作用：通过使皮质下中枢发生兴奋，下丘脑刺激垂体前叶分泌促甲状腺激素而作用于甲状腺，使甲状腺组织肥大、功能亢进；而甲状腺激素分泌旺盛时，又可反作用于神经系统及机体的其他部位，引起高级神经系统活动紊乱，形成恶性循环。

抗甲状腺药物如硫脲类的丙硫氧嘧啶（propylthiouacal，PTU）及甲硫氧嘧啶（methylthiouraci1，MTU）和咪唑类的甲巯咪唑（他巴唑，methimazole，tapazole）及卡比马唑（甲亢平，carbimzole，neomercazole）主要通过抑制无机碘氧化为活性碘，影响酪氨酸碘化和碘化酪氨酸的偶联，从而抑制甲状腺激素的合成，但不抑制其释放，对已合成的甲状腺激素无拮抗作用，也不干扰外源性甲状腺激素的疗效。上述药物还可能有直接免疫抑制作用，减少甲状腺内淋巴细胞浸润，恢复失常的淋巴细胞功能，抑制自身抗体的形成，使血循环中促甲状腺激素受体抗体下降。

碳酸锂（lithium carbonate）主要用于治疗躁狂症，其对甲亢的治疗作用主要通过抑制甲状腺激素释放，因长期用药并无脱逸现象，尚可能抑制甲状腺激素合成。本药可促进骨髓粒细胞生成，升高周围白细胞（主要是中性粒细胞）。常见不良反应为恶心、呕吐、腹泻、腹痛、手颤，严重者可出现中毒症状、意识障碍、震颤、肾功能损害等。因其毒性较大，对甲亢的治疗作用又较硫脲类和咪唑类为弱，一般不作为首选用药，也不宜作为甲亢的长期治疗药物。

胺碘酮是最常见的抗心律失常药物之一，其化学结构与 $T_3/T_4$ 相似，可使 $T_4$ 合成增加，$T_3$ 减少，并且参与甲状腺抗体的形成。胺碘酮还可诱导甲减，在饮食摄入碘高的地区，有甲状腺自身抗体的女性更容易发生甲减，大部分停药后可恢复，少数则表现为持久性甲减。

## 三、药物对性腺的毒性作用

性腺既是人体的主要生殖器官，又是人体重要的内分泌器官。男性的性腺是睾丸，女性的性腺是卵巢。

性腺对某些药物比较敏感，已知一些农药、烷化剂、甾体类避孕药、棉酚等能使睾丸和卵巢发生功能障碍和病理变化。性腺的生殖功能受垂体促性腺激素的调节，如睾丸精曲小管中的精原细胞分裂成为成熟精子受垂体 FSH 和 LH 的影响；卵子成熟的周期性也受这两种促激素的控制。若药物对它们产生抑制，就会影响性腺功能，如甾体类避孕药就是通过对下丘脑和垂体的干扰而抑制排卵。下丘脑 – 垂体系统受抑制后，FSH 和 LH 水平降低，于是卵泡发育受阻，黄体不能形成，卵巢缩小。

DDT 可引起小鼠睾丸初级精母细胞显性致死，表现为着床减少，死胎增加；反复给大鼠注射 DDT 后发现雄性大鼠精液和前列腺内有较高浓度的 DDT，雌性大鼠卵巢和子宫重量明显增加，黄体和乳腺中的 DDT 浓度增高。

烷化剂可造成雄鼠精子缺乏或使精子失去致孕能力或导致畸胎。镉可破坏生精上皮细胞和间质细胞，出现去睾现象，甚至可使睾丸和附睾头部发生出血坏死，然后因雄激素生成减少，性附属腺、附睾头部和输精管出现萎缩，精子退化。棉酚可干扰睾丸精曲小管生精上皮的生长及增殖，使精子完全消失或数量减少。

兰索拉唑、吲哚美辛、甲硝唑、氯贝丁酯、酮康唑和某些钙拮抗剂等均能导致睾丸间质细胞损害，其作用机制可能是影响睾丸激素的合成，对下丘脑 – 垂体 – 睾丸轴的负反馈抑制消失，黄体生成素（在男性又称间质细胞刺激素）水平升高，从而导致间质细胞增生和间质细胞瘤的发生。对啮齿类动物慢性毒性和致癌性研究发现，睾丸间质细胞瘤是最常发生的内分泌肿瘤之一。与之相比，人睾丸间质细胞瘤的发生就非常罕见，甚至只有 1/500 万，发病高峰在 30～60 岁，90% 以上的人间质细胞瘤属于良性。

## 四、药物对胰腺的毒性作用

人体的胰腺中有约 10 万~100 万个胰岛，占胰腺体积的 1%~2%，胰岛细胞最重要的有 α 细胞和 β 细胞。α 细胞占胰岛细胞总数的 25%，主要分泌胰高血糖素；β 细胞约占胰岛细胞总数的 60%，主要分泌胰岛素。药物可破坏胰岛 β 细胞或干扰 β 细胞的功能，导致糖尿病或药源性高血糖症。胰岛素相对或绝对分泌量不足是发生糖尿病的重要原因，糖进入组织细胞和体内的氧化作用发生障碍，出现高血糖。由于糖的氧化发生障碍，细胞内能量供应不足，患者饥饿而多食，血糖浓度更加升高，超过肾糖阈时，出现糖尿、多尿和烦渴。

由于糖氧化发生障碍，脂肪酸就成为主要能源，产生过量的中间代谢产物（丙酮、乙酰乙酸和 β－羟丁酸），总称酮体，结果就可能出现代谢性酸中毒。脂肪和蛋白质代谢增强，消耗过多，可引起消瘦、体重减轻。

链脲佐菌素（streptozotocin，STZ）是一种广谱抗生素，具有抗菌和抗肿瘤作用。STZ 对动物的胰岛 β 细胞具有高度选择性毒性作用，可以使多种动物如大鼠、小鼠等的胰岛 β 细胞破坏，胰岛素分泌绝对减少，导致糖尿病。目前主要用于实验性糖尿病动物模型的制备和胰岛 β 细胞癌的治疗。

四氧嘧啶（alloxan）可产生超氧自由基而破坏 β 细胞，导致胰岛素合成减少，胰岛素缺乏。其作用可能与干扰锌的代谢有关。四氧嘧啶引起的血糖反应分为 3 个时相：开始血糖升高，持续约 2 小时；继而因 β 细胞残存的胰岛素释放引起低血糖，约 6 小时；12 小时后开始出现持续的高血糖，它是数十年来用于制备糖尿病模型的工具药。给动物一次静脉或腹腔注射 1%～5% 的四氧嘧啶水溶液 120～200mg/kg，可使家兔、犬、猫、鼠、羊、猴等动物的 β 细胞很快受到损害，注射后 24 小时可出现持续性高血糖，β 细胞呈现不可逆性坏死。因四氧嘧啶同时也造成肝、肾组织中毒性损害，故目前已经很少应用。

喷他脒为常见的抗寄生虫药物，该药可导致 β 细胞破坏从而使大量的胰岛素释放入血，引起严重的低血糖，但随着 β 细胞不断的破坏减少，最终导致胰岛素缺乏，产生糖尿病。

# 第三节　药物对内分泌系统毒性的评价与检测

药物对内分泌系统毒性作用的检测包括体外试验和体内试验，研究方法可分为形态学检测（如光镜检测、电镜检测、免疫组织病理学检测）和功能学检测（如激素水平及激素合成、释放、释放抑制和代谢检测）。在急性毒性试验中，几乎不可能揭示药物与垂体－靶器官相互关系的变化。虽然药物诱导的应激能够迅速引起儿茶酚胺和糖皮质激素的分泌反应，但并不会立即出现能诱导引起肝微粒体酶系统的变化。影响激素代谢的药物，在检出内分泌系统变化之前，多数需要给药 1 周以上，故长期重复给药才有可能获得垂体－内分泌腺变化的资料。因此，长期毒性试验通常用于对主要内分泌腺（垂体、甲状腺、肾上腺和睾丸、卵巢）的组织学检查。分批或至少在试验结束时，测定各种生化参数如血糖、尿等内分泌系统发生损害的指标。当出现形态学变化时，就应使用同种属动物进行内分泌系统的功能研究。

## 一、垂体－甲状腺系统评价和检测

甲状腺是调节机体代谢的重要内分泌腺，也参与机体的应激反应，所以急性或慢性中毒时，常伴有甲状腺功能的变化。测定垂体－甲状腺系统功能活动的方法主要有以下几种。

**1. 血清促甲状腺激素（TSH）测定**　TSH 水平可采用放射免疫法或荧光免疫技术测定，用于甲亢和甲减的诊断与治疗监测。TSH 的内分泌主要受下丘脑促甲状腺激素释放激素和血中甲状腺激素水平的调控，测定血清 TSH 可以准确地了解甲状腺功能状态。

**2. 血清甲状腺激素测定**　血清 $T_3$、$T_4$ 是临床常用的指标，采用放射性标记和非放射性标记免疫法测定，可反映甲状腺功能状态。

**3. 血清蛋白结合碘（PBI）测定**　血清碘包括无机碘和有机碘，无机碘仅占 5%～10%，有机碘占 90% 以上。血清蛋白结合碘几乎包括所有的有机碘化物如 $T_4$（占有机碘 80% 左右）、

$T_3$以及 MIT 和 DIT（后二者含量极小）。因此，血清 PBI 的测定结果实际上主要反映血清 $T_4$ 的浓度。当发生甲状腺功能亢进症时，PBI 值升高；功能减退时，PBI 值降低。大鼠血浆中无甲状腺激素结合蛋白，故大鼠血浆中的蛋白结合甲状腺激素水平很低，同时，由于血中呈游离状态的甲状腺激素易被降解，大鼠血浆中 $T_4$ 的生物半衰期仅为 12~24 小时，而人血浆中 $T_4$ 的生物半衰期为 5~9 天。

## 二、垂体－肾上腺皮质系统评价和检测

在急性中毒的应激情况下，垂体－肾上腺皮质系统功能常会出现明显的变化。测定垂体－肾上腺皮质系统功能活动的方法主要以下几种。

**1. 肾上腺重量测定**　肾上腺重量的改变可粗略地反映肾上腺皮质功能变化。肾上腺皮质的功能活动、结构和重量是依靠垂体分泌的 ACTH 维持的，当垂体分泌 ACTH 增加时，肾上腺皮质的功能活动增强，出现肥大和重量增加；当 ACTH 分泌减少时，功能活动减弱，出现萎缩和重量减轻。肾上腺重量主要用于长期毒性试验，作为确定毒性阈浓度的辅助性指标。但在严重急性中毒时，有时仅需 6~24 小时，肾上腺重量即有明显增加，肾上腺表面也可能有出血点。

**2. 肾上腺内抗坏血酸含量测定**　肾上腺内含有丰富的抗坏血酸，在机体接受 ACTH 或因中毒发生应激反应时，肾上腺内的抗坏血酸含量迅速减少，在一定范围内，ACTH 剂量（0.15~2.5mg）或药物应激强度与抗坏血酸含量下降的对数值成正比。急性中毒时，肾上腺内抗坏血酸含量的下降速度和持续时间与中毒严重程度有关。一般以给药后 1~3 小时下降最明显，9~10 小时可恢复正常，肾上腺内抗坏血酸的含量是评价急性中毒时肾上腺功能活动的灵敏、可靠的指标，比重量敏感。慢性中毒时，肾上腺内抗坏血酸的含量则不宜作为评价肾上腺功能活动的指标。

**3. 肾上腺内胆固醇含量测定**　胆固醇是肾上腺皮质激素的前体，是反映肾上腺皮质功能活动的指标，适用于急性中毒的检测。实验动物接受 ACTH 或发生中毒性应激反应时，由于肾上腺分泌的 17－羟皮质类固醇增加，皮质内的胆固醇含量明显下降，而且下降的对数与 ACTH 剂量或刺激强度成正比。

**4. 嗜酸性粒细胞和淋巴细胞计数检测**　血液中皮质激素等浓度的增加能引起血循环中嗜酸性粒细胞和淋巴细胞减少，而且减少的百分率与剂量明显相关。对给药前后的血循环中这两种细胞数变化率的测定，能评价肾上腺皮质功能活动的情况。本法操作简便、迅速，并可对实验动物进行连续多次测定，所以比较适合长期毒性试验的长期动态观察。

## 三、垂体－性腺系统评价和检测

垂体－性腺系统具有生殖和内分泌两方面密切相关的功能，除某些药物能直接影响生殖外，尚有许多毒物在急、慢性中毒时引起性功能紊乱、月经周期变化等。垂体－性腺系统的内分泌功能的检查方法很多，但血、尿中的促性腺激素和性激素水平受年龄、性别、月经周期和妊娠等的影响很大，故检查时应注意这些问题。

**1. 促性腺素监测**　与其他垂体前叶分泌的促激素一样，可直接测定血、尿中的促性腺激素（FSH 和 LH），也可采用能反映这些激素对其靶组织发生影响的间接测定法。二者都可用来评价 FSH 和 LH 水平。例如，对雄性动物的间接测定法包括测定睾丸的睾酮含量、

前列腺前叶重量、组织学观察精子的发生；对雌性动物的间接测法包括测定卵巢的类固醇和抗坏血酸含量或研究阴道的细胞学。

**2. 性激素（雄激素、雌激素）监测** 雄激素是类固醇，故能借助色谱法和 RIA 进行荧光测定。雄激素的生物监测法包括测定性附属器官（如前列腺和精囊）重量和阉割公鸡或未成熟小公鸡的鸡冠大小与重量，也可应用化学性指标试验来评价雄激素水平，这是由于性附属器官含有若干雄激素依赖性的生化组分，化学性指标较器官重量法指标敏感。

雌激素测定可合用放射配位体和 RIA 法。检测尿中雌激素及其代谢产物已广泛用于评价卵巢功能，但尿中雌激素测定的可靠性较血清雌激素为差。对雌激素进行生物监测包括称量动物子宫重量和未成熟小雌鸡的输卵管重量（因雌激素能刺激输卵管增重）以及对阴道黏膜脱落上皮细胞进行涂片检查。

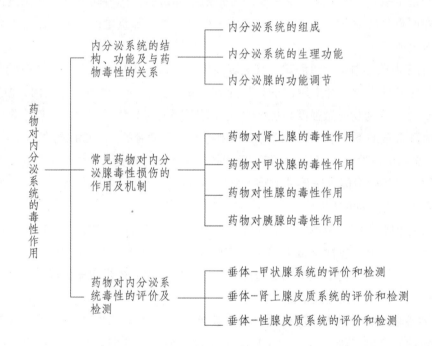

**重点小结**

药物对内分泌系统的毒性作用
- 内分泌系统的结构、功能及与药物毒性的关系
  - 内分泌系统的组成
  - 内分泌系统的生理功能
  - 内分泌腺的功能调节
- 常见药物对内分泌腺毒性损伤的作用及机制
  - 药物对肾上腺的毒性作用
  - 药物对甲状腺的毒性作用
  - 药物对性腺的毒性作用
  - 药物对胰腺的毒性作用
- 药物对内分泌系统毒性的评价及检测
  - 垂体-甲状腺系统的评价和检测
  - 垂体-肾上腺皮质系统的评价和检测
  - 垂体-性腺皮质系统的评价和检测

**思考题**

1. 试述常见对内分泌系统有毒性作用的药物及其损伤机制。
2. 药物内分泌腺毒性的检测方法有哪些？

（蔡 飞）

扫码"练一练"

# 第十一章　药物对呼吸系统的毒性作用

扫码"学一学"

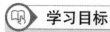 **学习目标**

1. **掌握**　药物对呼吸系统损伤的作用及机制。
2. **熟悉**　药物呼吸系统毒性的评价与检测。
3. **了解**　呼吸系统结构、功能与药物毒性的关系。

药物对呼吸系统的毒性作用是指药物在一定条件下，对呼吸器官及呼吸功能的损害作用。通过吸入给予的药物、其他途径吸收的药物及其代谢物通过血液循环到达呼吸系统后，可致呼吸系统不良反应，有些还可导致严重的呼吸系统疾病。对呼吸系统有毒性作用和不良反应的化疗药物可引起急性化学性肺炎和慢性肺纤维化，甚至出现呼吸衰竭。

## 第一节　呼吸系统的结构、功能及与药物毒性的关系

呼吸系统由呼吸道和肺组成。呼吸道包括鼻腔、咽、喉（上呼吸道）和气管及支气管（下呼吸道）；肺包括呼吸性细支气管、肺泡管、肺泡囊和肺泡。

### 一、呼吸系统的基本结构

#### （一）呼吸道

呼吸道是气体进入肺的通道。鼻、咽黏膜有丰富的血流，并有黏液腺分泌黏液，对吸入气体有加温润湿作用。呼吸道表面覆有假复层柱状纤毛上皮，夹有丰富的分泌黏液的杯状细胞，能产生大量分泌物，在纤毛协调一致地摆动下，可阻挡和清除随空气进入呼吸道内的颗粒与异物。无纤毛的上皮细胞（clara 细胞）是呼吸系统重要的代谢细胞，含有大量的细胞色素 $P_{450}$ 和其他微粒体代谢酶，在呼吸系统药物代谢中起重要作用。呼吸道平滑肌是形成呼吸道阻力的主要因素，容易受神经、体液和外界因素的影响。

#### （二）肺

肺组织结构疏松、纤薄、血流丰富，为肺进行有效的气体交换提供了基础。肺的功能不仅是呼吸，还有对外来物质的防御（如清除进入的气溶胶，吞噬生物性与非生物性的微粒）、内源物质的代谢（合成代谢与分解代谢都与肺有关）、血液凝固等功能。因此，肺损伤往往不仅影响呼吸功能。

### 二、肺的结构特点与药物毒性的关系

#### （一）肺的结构特点

肺泡表面约 90% 的面积被 I 型肺泡上皮细胞覆盖，此型细胞细胞器简单，胞质少，代谢较不活跃，参与构成气 – 血屏障，极易受损，且受损后不能恢复，通常发展为纤维化。

Ⅱ型肺泡上皮细胞散在Ⅰ型肺泡上皮细胞之间，代谢活跃，能合成分泌肺泡表面活性物质，降低肺泡表面张力，防止液体渗出和肺泡塌陷。当Ⅰ型肺泡上皮细胞因毒物损伤坏死脱落时，Ⅱ型肺泡上皮细胞可替代并分化转变为Ⅰ型肺泡上皮细胞，参与肺泡的损伤修复。但Ⅱ型肺泡上皮细胞的细胞器和胞质物质丰富，不利于气体通过，大面积的Ⅱ型肺泡上皮细胞替代Ⅰ型肺泡上皮细胞可造成气-血屏障增厚，气体交换功能受损。

肺的间质细胞主要为成纤维细胞和巨噬细胞，参与肺的防御功能和损伤修复。

### （二）肺对药物的代谢与肺损伤

肺与外界有一个很大的接触表面，对吸入药物易感，而且不经呼吸道吸收的药物也随血液到达肺部，可使肺成为药物的储存库。此外，在肺组织中氧的浓度极高，肺可将一些化学物质转变成毒性更强和具有亲电子反应性的代谢产物，如环氧化物、硝基离子、氧自由基等，引起细胞受损、炎症、坏死、癌变等肺毒性反应。

## 第二节　药物对呼吸系统损伤的作用及机制

对于吸入的气体和颗粒性药物而言，气体的理化性质和颗粒的大小与呼吸系统损伤的部位和性质密切相关。高溶解性的气体，如二氧化硫，只能到达鼻腔深部，因此只能对上呼吸道造成局部的刺激损伤；相对不溶的气体，如臭氧和二氧化氮，能进入肺的深部，到达最小的气道和肺泡。化学性质活泼的气体如臭氧、二氧化氮可以在肺泡局部产生毒性作用；化学性质不够活泼的气体如中枢性麻醉药物、一氧化氮等能通过呼吸道进入肺循环，然后随血液分布到全身。雾化吸入的药物微粒在呼吸道内沉积的部位主要决定于微粒直径的大小。通常直径超过 $10\mu m$ 的微粒沉积在鼻咽部，小于 $0.1\mu m$ 的微粒在肺泡区沉积。

经过其他途径进入呼吸系统的药物及其代谢物也可产生直接的毒性作用。与肺毒性有关的代谢活化有3种情况：进入肺组织的药物可不发生任何反应，蓄积在肺部或随血液或气体排出；在肺经代谢酶作用活化成为肺毒物；药物在肺内反复进行氧化还原反应，消耗NADPH等必需的细胞还原辅助因子以致产生大量超氧化物。无论是缺乏细胞还原辅助因子还是出现大量有高度活性的氧自由基等超氧化物，都会严重破坏肺的抗氧化防御机制。所产生的超氧化物也能导致产生其他氧代谢物如单线态氧、过氧化氢及羟基自由基。这些物质都能使细胞所必需的脂质发生过氧化作用。另外，药物活性代谢物还能引起免疫反应，造成肺泡细胞、肺血管内皮细胞的损害。

### 一、呼吸抑制

各种中枢性麻醉药、中枢性镇痛药和镇静催眠药均对呼吸中枢有抑制作用，中枢性呼吸麻痹是这些药物引起急性中毒死亡的主要原因。肌松药如筒箭毒碱可作用于神经-肌肉接头的N-胆碱受体，阻断受体与乙酰胆碱的结合；氨基糖苷类抗生素可阻断神经-肌肉接头处的传递而引起呼吸肌麻痹。

### 二、呼吸道反应

支气管平滑肌张力通常由自主神经系统调节，位于气管和大支气管处的感受器受到刺激物如香烟的烟雾、污染空气的激发，会产生反射性收缩，特征性症状包括哮喘、咳嗽、胸部紧张感和呼吸困难。诱发支气管哮喘是常见的药物呼吸系统毒性反应，涉及药物众多，主要的作用机制有：诱发变态反应，影响支气管平滑肌的神经调节，干扰呼吸道活性物质的代谢和对呼吸道的局部刺激。

药物可通过引起变态反应而诱发喉头水肿和哮喘，如抗菌药、含碘造影剂、酶和生物制品。一些可降低交感神经张力的药物如β受体阻断药普萘洛尔及毛果芸香碱等拟胆碱药物可引起支气管平滑肌收缩诱发哮喘。一些药物可释放白三烯或组胺，导致支气管平滑肌收缩引起哮喘，如阿司匹林、氯胺酮等。氢化可的松、色甘酸钠等气雾剂呼吸道吸入给药，可对咽喉、气管直接刺激引起哮喘。

卡托普利等血管紧张素转化酶抑制剂可减少缓激肽降解，使气管-支气管的缓激肽、前列腺素等活性物质局部浓度升高，增强呼吸道反应，易引起咳嗽。

## 三、肺水肿

肺血流丰富、组织疏松、药物引起的各种肺损伤、肺血管通透性增高，以及血容量过大和左心衰竭等均易引起不同程度的肺水肿。

如百草枯无论通过哪种途径进入体内，总是大量蓄积于肺，因为百草枯可被肺泡Ⅰ型与Ⅱ型细胞通过主动转运而摄取，在细胞内活化为自由基引起机体损害。急性毒性作用呈现肺水肿，慢性毒性作用为致肺纤维化，因而被称为肺毒物。

毒性肺水肿发生在肺损伤后的急性渗出性阶段，由于肺损伤后肺泡-毛细血管屏障通透性增加，水肿液渗出，改变了通气/血流比值，从而限制了结构尚正常的肺泡内氧气与二氧化碳的弥散。肺水肿是急性肺损伤的表现之一。

毒性肺水肿的生物学后果不但包括引起肺结构和功能的急性损伤，还包括水肿消退后遗留的功能和结构异常。当肺暴露于能引起肺泡-毛细血管间隔剥脱的药物（如四氧嘧啶）时，几乎不可能恢复，但在损伤较轻时（如应用组胺），肺结构和功能可得到完全的恢复。在这两种极端的情形之间，存在着各种严重的肺损伤，这些肺损伤伴随着严重的实质性损伤或过度的增殖修复反应（如摄入百草枯后）。

## 四、肺炎及肺纤维化

吸入药物可直接引起Ⅰ型肺泡上皮损伤，其他给药途径引起的肺部损伤一般表现为肺组织间质性炎症。长期接触药物引发的慢性肺部损伤，最终可引发肺纤维化，但醛固酮能够促进肺组织胶原蛋白合成引起肺纤维化而不伴有明显的肺部炎症。

肺纤维化是长期应用胺碘酮引起的严重不良反应之一。胺碘酮可在肺部蓄积，肺组织内的浓度达血浆浓度的100~500倍。蓄积的胺碘酮可以引起肺泡巨噬细胞和肺泡Ⅱ型细胞磷脂代谢障碍，其肺毒性的基本病变是肺泡腔内泡沫细胞聚集、肺泡上皮细胞增生及肺间质纤维化。

细胞毒性抗肿瘤药物可对肺产生直接毒性和自由基损伤效应。博来霉素可在肺部的高氧环境与氧发生反应，产生大量羟自由基，引起急性肺损伤。长期用药引起反复炎症反应，导致成纤维细胞增生，胶原蛋白合成增加，最终导致肺纤维化。

呼吸系统损伤可通过释放P物质（SP）介导。SP是一种广泛分布于外周和中枢神经系统中具有多种活性的神经肽，是神经源性气道炎症中的一种重要递质，它可以对气道产生多种炎症性和免疫性效应，因而增强正在进行的炎症反应。紫杉醇导致的肺部损伤即是通过促进感觉神经末梢释放 SP 介导。

此外，环磷酰胺和塞替哌等抗肿瘤烷化药通过诱导支气管上皮细胞发生恶性转化，在肿瘤化疗中引发原发性和继发性二次肿瘤的负面效应。

# 第三节　药物呼吸系统毒性的评价与检测

近年来，随着药物呼吸系统毒性研究的逐渐增多，该领域的技术和方法也越来越成熟。美国食品药品监督管理局为开发新药的呼吸系统毒理研究提供了相应的指导性原则，并对其中的一些特殊问题做了规定，以保证最大限度地减少药物的呼吸系统毒性。

常用的药物呼吸系统毒理学研究方法包括以下几种。

## 一、大体解剖及一般情况检查

常用的动物是大鼠、小鼠、兔、豚鼠、犬等。实验动物处死后，先观察喉头、声门黏膜有无出血和水肿，两侧肺表面有无出血、感染、肺实变或肺气肿现象。再剪开气管、支气管及其分支，检查黏膜有无充血、出血、感染情况，有无泡沫样炎性渗出液。观察肺的形状、体积、大小、色泽、位置、硬度、积水（或血性分泌物）、出血、淤血、肿物等情况并做记录。肺做纵切或横切，观察有无实质性病灶、气肿、萎缩、出血等病变和肺门淋巴结大小及形态。肺重是肺毒理学反应中的重要指标。肺系数（肺湿重/体重 ×100%）和肺干重与肺湿重比值可作为评价指标。肺干重是将肺在 105℃ 真空干燥箱中烘烤 24 小时至恒重后的重量。在正常情况下，肺干重/肺湿重为 0.22∶1。

## 二、呼吸功能检查

呼吸功能检查常用于药物引起的阻塞性肺疾病。另外，药物对呼吸中枢、呼吸道和细胞的毒性作用，均可影响到动物的呼吸，不仅表现为呼吸频率的改变，还常伴有肺通气量的变化。经常用来测定的指标有呼吸频率、潮气量、流速、耗氧量等。

## 三、肺生化检查

肺生化检查是肺毒理学评价的重要依据，主要以肺灌洗液和肺组织作为检测对象。

### （一）支气管肺泡灌洗液（BALF）检查

采用支气管肺泡灌洗液作为研究肺的非呼吸功能模式系统，可以较深入地检测细胞和生化指标的变化，目前已成为肺毒理学中重要的体外试验方法之一，比动物的呼吸功能检查敏感。BALF 是用 0.9% 氯化钠溶液或不含二价金属离子的缓冲液冲洗肺泡腔而得的液体。洗涤液中含有肺泡腔内原来存在的以及浸泡下来的多种成分，如酶、蛋白、巨噬细胞以及中性粒细胞等。研究这些指标变化可敏锐地发现肺内异常。其中较常检测的指标有 BALF 中的总蛋白、磷脂组分、乳酸脱氢酶、酸性磷酸酶、碱性磷酸酶、脂质过氧化物、超氧化物歧化酶、谷胱甘肽过氧化物酶、清蛋白、$N$ - 乙酰神经氨酸和葡萄糖 - 6 - 磷酸脱氢酶以及细胞成分的变化等。

### （二）肺组织羟脯氨酸测定

肺组织细胞中羟脯氨酸含量是反映早期肺纤维化的重要指标，特异性强、相关性好。羟脯氨酸含量的变化也可在 BALF 中测定。

### 四、组织病理学检查

药物毒性的病理学检查指标是毒理学诸多检查指标中较为敏感的指标之一。肺部毒理病理学检查与呼吸功能和生化检查密切结合、检查结果相互验证，是进行呼吸系统毒理学评价的主要检查指标。留取支气管和肺组织标本，制成病理组织切片，借助光学显微镜检查组织细胞的病理学改变，进一步确定药物所损害的靶细胞及损害机制。可分为一般组织病理学检查和组织化学检查。某些具有细胞毒性作用的药物在肺内有一定蓄积量时，可与肺的细胞结合，产生直接的毒性作用。肺泡毛细血管与之结合后，造成该细胞变性、坏死，毛细血管壁的通透性增加。常见的损伤有大叶性肺炎、小叶性肺炎、支气管肺炎、肺气肿等。

### 五、物理学检查

呼吸系统的损害可利用 X 线和超声技术等进行检查。需要一定的设备，操作相对复杂，其优势在于可以对活体实验动物进行连续的动态观察，主要用于大动物，也用于小动物，对呼吸毒理学评价有一定的辅助作用。

### 六、体外细胞试验

细胞培养用于呼吸毒理学研究不仅操作方法简便，减少了药物的使用量，还可对某一方面的机制进行深入研究，因此近年来发展迅速。但它不能研究肺的呼吸功能，因此不能取代整体试验。体外细胞染毒可以对细胞凋亡、膜毒性、增殖毒性、活性氧自由基的氧化损伤作用、细胞超微结构损伤、恶性转化以及基因水平的改变等一系列指标进行研究评价。

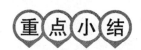

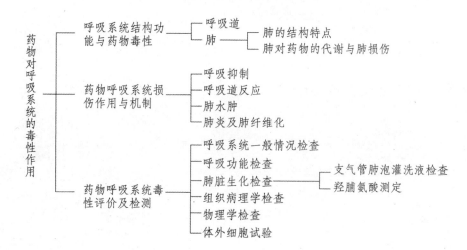

**思考题**

1. 呼吸道吸入的气体和微粒的理化性质对吸收有何影响？
2. 药物主要通过哪几种途径对呼吸系统造成严重破坏？
3. 试述药物对呼吸系统的毒性作用。

扫码"练一练"

（王江华）

第二篇

# 药物毒性评价

扫码"学一学"

扫码"看一看"

# 第十二章　新药非临床安全性评价

📖 **学习目标**

1. **掌握**　药品非临床安全性研究内容及评价的新方法、新技术。
2. **熟悉**　药品非临床安全性标准操作规程、生物技术药物的安全性评价。
3. **了解**　新药非临床安全性评价的影响因素。

## 第一节　药品非临床安全性研究规范

《药物非临床研究质量管理规范》（GLP），是国家为了保证新药临床前研究安全性试验资料的优质、真实、完整和可靠，针对药物非临床安全性评价研究机构，就实验室实验研究从计划、实验、监督、记录到实验报告等一系列管理而制定的法规性文件，涉及实验室工作的所有方面，是从源头上提高新药研究质量、确保人类用药安全的根本性措施。它主要针对医药、农药、食品添加剂、化妆品、兽药等进行的安全性评价实验而制定的规范。根据国际惯例，GLP 专指毒理学安全性评价实验室的管理。

### 一、GLP 的发展与概况

20 世纪 70 年代，美国食品药品监督管理局（FDA）工作人员在审评报告时，发现报告中的数据前后不一致，而且有实验作弊的迹象，于是 FDA 对所管辖产品的安全性研究报告的可靠性产生强烈怀疑，从而对全国研究机构展开调查。调查结果显示，尽管存在故意隐瞒对产品不利的实验结论的情况，但广泛存在于各个企业、研究机构、学校中的更严重问题是安全性实验设计、进行和报告过程中存在缺陷，从而导致报告的可信性严重降低。1976 年，FDA 颁布 GLP 法规草案，并在广泛听取建议及举行听证会的基础上，于 1979 年 6 月 20 日生效实施，其适用范围较广泛，包括食品添加剂、色素添加剂、饲料添加剂、人用药和兽药、人用医疗器械、生物制品和电子产品。随后，FDA 对 GLP 进行了数次修订与完善，美国的 GLP 发展至今，已经形成整体上比较成熟、操作性比较强的法规体系。

自美国颁布 GLP 法规并采取了强硬的推行措施之后，引起了许多国家的关注，英国（1982 年）、日本（1982 年）、法国（1983 年）、德国（1983 年）、西班牙（1985 年）、瑞典（1985 年）、意大利（1986 年）等国家也先后发布了本国的 GLP，尽管各国间存在差异，但基本内容一致，使 GLP 逐渐成为国际上通行的确保药品非临床安全性研究质量的规范。日本是继 FDA 的 GLP 颁布之后较早实施 GLP 管制的国家之一，经验丰富，管理富于科学性，影响力大。韩国是经济合作与发展组织（OECD）的成员国，于 1986 年按照《OECD 的 GLP 原则》颁布了 GLP 法规，主管部门是韩国卫生和社会事务所。

与美国相比，我国新药研究 GLP 的发展要落后近 10 年的时间。1990 年 6 月，由国家科委组织，在军事医学科学院召开了我国首次 GLP 研讨会，起草了我国的 GLP 规范。为了规范药品毒理试验质量监督管理，1993 年 7 月，正式颁布了由中国药学会、中国药理学会有关专家编写的《新药（西药）临床前研究指导原则》；1993 年 12 月 11 日，由国家科委发布了《药品非临床研究质量管理规定（试行）》，1994 年 1 月 1 日开始试行，并先后于1994 年和 1999 年进行了两次修改；2003 年，由国家食品药品监督管理局正式发布 2 号令《药品非临床研究质量管理规范》，之后发布了《药物非临床研究质量管理规范检查办法》和《药物非临床研究质量管理规范认证管理办法》，并正式开始对实施 GLP 的实验室进行GLP 检查；2006 年，国家食品药品监督管理局（SFDA）发布了关于推进实施《药物非临床研究质量管理规范》的通知；自 2007 年 1 月起，新药安全性评价研究强制实施 GLP，要求新药的安全性评价研究必须在通过 GLP 认证的实验室进行，标志着我国的 GLP 建设走向了正轨。

经历 20 多年，在国家对 GLP 建设的大力倡导、扶植下，药品 GLP 作为药物非临床安全性评价研究的基本准则，受到业内人士越来越密切的关注。特别是近 10 年来，我国的GLP 得到了全面、迅速的发展，已接近于国际水平，无论从法制建设和监管体系上，还是在硬件和软件建设上都获得了极大的提高，主要体现在以下几方面。①药物安全性评价研究机构数量增多，规模扩大。②GLP 专业人才体系基本建立，队伍扩大。③仪器设备投入增多，全面实施 3Q 认证和 LIMS 系统管理。④人员培训形成规模，全面执行标准操作规程（SOP）。⑤完成新药安全性评价项目数目增多，质量逐年提高。⑥法规监管体系逐步完善。⑦组建了一支合格的 GLP 认证检查员队伍。

## 二、我国 GLP 建设方向

药品 GLP 建设是一个长期的过程，需要大量人力、物力、财力的支持。为使我国 GLP的建设更符合国际要求，更好地服务于创新药物研发，主要有以下的努力方向。

**1. 努力争取早日加入国际组织**　我国尚未加入 OECD/GLP 工作组数据互认协议 MAD（mutual acceptance of data）。应对 REACH 等国际贸易技术壁垒，对化学品安全评价 GLP 实验室进行评价和监控，推动我国 GLP 实验室评价结果得到其他国家以及 OECD 等国际组织的承认，是我国实验室资质监管体系的重要补充和完善。

**2. 修改我国 GLP 规范，更适应国际 GLP 发展的需要**　我国制定和实施的 GLP 规范至今已有 10 余年了。我国 GLP 相关法规与 FDA 的 GLP 相关法规逐条对比，在要求和管理方面还存在一定的差别。为了更好地推动我国 GLP 的国际化发展，需要及时修改我国 GLP 规范，以更适应国际 GLP 发展的需要。

**3. 扩大 GLP 认证项目的范围**　部分 GLP 机构存在着开展药代、毒代、供试品分析的方法学验证、测试和结构分析能力有限，专业人才不够，仪器设备不全等实际问题。GLP规范也规定上述实验可以在合同实验室进行。目前大多数毒代动力学实验都是在 GLP 条件下相关生物分析实验室或药代（毒代）实验室完成的。今后可考虑专门设置生物分析实验室或药代、毒代实验室的 GLP 申请，这样可以提供分析检测的可靠性，也符合 GLP 规范要求。

**4. 逐步实施计算机化系统的应用**　非临床安全性评价试验数据的计算机采集及处理系统的建立与应用是提高安全性评价试验质量和准确可靠性的重要步骤，是提高数据采集及处理的信息化水平的关键措施。

**5. 实施 GLP 相关资质认证**　人员资质认证包括：病理工作人员资质认证、专题负责人资质认证、兽医人员资质认证、QA 人员资质认证等；设施设备认证包括：动物福利

（AAALAC）认证、专门实验室认证和仪器设备 3Q 验证等。

**6. 加强监管和认证检查工作** 信息化管理系统要具体落实，建立管理实施方案；药物 GLP 认证方案和程序可进一步修改；药物 GLP 定期检查时间、方式要进一步改革；药物 GLP 检查要进一步加强；药物 GLP 日常监督检查要有具体措施。

**7. 加强药物毒理学的基础研究** 开展新药早期毒性优化筛选系统的建立与应用，开展体内、体外试验比较研究；开展毒理基因组学技术的应用研究；开展计算机虚拟筛选技术的应用研究；开展替代试验的建立与应用研究；开展药物毒性生物标志物的基础研究；开展毒理学在转化医学中"桥接"作用研究；开展新药"靶点"毒性作用机制研究等。

## 三、实施 GLP 的目的和意义

医药产品的安全性与消费者的健康息息相关，其标示内容不仅要可信，而且要可证实，其中非临床安全性评价即毒理学试验是保证公众用药安全的关键环节。GLP 是政府管理部门为了确保这类毒理学试验的质量而设计的一套科研管理法规，其实质是非临床研究质量管理规范。GLP 是一种质量体系，其重点关注对象是健康和环境安全非临床研究的计划、实施、监督、记录、完成和报告等各项工作和组织管理程序及外部环境。因此，制定这些 GLP 的目的是提高试验数据的质量以及提供管理工具来确保更有效的管理，包括试验室试验的操作、报告和存档。这些原则被认为是一套标准，以确保试验质量、试验的可靠性和完整性，确保试验能按照事实得出结论并进行报告以及确保原始数据的可追溯性。所以，GLP 要求 GLP 实施机构对角色和责任进行分配，以提高每项试验的运行管理水平，并在试验实施中，重视对整个试验的重现性有重要影响的因素（设计、监督、记录、报告和完成），完整地执行 GLP 条款。

## 四、GLP 的主要内容

GLP 标准针对管理和管理方法，要求研究人员按照制定的试验方案开展工作，规范了试验方案的起草、记录、报告和归档的程序。该规范与符合他们实施研究的科学内容或技术内容无关。符合 GLP 原则的研究要求如下。①组织体制及责任体制明确。②试验、操作规程标准化。③按照计划、操作规程实施试验。④保存试验相关标本、记录。⑤积极地保证可信性。主要内容包括资源、标准、试验系统、文件和质量保证体系 5 个方面。GLP 的各个环节又可分别称为硬件（建筑设施、仪器等）和软件（人员素质、标准操作规程、质量保证）。

### （一）组织机构和人员

**1. 组织管理体系** 非临床安全性评价研究机构应建立完善的组织管理体系，配备机构负责人、质量保证部门负责人和相应的工作人员；具备相应的研究人员；制定完善的管理制度，明确各级人员职责。

**2. 人员** 相关人员具备严谨的科学作风和良好的职业道德以及相应的学历，经过专业培训，具备所承担的研究工作需要的知识结构、工作经验和业务能力；熟悉本规范的基本内容，严格履行各自职责，熟练掌握并严格执行与所承担工作有关的标准操作规程；及时、准确和清楚地进行试验观察记录，对试验中发生的可能影响试验结果的任何情况应及时向专题负责人书面报告；根据工作岗位的需要着装，遵守健康检查制度，确保供试品、对照品和试验系统不受污染；定期进行体检，患有影响研究结果的疾病者，不得参加研究工作；

经过培训、考核，并取得上岗资格。

**3. 机构负责人（FM）**　应具备医学、药学或其他相关专业本科以上学历及相应的业务素质和工作能力；机构负责人职责为全面负责非临床安全性评价研究机构的建设和组织管理；建立工作人员学历、专业培训及专业工作经历的档案材料；确保各种设施、设备和试验条件符合要求；确保有足够数量的工作人员，并按规定履行其职责；聘任质量保证部门的负责人，并确保其履行职责；制定主计划表，掌握各项研究工作的进展；组织制定和修改标准操作规程，并确保工作人员掌握相关的标准操作规程；每项研究工作开始前，聘任专题负责人，有必要更换时，应记录更换的原因和时间；审查批准试验方案和总结报告；及时处理质量保证部门的报告，详细记录采取的措施；确保供试品、对照品的质量和稳定性符合要求；与协作或委托单位签订书面合同。

**4. 质量保证部门**　质量保证部门职责为保存非临床研究机构的主计划表、试验方案和总结报告的副本；审核试验方案、试验记录和总结报告；对每项研究实施检查，并根据其内容和持续时间制定审查和检查计划，详细记录检查的内容、发现的问题、采取的措施等，并在记录上签名，保存备查；定期检查动物饲养设施、试验仪器和档案管理；向机构负责人和（或）专题负责人书面报告检查发现的问题及建议；参与标准操作规程的制定，保存标准操作规程的副本。

**5. 专题负责人**　每项研究工作必须聘任专题负责人。专题负责人全面负责该项研究工作的运行管理；制订试验方案，严格执行试验方案，分析研究结果，撰写总结报告；执行标准操作规程的规定，及时提出修订或补充相应的标准操作规程的建议；确保参与研究的工作人员明确所承担的工作，并掌握相应的标准操作规程；掌握研究工作的进展，检查各种试验记录，确保其及时、直接、准确和清楚；详细记录试验中出现的意外情况和采取的措施；试验结束后，将试验方案、原始资料、应保存的标本、各种有关记录文件和总结报告等归档保存；及时处理质量保证部门提出的问题，确保研究工作各环节符合要求。

**（二）实验设施**

1. 根据所从事的非临床研究的需要，建立相应的实验设施。各种实验设施应保持清洁卫生、运转正常，各类设施布局应合理，防止交叉污染，环境条件及其调控应符合不同设施的要求。

2. 具备设计合理、配置适当的动物饲养设施，并能根据需要调控温度、湿度、空气洁净度、通风和照明等环境条件。实验动物设施条件应与所使用的实验动物级别相符。

3. 具有供试品和对照品的处置设施，接收和贮藏供试品和对照品的设施，供试品和对照品的配制和贮存设施。

4. 根据工作需要设立相应的实验室，使用有生物危害性的动物、微生物、放射性等材料应设立专门实验室，应符合国家有关管理规定。

5. 具备保管实验方案、各类标本、原始记录、总结报告及有关文件档案的设施。

6. 根据工作需要配备相应的环境调控设施。

**（三）仪器设备和实验材料**

1. 根据研究工作的需要配备相应的仪器设备，放置地点合理，并有专人负责保管，定期进行检查、清洁保养、测试和校正，确保仪器设备的性能稳定可靠。

2. 实验室内应备有相应仪器设备保养、校正及使用方法的标准操作规程。对仪器设备的使用、检查、测试、校正及故障修理，应详细记录日期、有关情况及操作人员的姓名等。

3. 供试品和对照品的管理应符合下列要求：实验用的供试品和对照品，应有专人保管，有完善的接收、登记和分发的手续，供试品和对照品的批号、稳定性、含量或浓度、纯度及其他理化性质应有记录，对照品为市售商品时，可用其标签或其他标示内容；供试品和对照品的贮存保管条件应符合要求，贮存的容器应贴有标签，标明品名、缩写名、代号、批号、有效期和贮存条件；供试品和对照品在分发过程中应避免污染或变质，分发的供试品和对照品应及时贴上准确的标签，并按批号记录分发、归还的日期和数量；需要将供试品和对照品与介质混合时，应在给药前测定其混合的均匀性，必要时还应定期测定混合物中供试品和对照品的浓度和稳定性，混合物中任一组分有失效期的，应在容器标签上标明，两种以上组分均有失效日期的，以最早的失效日期为准。

4. 实验室的试剂和溶液等均应贴有标签，标明品名、浓度、贮存条件、配制日期及有效期等。试验中不得使用变质或过期的试剂和溶液。

5. 动物的饲料和饮水应定期检验，确保其符合营养和卫生标准。影响实验结果的污染因素应低于规定的限度，检验结果应作为原始资料保存。

6. 动物饲养室内使用的清洁剂、消毒剂及杀虫剂等，不得影响实验结果，并应详细记录其名称、浓度、使用方法及使用的时间等。

**（四）标准操作规程**

1. 制定与实验工作相适应的标准操作规程。

2. 标准操作规程经质量保证部门签字确认和机构负责人批准后生效。

3. 标准操作规程的制定、修改、生效日期及分发、销毁情况应记录并归档。

4. 标准操作规程的存放应方便使用。

**（五）研究工作的实施**

1. 每项研究均应有专题名称或代号，并在有关文件资料及实验记录中统一使用该名称或代号。

2. 实验中所采集的各种标本应标明专题名称或代号、动物编号和收集日期。

3. 专题负责人应制定实验方案，经质量保证部门审查，机构负责人批准后方可执行，批准日期作为实验的起始日期。接受委托的研究，实验方案应经委托单位认可。

4. 实验方案的主要内容如下：研究专题的名称或代号及研究目的；非临床安全性评价研究机构和委托单位的名称及地址；专题负责人和参加实验的工作人员姓名；供试品和对照品的名称、缩写名、代号、批号、有关理化性质及生物特性；实验系统及选择理由；实验动物的种、系、数量、年龄、性别、体重范围、来源和等级；实验动物的识别方法；实验动物饲养管理的环境条件；饲料名称或代号；实验用的溶媒、乳化剂及其他介质；供试品和对照品的给药途径、方法、剂量、频率和用药期限及选择的理由；所用毒性研究指导原则的文件及文献；各种指标的检测方法和频率；数据统计处理方法；实验资料的保存地点。

5. 研究过程中需要修改实验方案时，应经质量保证部门审查，机构负责人批准。变更的内容、理由及日期，应记入档案，并与原实验方案一起保存。

6. 专题负责人全面负责研究专题的运行管理。参加实验的工作人员，应严格执行实验方案和相应的标准操作规程，发现异常现象时应及时向专题负责人报告。

7. 所有数据的记录应做到及时、直接、准确、清楚和不易消除，并应注明记录日期，记录者签名。记录的数据需要修改时，应保持原记录清楚可辨，并注明修改的理由及修改日期，修改者签名。

8. 动物出现非供试品引起的疾病或出现干扰研究目的的异常情况时，应立即隔离或处死。需要用药物治疗时，应经专题负责人批准，并详细记录治疗的理由、批准手续、检查情况、药物处方、治疗日期和结果等。治疗措施不得干扰研究。

9. 研究工作结束后，专题负责人应及时写出总结报告，签名或盖章后交质量保证部门负责人审查和签署意见，机构负责人批准。批准日期作为实验结束日期。

10. 总结报告主要内容如下：研究专题的名称或代号及研究目的；非临床安全性评价研究机构和委托单位的名称和地址；研究起止日期；供试品和对照品的名称、缩写名、代号、批号、稳定性、含量、浓度、纯度、组分及其他特性；实验动物的种、系、数量、年龄、性别、体重范围、来源及动物合格证号和签发单位、接收日期和饲养条件；供试品和对照品的给药途径、剂量、方法、频率和给药期限；供试品和对照品的剂量设计依据；影响研究可靠性和造成研究工作偏离实验方案的异常情况；各种指标检测方法和频率；专题负责人与所有参加工作的人员姓名和承担的工作内容；分析数据所采用的统计方法；实验结果和结论；原始资料和标本的保存地点。

11. 总结报告经机构负责人签字后，需要修改或补充时，有关人员应详细说明修改或补充的内容、理由和日期，经专题负责人认可，并经质量保证部门负责人审查和机构负责人批准。

### （六）资料档案

1. 研究工作结束后，专题负责人应将实验方案、标本、原始资料、文字记录和总结报告的原件、与实验有关的各种书面文件、质量保证部门的检查报告等按标准操作规程的要求整理交资料档案室，并按标准操作规程的要求编号归档。

2. 研究项目中止或取消时，专题负责人应书面说明中止或取消原因，并将上述实验资料整理归档。

3. 资料档案室应有专人负责，按标准操作规程的要求进行管理。

4. 实验方案、标本、原始资料、文字记录、总结报告以及其他资料的保存期，应在药物上市后至少 5 年。

5. 质量容易变化的标本，如组织器官、电镜标本、血液涂片等的保存期，应以能够进行质量评价为时限。

## 第二节　新药非临床安全性评价的影响因素

在进行新药临床前安全性研究过程中，许多因素间接或直接地影响了药物毒性试验结果，会使试验结果失真，导致错误的结论，影响药品的科学评价，从而无法保障患者的用药安全。其中的影响因素归纳总结为以下几个方面。

### 一、受试物因素

#### （一）受试物的化学结构和毒性效应

药物的化学结构是决定毒性的物质基础，研究药物化学结构和毒性效应之间的关系，找出其规律，在毒理学研究中具有重要意义。

### （二）受试物的理化性质与毒性效应

受试物理化性质均可影响吸收、分布、蓄积、代谢、排泄的毒动学过程，影响其在靶器官中的浓度，进而影响其毒作用的性质和大小。

### （三）受试物的纯度和异构体与毒性效应

论述一个药物的毒性，一般是指其纯品的毒性，但在卫生毒理学实际工作中更经常的是阐明其工业品或商品的毒性。工业品往往混有溶剂、未参加合成反应的原料、原料中杂质、合成副产品等。商品中往往还含有赋形剂或添加剂。这些杂质有可能影响、加强甚至改变原化合物的毒性或毒性效应。

有机化合物往往存在同分异构体，如二甲苯就有邻位、间位、对位 3 种，而且毒性也有差别。内吸磷含有硫联型和硫离型两种同分异构体，二者比重不同，溶解度可相差 30 倍，大鼠的半数致死量（$LD_{50}$）也相差 3 倍。三邻甲苯磷酸酯，即 TOCP，是致迟发性神经病化合物，但若其甲基转至对位，则失去致迟发性神经毒性。

## 二、实验动物因素

### （一）实验动物的性别、种属和品系

不同物种、品系的动物的遗传因素决定了其对外来化合物代谢转化方式和转化速率的差异。可能因转化方式不同，某些物种动物体内代谢反应类型有缺陷，从而产生不同的代谢产物，表现出不同的毒性作用。同一物种、同一品系的不同群体动物，在相同条件下，接触一种外来化合物均有不同的剂量 – 反应关系，说明实验动物存在个体差异。其个体差异的原因极为复杂，主要有如下几方面。

**1. 性别** 品系相同的动物对外来化合物在毒性反应上表现出性别差异。在一般情况下，成年雌性动物比雄性动物对化学物毒性敏感，但也有例外。性别的不同对实验的影响一般小于种属差异。如果实验对动物的性别无特殊要求，则选用雌雄各半为宜。

**2. 种属** 所有动物都具有一些相同或相似的生理生化现象，而且种属越近，其生命现象也越接近，这是比较医学的理论基础，但动物与人不同，在动物身上无效的药物不等于临床无效，在动物身上有效的药物也不等于临床有效。

**3. 品系** 同种不同品系动物，对同一刺激的反应差异很大，对同一外源性化合物的敏感性也不同。

### （二）实验动物个体因素与毒性效应

人和其他哺乳动物的许多正常生理功能、疾病病理变化及营养与习惯往往也会影响外来化合物的毒性作用。实验动物对外源性化合物的反应具有明显的个体差异，一般认为同一年龄段的动物雌性比雄性敏感，但相差不超过 2 倍；不同年龄段的动物个体之间对同一外源物质的反应敏感性差异很大，成年动物与幼年动物的 $LD_{50}$ 比值介于 $0.002 \sim 16.000$ 之间，幼年动物比成年动物敏感，老年动物反应不敏感，所以一般选用成年健康动物进行实验。进行慢性实验时，可选择年幼、体重较小的动物，雌性动物性周期不同阶段和妊娠、授乳时的机体反应性有较大的改变，因而一般优先选用雄性动物或雌雄各半。在药物毒性试验中至少需用两种动物，它们的种属差异愈大愈好。选择的动物应包括雌雄两性，因为不同性别对药物毒性反应有差异。

## 三、环境因素

影响实验动物的环境因素，是指对实验动物个体发育、生长、繁殖、生理、生化和有关反应性产生影响的一切外界条件。影响动物实验结果的环境因素包括以下方面。

### （一）气温

在正常生理情况下，当环境温度在一定范围内变化时，动物机体本能地进行调节与其相适应，以保持机体体温、代谢、生理、生化功能的稳态。高温使机体皮肤毛细血管扩张、血循环加快、呼吸加速。高温时多汗，影响化合物经胃肠吸收，性周期无规律，血液中 B 淋巴细胞及 T 淋巴细胞减少，经肾随尿排出的化合物或其代谢产物在体内存留时间延长。室温过低时，小鼠摄食量可增加 30%，阴道开口与性周期出现较迟，新陈代谢增强，心、肝、肾等器官重量亦增加。另外，在毒性试验中不同温度可使大鼠、小鼠对药物的 $LD_{50}$ 产生显著差异。温度对细菌、病毒的免疫学及感染性实验的影响明显。

### （二）湿度

高湿度，尤其是伴随高温的高湿度环境，可使经皮肤接触吸收的化合物吸收速度加快。过高时，环境中微生物易于生长繁殖，垫料与饲料易发生霉变，影响动物健康。在同一温度下，动物室内细菌和氨气含量可随湿度升高而增加，小鼠鼻腔内的细菌总数在室内湿度升高时也有所增加，仙台病毒在高湿条件下比在低湿条件下更易传播。某些化合物如 HCl、NO、$H_2S$ 等在高湿条件下对动物的刺激性增加。在低湿条件下，尤其是低于 40% 时，幼大鼠会发生环尾症（ringtail），同时环境中尘灰飞扬，变应原的含量明显上升，对动物和人类健康不利。另外在高温条件下，湿度对动物的影响可成倍增大。一般而言，动物室的相对湿度以 40%~70% 为宜。

### （三）气压

高气压与低气压环境条件下，接触外来化合物可以引起外来化合物的毒性改变。如在低气压（如高原）时士的宁的毒性降低，但氨基丙苯毒性增强。

### （四）气流、风速的影响

气流的方向与风速的大小对体热的扩散具有很大的影响，小鼠在低温环境下随风速的增加体温明显下降，摄食量增加，通常在 0.25~1m/s 是比较适宜的。通风不良可致设施内空气污浊，另外，通风不良导致环境中性激素含量过高，可致动物的内分泌及生殖功能紊乱，影响动物健康及动物实验结果。

### （五）照明与噪声

照明因素包括照度、波长和照明时间。照度过强对动物角膜具有不利影响，还影响动物繁殖性能；波长也会影响动物的特性；光照明暗周期对动物的繁殖具有明显的影响。动物室通常使用日光灯，但要考虑不同笼架层次之间的差异。

### （六）动物设施、设备、笼具和垫料

笼具的材质和构造对动物实验结果有影响，镀锌的导电材料会造成动物对锌的吸收；铁丝网底笼使大鼠对吗啡、戊巴比妥钠的敏感性增加；某些塑料笼具有毒性，长期饲养能使大鼠肝、肾大，血清胆固醇和磷脂含量升高。饮水瓶应用玻璃或无毒塑料制成。垫料选用不当会对动物造成危害并影响实验结果，锯木屑等木材加工副产品常含有杀虫剂和防腐

剂等污染物，对动物的生理产生很大的影响，红松的刨花会降低巴比妥酸盐对动物的作用；白松、黄花松和红杉的刨花会释放挥发性碳氢化合物，影响肝中微粒体酶的活性，并且能产生其他毒性作用，从而影响药物代谢的研究结果。

## 四、实验动物营养因素

动物的生长、发育、繁殖及抗病能力均与营养有关，某些器官的功能、形态及重量随着饲料品质的差异而发生变化，饲料的能量又影响动物的摄食量，而摄食量的多少又影响动物实验结果。猴和豚鼠的饲料中维生素 C 不足，能导致坏血病。家兔饲料中粗纤维含量不足会影响其消化功能。大鼠、小鼠饲料中蛋白质含量不足易导致肠道疾病。维生素 A 不足影响动物的生长发育，导致其免疫功能下降及生理生化指标的改变；过量则可能导致骨骼改变。维生素 D 过量会导致软组织中钙沉积。另外，饲料原料中含有的硝酸盐、汞、镍、铅、钾、氯仿、动情素复合物、黄曲霉素、杀虫剂、残留农药、抗营养因子、防腐剂、各种微生物等，均能直接或间接影响实验结果。饮水也能成为影响实验结果和危及实验动物健康的原因。动物缺水时，食欲明显减退，渴欲增强，消化功能减弱，动物机体的免疫力显著降低，饮用水中含过量的氯能抑制免疫细胞的活性。

## 五、接触途径和媒介

### （一）接触途径

实验动物接触外来化合物的途径不同，其首先到达的器官有差别，中毒效应也不尽相同。在相同化合物剂量下，接触途径不同，其吸收速度、吸收率也不尽相同。一般认为，接触化合物吸收速度和毒性大小的顺序是：静脉注射 > 腹腔注射、肌内注射 ≥ 经口 > 经皮。

### （二）溶剂和助溶剂

受试化合物常需先用溶剂溶解或稀释，有时还要用助溶剂。目前最常用的溶剂有水（蒸馏水或去离子水）、植物油。常用的助溶剂为吐温 – 80，但它对某些化合物的吸收速度有影响，且有一定毒性，尤其在注射剂中的量要严格控制，FDA 规定吐温 – 80 用量小于 25mg/kg。

### （三）化合物的稀释度

有的外来化合物经溶液稀释，由于稀释度不同（浓度不同），毒性也会受影响。一般在同等剂量情况下，浓溶液比稀溶液毒作用强。

### （四）交叉接触

在毒理试验中，尤其是经皮肤接触与经呼吸道接触外来化合物的过程中，要注意防止化合物的交叉接触吸收问题。

## 六、GLP 规范的执行与管理

临床前安全性研究的不规范性会影响对药品的科学评价，严格控制药品安全性评价实验的各个环节，即严格控制可能影响实验结果准确性的各种主客观因素，降低实验误差，提高实验数据的质量和有效性，避免假阴性或假阳性结果出现，避免重复性实验，减少资源浪费。GLP 条件下开展新药非临床安全性评价工作需重视以下几个方面。

### （一）管理方式和制度

GLP 工作是多专业组合的研究，需要一支由各专业人员组成的团队，包括管理者、课题负责人、质量监保人员及技术人员等。各类人员都在研究中扮演重要的角色，都需要有各自专业的经验。

### （二）仪器设备

根据研究需要配备相应的仪器设备，分别有专人管理，有仪器设备台账和仪器设备档案。仪器设备定期进行检查、清洁保养、测试和校正，通常每年校验一次。操作使用、校验、故障维修均应有记录。载明名称、型号、使用日期、操作者、所测样品、仪器设备运行情况等。

### （三）标准操作规程（SOP）

制订 SOP 的意义在于明确管理和工作职责，对具体实验技术操作进行统一规范。有一套对员工培训的教材，保证药品研究活动的全过程按书面规定进行运转，是监督检查和管理的基本依据。

### （四）动物实验房设施和布局

动物实验房是 GLP 实验室重要的硬件组成部分，动物实验房的设施、布局合理与否直接影响实验动物的质量和实验结果。

### （五）动物的质量与饲养管理

实验动物本身的质量以及实验期间动物的饲养管理水平会直接影响研究结果。也就是说，动物的质量是否与实验方案一致是判断 GLP 符合性的一条标准。若实验周期很长，长期饲养影响动物质量的可能性是存在的。因此必须对实验期间的动物质量进行监控，要非常关注动物饲养的环境条件，如饲料、水、垫料、温度、湿度、消毒剂以及照明等，提供 GLP 符合性的结果证明。高质量的动物和规范的动物饲养管理是实验成功的前提。

### （六）供试品的配制及管理

在 GLP 体系下，需要了解供试品的背景，并对供试品的接收、保存、使用、留样、剩余供试品的废弃、返还等方面进行记录、监控，做到总量、保存条件和使用过程都有严格的控制。

### （七）专题负责人的综合素质

专题负责人是一项试验成功或失败的关键人物，不但要制定符合新药申报研究内容要求的试验方案，还要参与具体工作的操作和把关。试验方案制定不科学，考虑不全面，在实际工作中把关不严，就无法得到预期的试验结果，更无法保证实验的质量。专题负责人要根据实际的工作能力和实践经验及工作责任心来确定。

### （八）操作的规范与熟练程度

GLP 实验室的一切操作虽均建有 SOP，但细小的操作无法用文字表达，若不熟练就无法达到给药量的准确性。GLP 实验室均建有动物各种生理生化的基础数据，这些基础数据所要求的麻醉方法、采血部位必须与进行的方法一致，否则无法参考，对结果判断会造成一定的误差。

### （九）检验

临床检验学的内容比较丰富，包括血液学、血液生化学、电解质、尿液检测等，它在安全性试验研究中具有重要作用。

### （十）组织病理学

组织病理学检查对于判定药物毒性的性质与强度非常重要，在安全性试验中具有重要地位。对组织病理学的要求，从解剖、脏器观察、组织切片制作、诊断标准建立到病理诊断等都有一整套规范程序，以保证病理诊断的科学性和严肃性，缺乏 GLP 管理规范的毒性病理学，就会缺乏病理诊断的科学性。

### （十一）原始记录的形式和规范性

原始记录资料中的每个字、每个数据、每笔记录都是最终报告结果的重要文字依据，没有规范的原始记录资料，就无法表明最终报告结果的准确性、可靠性。根据 GLP 实验室工作性质，要建立规范、易记录、易统计的原始记录形式（以表格式为宜），记录时不能用省略形式。

### （十二）资料保管

资料分两种，一种为实验结束归档资料，该资料由资料保管员保管，存入档案室，一般不会出差错；另一种为正在实验之中的资料，需要每天收集，这类资料若保管不规范，不但无法保证资料的完整性和保密性，而且严重影响试验的质量和结果。所以在进行中的资料必须有专人（一般为专题负责人）收集保管，当天资料当天收集整理，同时选择一个比较安全的保存地点，以免资料遗漏、丢失和失密。

### （十三）质量监督与保障

为了保证药物安全性研究的可信赖性，GLP 要求新药临床前安全性研究设立质量保障部门（QAU），对研究工作开展独立的监督与检查，并在申报的试验资料中同时提交 QAU 陈述书，证明试验研究及其结果的真实性与可信性。

总之，毒理学实验中受试物、实验动物种属、个体差异和实验环境、实验技术因素的质量控制、GLP 规范的执行与管理力度等方面均值得关注，各种因素影响了动物实验结果，决定毒理学实验结果的客观性，直接影响药物的安全性评价结果，应引起新药研发人员及管理机构的重视。

# 第三节　新药非临床安全性评价进展

随着科学技术的飞速发展，新药的非临床安全性评价出现了许多新的技术和方法，在药物辅料及其新制剂、生物技术药物、中药及天然药物的临床前研究中得到了更多的重视和应用。

## 一、药物安全性评价的新方法和新技术

近年来，快速发展的分子生物学、细胞生物学、生物信息学理论和方法，在一定程度上，将药物的安全性评价引领至体外细胞水平。某些复杂的整体实验，逐步被体外实验和构－效关系研究所代替。如 DNA 芯片或 DNA 微点阵等，可以同时测定数千个基因的表达，便利地观察基因的上调或下调；基因诱捕、代表性差异分析等技术，为研究化学致畸的机

制提供了可能；基因分布图可以区别特异性或非特异性细胞损伤和核苷酸水平的修复。生物芯片技术、组织芯片技术及毒理基因组学（toxicogenomics）在安全性评价中的应用具有广阔的前景。生化标志物在药物毒理学研究中的应用也日渐重要，如特异的 DNA 和蛋白质加合物用于有效暴露的生物标记、NMR 分析尿中代谢产物，进而可以确定作为毒性反映生物标记物的代谢变化模式。除了传统的以动物实验为基础的安全性评价方法之外，分子水平的毒理学研究的新方法和思路也渗透到了新药非临床安全性评价中。转（敲除）基因动物和基因工程细胞也被应用到新药安全性评价中，某些生化指标被用来替代传统的发病率及死亡率。新技术及新方法的应用使得某项相对冗长复杂的毒理学研究可以在几个小时之内完成。

发端于利用 NMR 研究生物体液和组织代谢谱的代谢组学（metabonomics），随着新的分析技术方法的不断改进，目前基本以 NMR、气相色谱 - 飞行时间质谱和超高效液相色谱 - 飞行时间质谱为主要技术，同时包含了傅里叶变换质谱、毛细管电泳 - 质谱等。以早在 2001 年的 COMET（consortium for metabonomics toxicology）计划开始，国际一些大型制药公司纷纷开展这方面研究工作，FDA 下属的国立毒理学研究中心也成立专门的代谢组学实验室。未来有可能要求在新药的临床试验申请及新药上市申请中加入相应的安全性试验资料及生物标志物资料。

20 世纪 70 年代逐渐发展起来的"替代（alternatives）法"适应了社会和学科自身发展的需要，为毒理学研究提供了思路。在急性毒性方面，$LD_{50}$ 测定和 Draize 眼刺激试验为替代法研究的焦点，目前已获部分国家药政部门的逐步认可。胚胎毒性试验替代法模型，包括哺乳动物胚胎或胚胎器官体外培养，研究结果显示有望用于筛选致畸物质，以能否通过阻止腹水癌细胞附着于球蛋白覆盖的表面来判断某物质是否有致畸作用。该研究用于 102 个化合物，其中 81 个化合物的研究结果与动物实验的结果一致。在区分化合物和识别神经发育毒性机制方面，神经发育毒性动物实验替代模型及方法的研究也正在逐渐拓展。

在传统中医理论指导下，利用各种分离纯化技术制备的单方或复方中药注射剂，是现代中药新剂型的重要代表之一，其临床应用广泛。但由于药味众多、成分复杂、潜在变应原多、质量可控性难度较大，或者临床不当使用，中药注射剂致不良反应的报告也较多。相对应地，主动全身过敏（ASA）反应检查法、被动皮肤过敏（PCA）反应检查法、腘窝淋巴结试验（PLNA）、体外肥大细胞脱颗粒检测、血清特异性 IgE 及炎症因子检测、免疫印迹法及免疫芯片、生物信息学工具与 QSAR（quantitative structure - activity relationships）等技术与方法，在中药注射剂的非临床安全性评价中的应用逐渐增多。

## 二、生物技术药物的安全性评价

近年来，采用 DNA 重组技术、杂交瘤、单克隆抗体技术及其他生物技术研制的蛋白质、抗体及核酸等 8 大类医药产品的发展势头异常迅猛。生物技术药物非临床安全性评价的目的及意义与化学药物相同。但是，生物技术药物与化学药物相比较具有其显著的特点。

**1. 质量可控性难度较高**　能够影响基因稳定性、菌株及细胞系稳定性、工艺条件稳定性等的因素，均可能导致该药物生物活性的变化或产生意外的活性。

**2. 种属特异性较强**　人源基因的编码蛋白质或多肽类药物，可能与其他动物体内相应的蛋白质或多肽的同源性存在较大差异，因此，其药理学、毒理学活性存在种属异性。

**3. 具有免疫原性**　单次或多次给药后，动物体内产生抗体。可能产生与生物技术药物在结构或构型上与人体内天然成分的差异。

**4. 具有网络性效应** 某些生物技术药物可以作用于多个组织或细胞，且在人体内相互诱生、相互调节、相互协同或拮抗，出现网络性效应，从而导致其生物学反应极其复杂。

因此，适用于化学药物的安全性评价体系，不完全适用于生物技术药物。此外，不同生物技术药物之间，上述特点的具体内涵及毒理学机制也不尽一致。所以，目前尚无国际普遍认可的生物技术药物安全性评价规范。有关组织以 ICH 的形式讨论制定了生物技术药物临床前安全性评价的指导原则，设计方案时应采用灵活、个案化和基于科学的方法。通常公认的是采用"case by case"方法处理，即在非临床毒理学试验一般原则指导下，根据具体药物的特点制定能反映该品种特点的针对性试验方案。如生物技术药物的免疫原性研究包括：抗体滴度、抗体出现时间、出现抗体的动物数、剂量关系、抗体滴度的动态变化、抗体的中和活性、同期的药效/药代/毒性反应的变化、补体激活与否、免疫复合物在肝肾的沉积、终止给药的条件、临床意义分析等。抗体检测需要建立相应方法，并对方法学进行考察，如灵敏度、血清样品中受试品的干扰等。如给药后出现中和抗体并影响了大多数动物的药理和（或）毒性反应，则可以终止给药。

## 三、中药及天然药物的安全性评价

"中药无毒无副作用"的说法一直为大多数人所接受。然而，随着药品不良反应报告制度的逐步推进，临床上与中药有关的不良反应报告逐渐增多（典型的如近年来与马兜铃酸、雷公藤、大黄蒽醌有关的中毒事件）。同时，新药中的未知成分的毒性作用也逐渐被人们认识。从药品管理的角度看，对于一类中药及部分二类中药，仅应用传统的中医药理论来阐述其功能主治是不够的，尤其是中药注射剂，在化学本质上已经与传统中药显示出愈加明显的差别，药物的安全性研究也逐渐引起更多的重视。只有通过严格的临床前毒理学研究，才能为药物的临床评价、临床合理用药提供依据，而这正是目前中药非临床安全性评价的核心任务和意义所在。

从药物研发的流程上分析，中药新药研发一般经过临床用药实践、候选化合物、临床验证、新药开发程序、临床研究，最后到药物上市。而中药复方制剂，其最大的优势来源于其长期的临床实践，因此其安全性评价亦存在有别于植物药和以有效成分或有效部位制成的新制剂，更有别于化学药物。进行药物毒理学技术审评时，根据药品管理法、药品注册管理办法及其相关实施细则以及技术指导原则进行综合分析，权衡利弊最终形成客观评价。当然，中药"多成分、多靶点及综合作用"的特点也为其安全性评价带来了诸多困扰。因此，中药新药非临床安全性评价的法规和指导原则还有待进一步完善。

现行体系下，中药新药临床前毒理学研究与化学药物存在着不同的要求。在急性毒性方面，根据给药途径的不同，对于一、二类新药，需两种给药途径或动物测定 $LD_{50}$；而对于中药其他类别，则只需要研究一种临床给药途径。在最大给药剂量研究方面，多按动物能够耐受的最大浓度、最大体积药量单次或一日内 2~3 次给药方案。在重复给药毒性研究方面，三、四类中药可免做重复给药毒性试验或可以使用大鼠进行重复给药毒性试验。相对于化学药物给药周期 3~4 倍的要求，某些中药重复给药毒性研究中的给药周期可以为其临床用药期的 2 倍。在特殊毒性试验（"三致"试验）方面，只有一类新药才要求必须进行"三致"试验，不仅强调以体内试验为主，而且可以免做部分试验研究。

虽然，约94%的药物临床毒性可以在一个月或更短的动物试验中被预测，但是考虑动物与人在毒性反应方面的差别，为了尽可能避免动物毒性试验的不足，提高其毒性的可预测性，可以在毒理学研究中采用如下对策：完善动物试验设计，如参考 PP、AT、GP、PK、TK 信息，选择更合理科学的采样和检测时机；重视一般药理学（GP 安全药理）研究；考虑使用更加敏感实验动物；重视生化指标和全身（免疫/淋巴）器官脏器重量检测，应用新技术新方法检测血液学指标；在 GLP 实验室中，加强对动物各项正常生理指标的数据背景资料研究收集。必要时，考虑非常规试验方法和实验模型，深入进行毒理学机制研究。必要且可能时，直接采用人体组织，以分子生物学等技术开展毒性学研究。在分析试验结果时，考虑差异的统计学意义与生物学意义之间的关系，进行综合分析。

天然药物特别是植物药的市场需求逐年递增。面对广阔的市场前景，作为传统中药，如何适应国际特别是欧美主流医药市场的要求，获得国外注册审批而顺利走上国际舞台，是整个行业必需思考的问题。

对药物非临床安全性评价的要求，我国现行《药品注册管理办法》《中药注册管理补充规定》与 FDA 的《植物药研制指导原则》、欧盟的《传统草药法令》等法规相比较，虽有相似之处，但仍存在较大差异。我国现行评价体系更多体现了我国实际情况，在中医药理论的基础上，更强调中医药的整体概念。但必须看到，我国中药临床安全性评价起步较晚，且整体水平较低，在相关技术手段和管理体系先进性方面也相对滞后，具体如下。①类别划分方面：现行法规基本未考虑中药和天然药物的差异性。②评价要求方面：如对复方中药的评价要求，尚未实现由 GLP 实验室提供全套药理学、毒理学资料的程度，可能存在安全隐患。③评价政策：部分复方制剂，可能无须进行 I 期临床试验，不够严谨。因此，有研究认为，我国中药临床安全性评价需要根据中药特点，借鉴国外的一些研究模式。

## 四、药物新制剂及辅料的安全性评价

药物新制剂研究，正在依靠材料学、机械学、物理学、化学等相邻学科的新技术、新理论，向更加科学和高效的方向发展。根据用药对象的具体生理病理情况，结合药物理化性质及生理活性，以期实现最合理的给药方案，给药系统（drug delivery system，DDS）即为其中最活跃的领域。各种缓控释、靶向、长循环及择时给药系统，虽然各有其独到的优势，但也难免存在相应的安全性隐忧。

**1. 各种新型药物辅料的安全性问题**　即使采用所谓的可降解生物材料，也应考虑其降解产物的安全性问题。

**2. 药物新制剂及辅料对药物浓度的影响**　如药物控释剂，虽然可以避免药物的波峰浓度，从而降低其不良反应，但是药物在局部或机体内长时间保持一定浓度是否会出现安全性问题，仍需探讨。

**3. 靶部位药物作用时间及强度问题**　即使给药系统可以实现对病变组织的靶向选择，仍存在药物在其有效剂量、有效作用时间及大剂量条件下的局部及全身毒性反应等问题。

目前纳米技术已深入到药物的制剂研究，纳米药物也逐步走进临床应用。纳米药物的安全性评价方法现多侧重纳米药物的体外细胞毒性，整体动物毒性评价报道较少。纳米药物的非临床安全性评价也应遵循 GLP 指导原则，但 GLP 评价体系因偏重于药物对组织、器官层面的毒性检测，不能完全满足纳米药物安全性评价的要求。纳米药物在靶组织的毒性、对机体免疫系统的影响、对靶组织的致癌性、对各种屏障系统的损伤等均需深入研究。

因此，药物新制剂及辅料的应用所带来的安全性问题亟须突破现有建立在传统常规剂型基础上的安全性评价模式，结合药物及其辅料的体内动力学及药效学特点，建立对药物新制剂及辅料安全性评价体系。

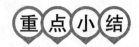

重点小结

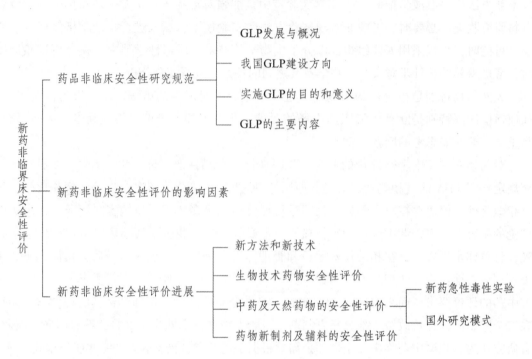

新药非临界床安全性评价
- 药品非临床安全性研究规范
  - GLP发展与概况
  - 我国GLP建设方向
  - 实施GLP的目的和意义
  - GLP的主要内容
- 新药非临床安全性评价的影响因素
- 新药非临床安全性评价进展
  - 新方法和新技术
  - 生物技术药物安全性评价
  - 中药及天然药物的安全性评价
    - 新药急性毒性实验
    - 国外研究模式
  - 药物新制剂及辅料的安全性评价

思考题

1. 试述 GLP 的定义及要求。

2. 影响新药非临床安全性评价的因素有哪些？

3. 如何评价药物新制剂及辅料的安全性？

（赵　剑　陈　效　胡霞敏）

扫码"练一练"

# 第十三章　安全药理学及其评价方法

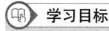 **学习目标**

1. **掌握**　安全药理学研究内容、目的和意义。
2. **熟悉**　安全药理学试验方法。
3. **了解**　追加和补充的安全药理学试验研究内容。

## 第一节　概　　述

安全药理学（safety pharmacology）主要研究药物在治疗范围内或治疗范围以上的剂量时，潜在的不期望出现的对生理功能的不良影响，即观察药物对中枢神经系统、心血管系统和呼吸系统的影响。作为新药临床前安全性评价领域中一个重要的组成部分，应用实验动物体内和体外的方法，评价和预测新药在人体临床试验中可能出现的不良反应，近年来越来越受到各国药品监督管理局和新药研究与开发人员的普遍关注。

根据研究需要，还可进行追加和（或）补充的安全药理学研究。①追加的安全药理学研究（follow-up safety pharmacology studies）：根据药物的药理作用、化学结构，预期可能出现的不良反应。如果对已有的动物和（或）临床试验结果产生怀疑，可能影响人的安全性时，应进行追加的安全药理学研究，即对中枢神经系统、心血管系统和呼吸系统进行深入的研究。②补充的安全药理学研究（supplemental safety pharmacology studies）：评价药物对中枢神经系统、心血管系统和呼吸系统以外的器官功能的影响，包括对泌尿系统、自主神经系统、胃肠道系统和其他器官组织的研究。

人用药品注册技术国际协调会（ICH）于2000年11月发布的"人用药品安全药理学研究指南（S7A）"使安全药理学得到了快速的发展。我国国家食品药品监督管理总局（SFDA）于2005年也颁布了"药物安全药理学研究技术指导原则"。安全药理学是一门快速发展的新兴学科，具有巨大的发展与进步空间。国内外的制药公司也意识到安全药理学在新药安全性评价中的地位，并采用更先进的科学技术方法进行安全药理学方面的研究，为后期新药研发提供有价值的数据。随着生物信号遥测系统等新技术的不断应用，安全药理学研究也必将迎来新的发展。

## 第二节　安全药理学研究的目的和意义

### 一、安全药理学研究目的

1. 确定药物可能关系到人安全性的非期望药理作用。
2. 评价药物在毒理学和（或）临床研究中所观察到的药物不良反应和（或）病理生理作用。

3. 研究所观察到的和（或）推测的药物不良反应机制。

## 二、安全药理学研究意义

安全药理学研究的意义在于发现不期望出现的药理作用，特别是在亚急性毒性试验中不易观察到的反应，为新药在进入临床研究阶段以及上市提供最大限度的保障。据相关统计，从 1975～2007 年间，有 47 个药物因为引起严重器官毒性而被撤市。这 47 个药物中，大部分是由于引起严重的心脏毒性（21 个）或肝脏毒性（15 个）而被终止使用。在 21 个由于心脏安全性受到威胁而撤市的药物中，有 11 个是因为诱发了扭转型心律失常。安全药理学研究可以在临床前研究中选用合适的动物，研究药物对 3 大重要的生命系统——血管系统、中枢神经系统和呼吸系统功能的影响，也可以探知发生罕见致死性事件的风险。安全药理学研究正在逐步填补以往毒理学研究的空白和不足，为临床用药安全提供了更多的保障。

因此，安全药理学的研究，是临床前安全性评价中不可或缺的一部分，应引起足够的重视。

# 第三节　安全药理学试验方法

## 一、基本原则

### （一）试验方法

应根据药物的特点和临床使用的目的，合理地进行试验设计。选用适当的验证方法，包括科学而有效的新技术和新方法。某些安全药理学研究可根据药效反应的模型、药代动力学的特征、实验动物的种属等来选择试验方法。试验可采用体内和（或）体外的方法。

### （二）研究的阶段性

安全药理学研究贯穿在新药研究全过程中，可分阶段进行。在药物进入临床试验前，应完成对中枢神经系统、心血管系统和呼吸系统影响的核心组合（core battery）试验研究。追加和（或）补充的安全药理学研究视具体情况而定，可在申报临床前或生产前完成。

### （三）执行 GLP 的要求

药物的安全性评价研究必须执行《药物非临床研究质量管理规范》。安全药理学研究原则上须执行 GLP。

### （四）受试物

**1. 中药、天然药物**　受试物应采用能充分代表临床试验拟用样品和（或）上市样品质量和安全性的样品。

**2. 化学药物**　受试物应采用工艺相对稳定、纯度和杂质含量能反映临床试验拟用样品和（或）上市样品质量和安全性的样品。

## 二、基本内容

### （一）试验设计的基本要求

**1. 生物材料**　有以下几种：整体动物、离体器官及组织、体外培养的细胞、细胞片段、细胞器、受体、离子通道和酶等。整体动物常用小鼠、大鼠、豚鼠、家兔、犬、非人灵长类等。

**2. 样本量** 试验组的组数及每组动物数的设定，应以能够科学合理地解释所获得的试验结果，恰当地反映有生物学意义的作用，并符合统计学要求为原则。小动物每组一般不少于 10 只，大动物每组一般不少于 6 只。动物一般雌雄各半。

**3. 剂量** 体内安全药理学试验要对所观察到的不良反应的剂量 – 反应关系进行研究，如果可能也应对时间 – 效应关系进行研究。

**4. 对照** 一般可选用溶媒和（或）辅料进行阴性对照。如为了说明受试物的特性与已知药物的异同，也可选用阳性对照药。

**5. 给药途径** 整体动物试验，首先应考虑与临床拟用途径一致，可以考虑充分暴露的给药途径。对于在动物试验中难以实施的特殊临床给药途径，可根据受试物的特点选择，并说明理由。

**6. 给药次数** 一般采用单次给药。但是若主要药效学研究表明该受试物在给药一段时间后才能起效，或者重复给药的非临床研究和（或）临床研究结果出现令人关注的安全性问题时，应根据具体情况合理设计给药次数。

**7. 观察时间** 结合受试物的药效学和药代动力学特性、受试动物、临床研究方案等因素选择观察时间点和观察时间。

**（二）主要研究内容**

**1. 核心组合试验** 中枢神经系统、心血管系统、呼吸系统通常作为重要器官系统考虑，也就是核心组合试验的研究内容。

（1）中枢神经系统 定性和定量评价给药后动物的运动功能、行为改变、协调功能、感觉/运动反射和体温的变化等，以确定药物对中枢神经系统的影响。

（2）心血管系统 测定给药前后血压、心电图和心率等的变化。一般采用清醒动物进行心血管系统指标的测定。

（3）呼吸系统 测定给药前后动物的各种呼吸功能指标的变化，如呼吸频率、潮气量、呼吸深度等。

扫码"看一看"

**2. 追加或补充的安全药理学试验** 当核心组合试验、临床试验、流行病学、体内外试验以及文献报道提示药物存在潜在的与人体安全性有关的不良反应时，应进行追加和（或）补充的安全药理学研究。

（1）追加的安全药理学试验 ①中枢神经系统：对行为、学习记忆、神经生化、视觉、听觉和（或）电生理等指标的检测。②心血管系统：对心输出量、心肌收缩作用、血管阻力等指标的检测。③呼吸系统：对气道阻力、肺动脉压力、血气分析等指标的检测。

（2）补充的安全药理学试验 ①泌尿系统：观察药物对肾功能的影响。②自主神经系统：观察药物对自主神经系统的影响。③胃肠系统：观察药物对胃肠系统的影响。

（3）其他研究 在尚未研究药物对某些器官系统的作用但怀疑有影响的可能性时，如潜在的药物依赖性、骨骼肌、免疫和内分泌功能等的影响，则应考虑药物对这方面的作用，并做出相应的评价。

## 三、安全药理学研究技术

### （一）生物信号遥测系统

生物遥测技术可用来检测清醒状态下、自由活动动物的各种生理指标。这种技术既节省动物和费用，又符合动物福利要求，还适合于不同的动物给药方式。一般包括植入式遥测系统、马甲式遥测系统、心电图监测、动脉血压测量、呼吸系统的监测等。

### （二）Q-T间期延长的评价策略

心电图中Q-T间期反映心室去极化和复极化所需的时间。Q-T间期延长有先天性和后天获得性（如药物诱发的Q-T间期延长）两类情况。当心室复极化延迟和Q-T间期延长时，包括尖端扭转型室性心动过速（TDP）并特别伴有其他风险因素（如低血钾、结构性心脏病、心动过缓）时，患者发生室性快速心律失常的风险增加。因此对药物引起Q-T间期延长后潜在的导致或加重心律失常的作用应给予高度的重视。

### （三）计算机毒性预测

计算机毒性预测又称硅上毒理学，主要通过定量结构活性关系的计算机模型或专家系统预测化合物的毒性。目前在致癌性、致突变性的计算机定量构效关系研究方面已取得较大进展。最常用的预测软件Topkat，Case /Multicase，Derek，Hazard Expert等。

### （四）人心肌干细胞研究

人体心肌细胞是一种很好的体外模型，在心脏毒性和Q-T间期延长机制研究等方面发挥着重要的作用。心肌细胞起源于胚胎干细胞（embryonic stem cells，ESCs），其在白细胞抑制因子（leukocyte inhibition factor，LIF）的作用下可处于不分化状态，去除LIF后，ESCs在适当的条件下可定向分化。

### （五）下丘脑病理组织切片研究

癫痫属于药物的严重不良反应。癫痫诱导是一个复杂的过程，涉及多种药理学的靶器官和细胞机制。脑组织病理切片保留了较多的中枢通路和信号途径，是一个很好的呈现中枢神经系统功能的模型系统。海马组织切片细胞结构及信号通路明确，可作为药物神经毒性筛选器官。

### （六）斑马鱼高通量筛选

斑马鱼繁殖能力强，易于饲养，方便进行试验操作，并可直接观察体内组织器官的结构，已成为研究药物毒性的高通量体内筛选模型。斑马鱼的视网膜结构与人类非常相似，有一个密集的视网膜圆锥体，有丰富的色觉，因此用斑马鱼的视觉系统来评价人的视觉功能有很高的相关性。

### （七）安全药理学生物标志物探索

毒理学中的生物标志物是机体对某种化学物质的生物学反应，可以用于评价化学物质的暴露及化学物质对人体各器官的毒性效应。

## 四、结果分析与评价

根据详细的试验记录，选用合适的统计方法，对数据进行定性和定量分析。应结合药效、毒理、药代以及其他研究资料进行综合评价，为临床研究设计提出建议。

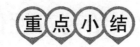

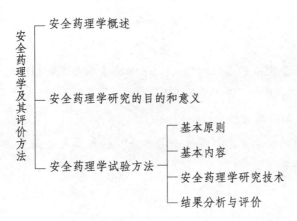

**思考题**

1. 试述安全药理学研究的目的。
2. 核心组合试验的组成和研究内容有哪些？

扫码"练一练"

（吴云霞）

119

# 第十四章 药物单次给药毒性作用及其评价方法

## 学习目标

1. **掌握** 药物单次给药毒性的定义及评价的基本要求；$LD_{50}$ 的定义及其测定的原则及方法。
2. **熟悉** $LD_{50}$ 的计算方法。
3. **了解** 其他药物单次给药毒性测定方法，包括最大给药量法、固定剂量法、上下法等。

## 第一节 概 述

### 一、单次给药毒性的定义

急性毒性（acute toxicity）是指药物在单次或 24 小时内多次给予后一定时间内所产生的毒性反应。狭义的单次给药毒性（single dose toxicity）是考察单次给予受试药物后所产生的急性毒性反应。本章所指为广义的单次给药毒性研究，可采用单次或 24 小时内多次给药的方式获得药物急性毒性信息。单次给药毒性试验可以提供药物对机体毒效应的初步资料，阐明受试药物的剂量－毒性关系，如以受试药剂量对死亡率作图，则可得到剂量－反应（死亡率）关系曲线（dose－response relationship curve）。

单次给药毒性试验为全面的毒理学评价打下基础，其主要目的和意义如下。①初步阐明药物的毒性作用。②了解其毒性靶器官。③为多次重复给药毒性试验的剂量设计和某些药物临床试验起始剂量的选择提供参考。④提供一些与人类药物过量所致急性中毒相关的信息。

### 二、单次给药毒性试验的基本要求

单次给药毒性试验是药物安全性评价的第一道防线（或关卡），是任何一类新药都不可缺少的试验项目之一，其实验结果将为后续的全面毒理学试验和药效学评价提供观察指标和剂量设计依据。因此，实验设计首先必须考虑到在能充分反映临床的情况下进行试验。用于支持药品注册的单次给药毒性试验必须执行我国《药物非临床研究质量管理规范》。

## 第二节 $LD_{50}$ 的测定

### 一、$LD_{50}$ 的定义及测定意义

$LD_{50}$ 是 1927 年由 Trevan 提出的一种带有置信限估计的中介值，是反映药物毒效应的上限

指标，定义为预期引起 50% 动物死亡的剂量，该值是经统计学处理所推算出的结果，意义如下。

1. $LD_{50}$ 是药物的重要特征性参数之一。$LD_{50}$ 是药物及一切与人类接触物质的安全标尺，是描述药物毒性程度的常用指标，其数值越大，说明该药物越安全。

2. 有助于计算其他相关的毒性参数。补充 $LD_{50}$ 不足的一些急性毒性参数包括急性毒作用带（acute adverse effect zone，Zac）、治疗指数（therapeutic index，TI）、安全指数（$LD_5/ED_{95}$）、可靠安全系数（$LD_1/ED_{99}$）等。

（1）急性毒作用带　是指药物的毒性上限与下限的比值。其公式为：Zac = $LD_{50}/Limac$。

其中 $LD_{50}$ 代表毒性作用的上限，Limac 为急性阈剂量，代表毒性作用的下限。急性毒作用带的大小反映了急性阈剂量与 $LD_{50}$ 距离的宽窄，其比值越大，说明从急性阈剂量到死亡剂量的距离越宽，药物引起死亡的危险性就越小。

（2）治疗指数　是指半数致死量与半数有效量之比值。其公式为：TI = $LD_{50}/ED_{50}$。

TI 值越大，表示该药物在发挥其治疗作用时所承担的风险（危险性）越小，一般认为 TI 大于 3 的药物才可能具有实用价值。目前用于临床的药物，其 TI 值大多大于 10。

3. 是药物急性毒性分级（acute toxicity classification）的依据。按药物的 $LD_{50}$ 值进行相对急性毒性分级可粗略地表示其急性毒性的强弱和对人潜在的危害程度，这一分级标准目前尚未完全统一，世界卫生组织推荐了一个五级分级标准（表 14 –1）。

表 14 –1　化学异物急性毒性分级

| 毒性分级 | 大鼠一次经口 $LD_{50}$（mg/kg） | 6 只大鼠吸 4 小时，死亡 2～4 只的浓度（ppm） | 兔经皮 $LD_{50}$（mg/kg） | 对人可能致死的估计量 | |
|---|---|---|---|---|---|
| | | | | （g/kg） | （g/60kg） |
| 剧毒 | < 1 | <10 | <5 | <0.05 | 0.1 |
| 高毒 | 1～ | 10～ | 5～ | 0.05～ | 3 |
| 中等毒 | 50～ | 100～ | 44～ | 0.5～ | 30 |
| 低毒 | 500～ | 1000～ | 350～ | 5～ | 250 |
| 微毒 | 5000～ | 10 000～ | 2180～ | >15 | >1000 |

临床上常将药理作用剧烈、极量与致死量很接近、小剂量时能产生治疗作用、超过极量即有可能中毒甚至造成死亡的药品称为毒药，对作用剧烈但程度稍弱的药品称为剧药，其划分界限未见明确的定量依据，有人认为可参照药物的 $LD_{50}$ 值加以划分（表 14 –2）。

表 14 –2　毒、剧药按 $LD_{50}$ 值的划分

| 分类 | 口服（mg/kg） | 皮下注射（mg/kg） | 静脉或腹腔注射（mg/kg） |
|---|---|---|---|
| 毒药 | <30 | <20 | <100 |
| 剧药 | <300 | <200 | <100 |
| 普通药 | >300 | >200 | >100 |

注：上述为小鼠 $LD_{50}$ 数据

4. 为重复给药毒性试验、特殊毒性试验和临床药理评价提供观察指标及剂量设计依据。

5. 为毒效应的靶器官确定和机制分析提供线索。

6. 作为药物生产过程中的质量监控检测措施。$LD_{50}$ 值可作为检测其中有毒杂质或惰性

反应中间体有价值的参数。

## 二、LD₅₀测定的设计原则及方法

### （一）实验动物

**1. 种属**　不同种属的动物各有其特点，对同一受试物的反应可能会有所不同。从充分暴露受试物毒性的角度考虑，采用不同种属的动物进行试验可获得较为充分的安全性信息。因此，对于化学药，LD₅₀的测定应至少采用两种哺乳动物进行试验，一般应选用一种啮齿类动物和一种非啮齿类动物。若未采用非啮齿类动物进行试验，应阐明其合理性。对于中药、天然药物，根据具体情况，可选择啮齿类和（或）非啮齿类动物进行试验。

在LD₅₀的测定中，啮齿类动物常选用小鼠或大鼠，尤其是小鼠，选择这两种动物的原因如下。①经济。这一点尤其体现在动物试验经费及受试药用量上，对处于开发初期的新药，药物供试样品往往是很少的，特别是一些天然活性物质。②易于获得且便于实验室饲养和管理。③毒理学研究背景资料较多，便于比较。非啮齿类动物一般选用犬或猴。实验动物应符合国家对相应等级动物的质量规定要求，并具有实验动物质量合格证明。无论使用何种动物都必须注明动物的来源、品系、等级（如清洁级、SPF 级等）、年龄、体重、性别及饲养条件。

**2. 健康状况**　健康的大鼠、小鼠应肌肉丰满，被毛富有光泽，紧贴身体，性情活泼，行为活动有力，眼红明亮，对外界刺激反应敏捷，透过尾部皮肤可以清楚地见到血管（未成年鼠尤为明显）。必要时可抽样进行肝、肾功能检查，以确保受试物在动物体内的转化和排泄符合正常情况。实验前应观察 7~10 天以确定动物健康状况。

**3. 体重与年龄**　单次给药毒性试验通常采用健康成年动物，如果受试物拟用于或可能用于儿童，必要时应采用幼年动物进行试验。同一批试验中，动物初始给药时的体重差异不宜过大，啮齿类动物初始给药时体重不应超过或低于平均体重的20%。动物的年龄常可根据其体重推算出来，但因饲养条件的不同、种系间的差异以及其他一些因素的影响可能带来一些变异，表 14-3 中的数据仅作参考。

给药前、观察期结束时各称重一次，观察期间可多次称重，动物死亡或濒死时应称重。一般认为在保持正常的摄食量及环境条件下，出现体重持续下降应看作是毒效应的一种表现。

表 14-3　常用实验动物的生活年限及体重选择

| 动物种类 | 生活年限（年） | 成年 | | 体重选择范围（g） | |
| --- | --- | --- | --- | --- | --- |
| | | 时间（月） | 体重（g） | 急性试验 | 慢性试验 |
| 小鼠 | 1.5~2 | 2 | 15 | 18~25 | 15~18 |
| 大鼠 | 2~2.5 | 3 | 150 | 150~40 | 50~100 |
| 豚鼠 | 6~8 | 2 | 250 | 200~250 | 150~200 |
| 家兔 | 4~9 | 3~4 | 1500 | 1500~2000 | 1200~1500 |
| 犬 | 10~20 | 3~4 | — | 8000~15 000 | 4000~6000 |

在考虑实验动物起始年龄时应考虑预期的临床用药对象。例如，受试药预期临床为儿科常规用药，应酌情减小实验动物的起始年龄；可能为孕期或哺乳期妇女用药，则应考虑

对孕鼠或哺乳期动物给药，以观察急性毒效应对胎儿、新生儿及围生期母体可能的有害作用。

**4. 性别**　动物性别不同对毒物的敏感性也不同，这与性激素有关，也随受试物而异。$LD_{50}$测定通常采用两种性别的动物进行试验，雌雄各半，但若试验中发现某性别动物的死亡率明显高于另一性别时，则最好对该性别的$LD_{50}$另行计算，或考虑选用敏感性别的动物重新进行试验。

**5. 分组**　动物应随机分配至各剂量组，这不仅在单次给药毒性试验中很重要，在重复给药毒性试验和药效学试验中也很重要。随机分组可使动物形成一个均匀的整体，并可减少因个体差异造成的误差。

### （二）剂量水平的选择

$LD_{50}$测定的剂量必须选择一个引起约半数动物死亡的剂量（死亡率在50%附近）、一个死亡率大于半数的剂量（最好小于90%）和一个小于半数的剂量（最好大于10%）。通常选择4个以上的剂量，其中至少有3个剂量组落在10%~90%的死亡范围之内。在确定剂量范围前，最好先做预试验摸索剂量范围（range-finding）。该预试验通常可根据受试物的特性，从下述两方面着手。

1. 通过文献检索，为已知化学类别的受试物确定预期毒性中值。对于已了解化学结构的受试物，在确定其所属化学类别及其所含的特殊基团的基础上，查阅有关文献，找出与受试物结构近似或有共性基团的化合物的毒性资料；同时，最好能了解受试物的理化性质，综合考虑这两方面的资料，选择与受试物的化学结构和理化性质最为接近的已知化合物的$LD_{50}$作为受试药物的预期毒性中值。这种情况比较适用于新药开发过程中的单次给药毒性试验，因为许多新药可满足以上条件。

在确定了预期毒性中值后，以此值为中间剂量，再以该中间剂量值为基准，按一定的组间距（$i$值，剂量的对数值等差分布，剂量等比分布）上、下各推2个剂量，作为预试验的剂量分组。预试时，组间距可稍大些，$i$值可取0.6，相邻剂量比为1:4。如果估计受试物的致死剂量范围较窄，组间距可适当缩小，$i$值取0.2，相邻剂量比为1:1.6。

通过上述预试找出受试药物使10%~90%实验动物死亡剂量的大致范围，再据此确定正式试验的具体分组方案，此时可按下式求算组间距（$i$值）：

$$i = \frac{\log LD_{90} - \log LD_{10}}{n - 1}$$

或

$$i = \frac{\log LD_{100} - \log LD_{0}}{n - 1}$$

式中$LD_{90}$、$LD_{10}$或$LD_{100}$、$LD_{0}$均为预试验中求得的LD值，$i$为组间距，$n$为剂量组数。上述公式求得的$i$值加上最低剂量组（第1组可用预试验的$LD_{10}$或$LD_{0}$）剂量的对数值即得次低剂量组（第二组）剂量的对数值，依此类推至最高剂量组（第$n$组），求出各值的反对数即得各剂量组的实际剂量数值。

2. 对于全新结构的受试物或中药、天然药物，可先通过少量动物的摸索，找出0及100%估计致死量（即$D_{min}$和$D_{max}$），再求出$i$值，具体步骤如下。

（1）先用10倍稀释的药物浓度系列，用少量动物（每组2~3只），找出大致死亡范围。如某一药物此试验结果为：

| 剂量 | 死亡数/动物数 |
|------|------------|
| 5mg/kg | 0/2 |
| 50mg/kg | 1/2 |
| 500mg/kg | 2/2 |
| 5000mg/kg | 2/2 |

上述结果提示，大致死亡范围为 50～500mg/kg。

（2）再用 2 倍稀释的药物浓度，每组 4 只动物。例如在此例中结果为：

| 剂量 | 死亡数/动物数 |
|------|------------|
| 50mg/kg | 0/4 |
| 100mg/kg | 2/4 |
| 200mg/kg | 2/4 |
| 400mg/kg | 4/4 |
| 800mg/kg | 4/4 |

当出现 4/4 死亡时，如其前一组为 3/4 死亡，则取 4/4 组的剂量为 $D_{max}$，如前一组为 2/4 或 1/4 死亡（如本例为 2/4），考虑到 4/4 组的剂量在正式实验中可能的死亡率低于 70%，因此，将 4/4 组的剂量乘以 $\sqrt{2}$ 作为 $D_{max}$；同理，当出现 0/4 死亡时，如其后一组的死亡率为 1/4，则取 0/4 组的剂量为 $D_{min}$，如后一组死亡率大于 1/4，则将 0/4 组的剂量除以 $\sqrt{2}$，作为 $D_{min}$。本例的 $D_{max}$ 和 $D_{min}$ 分别为 566mg/kg 和 35mg/kg。

本法可用较少的动物和药物，寻找出正式实验时最高死亡率不低于 70%，最低死亡率不高于 30% 的剂量范围。确定 $D_{max}$ 和 $D_{min}$ 以后，可按与前述相近的方法求得组间距（$i$ 值）：

$$i = \frac{\lg D_{max} - \lg D_{min}}{n - 1}$$

然后再依前法，以 $D_{min}$ 的对数为起点，向上推出各组剂量的对数值，求出反对数即可求得各组的剂量。

### （三）剂量组数及动物数

$LD_{50}$ 测定中剂量组数的设计，除符合统计学要求外，还应根据预试验所提供的受试药物的毒性情况而定。一般而言，增加每个剂量组的动物数和减小相邻剂量组之间的剂间比可提高 $LD_{50}$ 的精确度。但如果剂量组分得过细，即 $i$ 值过小，求出的死亡曲线并不一定准确，可能出现几个剂量组的死亡率十分接近，甚至相等或倒置，也导致人力和物力不必要的消耗。基本规律是如果预试所得的量－效曲线较陡，则可考虑取较小的 $i$ 值和分较少的剂量组；反之，如果曲线较平坦，则可取较大的 $i$ 值和分较多的剂量组，以期包含 10% 和 90% 的反应点。从统计学要求来看，$LD_{50}$ 测定时一般设置 5～7 个剂量组，不得少于 4 个剂量组。每个剂量组的动物数，小鼠不应少于 10 只（雌雄各半），大鼠不应少于 6～8 只。

### （四）剂型与给药

受试药物应采用工艺相对稳定、纯度和杂质含量能反映临床试验拟用样品和（或）上市样品质量和安全性的样品。受试物应注明名称、来源、批号、含量（或规格）、保存条件、有效期及配制方法等，并提供质量检验报告。受试药物应能溶于或混悬于适当的溶媒中，如果溶媒的毒性情况是未知的，则应设立一个溶媒对照组，溶媒对照组的给药容量应与最高剂量组相等。试验中所用溶媒和（或）辅料应标明名称、标准、批号、有效期、规格及生产单位。

受试药物可以等体积（各剂量组的药物浓度不同，但给药体积相同）或等浓度（药物浓度相同，但各剂量组的给药体积不同）给药，但必须注意上述两种方式给药所观察到的毒性效应可能不尽相同。例如，当给予实验动物大量脂性溶媒（如食物油）时，往往会出现腹泻现象，并减少受试物在胃肠道滞留吸收的时间，造成毒性降低的现象。

给药的体积也十分重要。不同动物和给药途径下的最大给药容量可参考表14-4。如果剂量较大而不便于一次给药，可分成相等的容量，每隔6~8小时给药一次，但必须在第一次给药后的24小时内给完。通常情况下给药途径应至少包括临床拟用途径。

表14-4 单次给药毒性试验常用动物单次给药的常用容量和最大容量

| 动物 | 给药途径 | 常用容量 | 最大容量 |
| --- | --- | --- | --- |
| 小鼠 | i. g. , i. p. | 0. 2ml/20g | 1. 0ml/20g |
| | i. v. | 0. 2ml/20g | 0. 5ml/20g |
| | s. c. | 0. 1ml/20g | 0. 5ml/20g |
| | i. m. | 0. 1ml/20g | 0. 2ml/20g |
| 大鼠 | i. g. , i. p. | 1. 0ml/200g | 3. 0ml/200g |
| | i. v. , s. c. | 0. 5ml/200g | 1. 0ml/200g |
| | i. m. | 0. 2ml/200g | 0. 5ml/200g |
| 犬 | i. g. | 10 毫升/只 | 20 毫升/只 |
| | i. v. （生理盐水） | 35 毫升/只 | 50 毫升/只 |

考虑到胃内容物会影响受试物的给药容量，而啮齿类动物禁食时间的长短会影响受试物的肠道内吸收和代谢，从而影响毒性的暴露，因此，动物经口给药前一般应进行一段时间的禁食，不禁水。如果是静脉注射给药，还应注意药液的 pH、温度、渗透压、注射速度等可能影响毒效应的各种因素。

### （五）试验时限与量限

单次给药毒性试验的观察时间取决于症状出现的时间、毒性强弱、致死速度、恢复速率以及受试物本身的代谢特征等。给药后，一般连续观察至少14天，观察的间隔和频率应适当，以便能观察到毒性反应的出现时间及恢复时间、动物死亡时间等。如果毒性反应出现较慢或恢复较慢，应适当延长观察时间。

对于致死迅速的受试药物，可计算24小时的死亡率，对于致死较慢者可计算3~7天的死亡率，一般不必超过2周（14天），因为给药2周以上死亡的动物，往往很难分辨其死亡原因。通常在表示受试物的 $LD_{50}$ 时最好同时注明观察时间，这样在毒性比较时才会有共同的基础。

从给药量上也需考虑试验的限度，如果给予足够大的量，所有的化合物都有可能产生毒性。若一个无毒或低毒的药物，给予可造成胃肠道阻塞的高剂量，动物可因胃肠道功能衰竭而死亡。很明显，这一致死原因与所试样品的内在毒性毫无关系，仅是受试物引起的物理性阻塞而造成的损害。因此，有必要确定一个限度，以便得出某受试物是实际上无急性毒性或非急性致死性化学物质的结论。这一限度对于经口单次给药毒性是5g/kg，注射给药是2g/kg，在此剂量下如无死亡出现，通常不必做更高的剂量。

### （六）观察指标

选择单次给药毒性试验的观察指标，尤其是选择特异的指标有一定的困难。虽然理论上各种化合物的分子结构和理化性质不同，其中毒机制也不尽相同，但其急性中毒症状往往难以鉴别。尽管如此，只要深入细致地观察实验动物的中毒症状及其发生、发展的过程与规律、死亡前症状特征及死亡所需时间的差异等，还是有可能找出毒性作用的特征，甚至可能初步获得该化合物毒效应的靶器官，明确受试动物的死亡原因。

**1. 临床症状** 给药后必须立即进行笼边观察，观察的时间间隔及频度可根据症状出现、恢复、变化及死亡时间而定，一般给受试药后持续观察 30 分钟，第 1~4 小时再观察 1 次，以后每天观察 1 次。笼边观察内容包括动物的外观、行为、饮食、对刺激的反应、分泌物、排泄物等。

**2. 死亡过程与死亡时间** 观察实验动物给药后的死亡过程和濒死前反应，有助于探讨中毒的机制或动物中毒的死亡原因。受试物的毒效应不同，毒性反应出现的先后次序以及是否出现都可体现毒效应的差异，为中毒机制分析提供线索。致死所需的时间和所需的剂量都是衡量毒性强弱的依据。从另一个角度来看，毒性作用的性质也决定了致死性反应出现所需的时间。因此，从死亡时间也可间接得到受试物毒作用性质的信息。

**3. 体重变化** 给药前、给药期间、动物死亡或濒死时及实验终止时必须对每个动物进行称重，观察药物对动物体重的影响。一般以体重的增长速率为指标，对某些毒效应较强的药物也可以减少速率为指标。在测定 $LD_{50}$ 时，在理论上必然有半数动物于观察期间内存活下来，对于存活动物，尤其是低于 $LD_{50}$ 剂量组的存活动物，应当在观察期间观察其体重变化的规律，以便了解受试物引起的体重改变是短暂的还是长期的效应。引起体重减轻或增长率减慢的原因较为复杂，如药物影响食欲或消化系统功能引起厌食或拒食可以使体重下降；药物引起腹泻而影响食物的吸收和利用，也能导致体重的变化；药物影响水的摄取或造成肾功能急性损伤，也可能在体重上有所反映。

**4. 尸体解剖及组织病理学检查** 对于濒死或已死亡的动物以及实验终止时尚存活的动物必须进行系统的尸体解剖检查。如果出现器官大小、颜色、形状等改变则应进行记录，对损伤的大小（面积）、外观（包括颜色）以及位置加以描述。对于尸体剖检中发现明显组织变异的器官，则须做进一步的病理学检查。对于死亡缓慢的动物，尤其是发生"双峰"死亡现象时，即早期死亡较多，继之有所减少，然后又出现大批死亡，则应进行组织病理学检查，以便为死因的确认提供依据。

在某些情况下，为了获得更为全面的急性毒性信息，可设计多个剂量组，观察更多的指标，如血液学指标、血液生化学指标、组织病理学检查等，以更好地确定毒性靶器官或剂量－反应关系。总之，观察记录应尽量准确、具体、完整。不单纯记录死亡出现的时间，还应详细记录具体的中毒表现，并应表明出现的时间及持续的时间。

**（七）结果处理和分析**

1. 根据毒性反应出现的时间、严重程度、持续时间等，分析各种反应在不同剂量时的发生率、严重程度。根据观察结果归纳分析，判断每种反应的剂量－反应及时间－反应关系。

2. 判断各种反应可能涉及的器官、组织或系统等。根据大体解剖中肉眼可见的病变和组织病理学检查的结果，初步判断可能的毒性靶器官。应出具完整的组织病理学检查报告，检查报告应详细描述，尤其是有异常变化的组织。对于有异常变化者，应附有相应的组织病理学照片。

3. 根据各种反应在不同剂量下出现的时间、发生率、剂量－反应关系、不同种属动物及实验室的历史背景数据、病理学检查结果以及同类药物的特点，判断所出现的反应与药物的相关性。判断受试物引起的毒性反应性质、严重程度、可恢复性以及安全范围；根据毒性可能涉及的部位，综合大体解剖和组织病理学检查的结果，初步判断毒性靶器官。

4. 说明所使用的计算方法和统计学方法，必要时提供所选用方法合理性的依据。

## 三、LD₅₀的计算方法

### （一）LD₅₀的统计学原理

致死性反应属质反应（all or none response）过程，其量－效关系应符合以下规律。

**1. 剂量与死亡频率之间呈偏态分布曲线关系**　实验动物对药物毒性作用的敏感性存在个体差异，也就是说每个动物致死所需的剂量与动物的个体差异有关。特别敏感的动物比较少，特别不敏感的动物也较少，多数动物处于中等敏感状态，即符合"两头少，中间多"的规律。如以剂量为横坐标，死亡频率为纵坐标，则可绘出一个偏态曲线（图 14 - 1），小剂量下毒效应差别较明显，在大剂量一端，毒效应差别随剂量的增加而减小，形成拖尾现象。

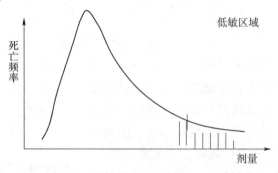

**图 14 - 1　剂量 - 死亡频率的偏态分布曲线**

**2. 剂量对数值与死亡频率之间呈常态分布曲线关系**　如将横坐标转化为对数剂量，则由偏态曲线转化为对称的常态曲线（图 14 - 2）。$\mu$ 为反应中值，$\delta$ 为标准差。曲线下包含的总面积等于 1，在 $\mu \pm 1\delta$ 的范围内，曲线下所包含的面积为总面积的 68.07%，即动物死亡率占总死亡率的 68.07%，$\mu \pm 2\delta$ 范围内所包含的面积为 95.45%，$\mu \pm 3\delta$ 为 99.73%。

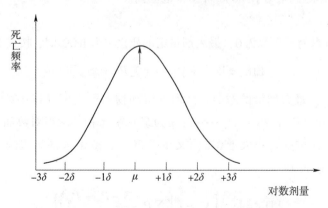

**图 14 - 2　对数剂量 - 死亡频率的常态分布曲线**

**3. 剂量对数值与累积死亡率之间呈 S 形曲线关系**　具备以下特点（图 14 - 3）。
（1）该"S"形曲线由常态分布曲线累积而来，当剂量被转换为对数值（$x$）后，反应

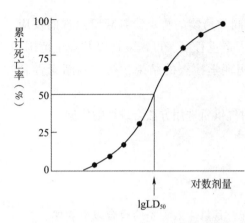

**图 14 - 3 累积死亡率与对数剂量的关系**

几率（**P**）与 $x$ 遵循常态分布。

（2）该"S"形曲线是向心对称的，对称中心的纵坐标为 50% 死亡率，横坐标为 $\lg LD_{50}$。

（3）该"S"形曲线的两端平坦，中间较斜。由此可知剂量略有变化时，$LD_{50}$ 附近的死亡率变化很大，两端（$LD_5$ 或 $LD_{95}$ 附近）则变化很小，这说明了以下几点。①以 $LD_{50}$ 来表示致死性毒效应比 $LD_5$ 和 $LD_{95}$ 更为灵敏精确。②$LD_{50}$ 的误差远小于 $LD_5$ 或 $LD_{95}$。③曲线中段死亡率在 50% 附近的点比 5% 或 95% 附近的点更为重要，更能代表大多数动物的反应水平。

**4. 剂量对数值与几率单位之间呈直线关系**

Bliss 根据常态曲线中的均数、标准差与曲线下面积的关系，设计了由死亡率检索"几率单位"的表格，将反应率转换成一种数学函数——几率单位，几率单位与对数剂量之间呈直线关系（图 14 - 4）。

**（二）$LD_{50}$ 的计算方法**

$LD_{50}$ 的计算方法，大体上分为 3 类：插入法、面积法、几率法。这些方法各有优缺点，有的计算简便但结果粗略，有的结果较精确但计算过程烦琐，有的对实验设计要求高，有的应用范围较局限等，因而对具体方法的选择应结合工作目的和要求来考虑。

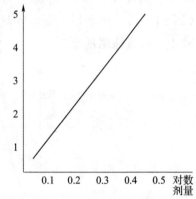

**图 14 - 4 几率单位与对数剂量的关系**

**1. 孙氏改进寇氏法（点斜法）** 依据剂量对数与死亡率的"S"形曲线所包含的面积推导出死亡率为 50% 的剂量。其优点是计算简便且比较精确，可计算 $LD_{50}$ 的全部参数；缺点是对实验设计要求比较严格。

（1）基本要求 ①反应情况应符合或接近对数正态分布。②相邻两剂量的比值应相等。③各组动物数相等或相近，一般为 10 只。④不要求死亡率一定包括 0% 与 100%，但最低死亡率和最高死亡率之和最好在 80%~120% 范围内。

（2）计算公式

1）当最小剂量组的死亡率为 0，最大剂量组的死亡率为 100% 时，按式 14 - 1 计算：

$$LD_{50} = \lg^{-1}\left[X_m - i\left(\sum P - 0.5\right)\right] \qquad （式 14 - 1）$$

式 14 - 1 中 $X_m$ 为最大剂量的对数；$P$ 为各组动物的死亡率（以小数表示）；$\sum P$ 为各组动物死亡率的总和（$P_1 + P_2 + P_3 \cdots\cdots$）；$i$ 为组间距（相邻两组对数剂量的差值）。

2）当最小剂量组的死亡率大于 0% 而又小于 30%，或最大剂量组的死亡率小于 100% 而又大于 70% 时，按式 14 - 2 计算：

$$LD_{50} = \lg^{-1}\left[X_m - i\left(\sum P - \frac{3 - P_m - P_n}{4}\right)\right] \qquad （式 14 - 2）$$

式 14 - 2 中 $P_m$ 为最大剂量组的死亡率；$P_n$ 为最小剂量组的死亡率。

3）$LD_{50}$ 的标准误按式 14 - 3 计算：

$$Sx_{50} = i \times \sqrt{\left(\sum P - \sum P_2\right) / (n-1)} \qquad \text{（式14-3）}$$

式14-3中$Sx_{50}$为$\lg LD_{50}$的标准误；$x_{50}$即$\lg LD_{50}$；$n$为每组动物数。

4）$LD_{50}$的95%可信限按式14-4计算：

$$95\%\text{可信限} = \lg^{-1}\left(X_{50} \pm 1.96 Sx_{50}\right) \qquad \text{（式14-4）}$$

**2. Bliss 法**　Bliss利用对数剂量与反应百分率的转换数（几率单位）呈直线关系而设计，该法在众多的$LD_{50}$计算方法中是数理上最为严谨的一种，又称为加权几率单位法或几率单位正规法。此法的优点如下。①可求$LD_5 \sim LD_{95}$。②对实验设计要求不严，剂量任意。各剂量组间可以是等比级数，也可为等差或不等距的数值，只需有死亡率在50%以上及以下组出现。③数理严谨，结果精确。缺点是计算烦琐，须用权重表。近年来国内多家研究单位编制了$LD_{50}$数据处理软件，通过计算机运算获得结果，是我国《新药临床前毒理学研究指导原则》中推荐使用的方法。

## 四、$LD_{50}$的局限性

经典的$LD_{50}$值的精确测定曾经是各国药品注册法规的重要组成部分，在新药的开发注册中发挥了重要作用，但随着科学的进步，越来越多的新药研发机构和管理当局意识到了经典的单次给药毒性试验存在的局限性。

1. 在一定实验条件下测得的$LD_{50}$值可以提供药物毒性程度有价值的信息，但$LD_{50}$绝非判断药物单次给药毒性作用的唯一指标，更不等于单次给药毒性的全部，单次给药毒性作用具有比$LD_{50}$更为深刻的内涵。除了$LD_{50}$之外，与之相关的剂量-效应（死亡）曲线的斜率在评价药物的单次给药毒性中往往比$LD_{50}$更有价值甚至更为关键。例如，一个很陡的曲线（斜率大）表明毒效应性质较严重，毒性作用出现迅速或吸收速率较大；反之，较平坦的量-效曲线（斜率小）则反映了安全范围较大。依据斜率，常可将反应外推至低剂量范围，求算出$LD_1$的$LD_{10}$，甚至推测出不能观察到的效应水平（no observed effect level，NOEL）。了解斜率的大小在比较同系列化合物时显得更为重要，两个药物可能有一个完全相同或相近的$LD_{50}$值，但斜率却可以不同，因此在相同的剂量范围内，表现出不同的毒理学特征（图14-5中A和B两药），而具平行量-效曲线的两药（图14-5中A和C两药）尽管$LD_{50}$不同，但却可能表现出相近的毒性作用机制、药动学特征和相似的预后。当然，无论是$LD_{50}$还是斜率都不能绝对地揭示某一特殊的毒性作用机制。

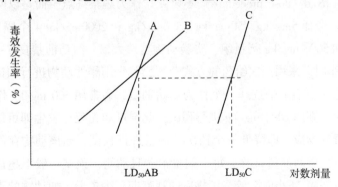

**图14-5　不同药物毒效应量-效关系比较**

因此，当前在药物安全性评价中，许多单次给药毒性试验仅以测定$LD_{50}$为根本目的，这显然是不全面的。

2. 从生物学的角度来看，$LD_{50}$ 与药物的 pH、$pK_a$、熔点、凝点、比旋度、溶解度等常数不同，没有恒定的数值。早在很多年前就有学者指出，$LD_{50}$ 的数值依赖于多种内部和外部因素，如试验动物的种类、品系、年龄、性别、健康状况等，因而不同的试验条件、试验机构、研究中心对于同一受试品所得出的结果差别可达数倍甚至数十倍。

3. 动物消耗量大，造成了不必要的动物和资源的浪费，但获得的信息有限。因此，$LD_{50}$ 的求算受到了广泛的伦理学质疑。

4. 通常单次给药毒性试验所用的剂量与临床人用剂量差别很大，所以不能期望使用单次给药毒性试验的结果来拟定人的临床剂量。同时，人和动物对药物的敏感性差别很大，如人和小鼠的致死剂量相差很大。根据误服或过量服药致人死亡的事件，推算 16 种化学药品的人致死剂量小于小鼠 $LD_{50}$ 值的 1/10。例如，东莨菪碱、阿托品，人的致死剂量分别小于小鼠 $LD_{50}$ 的 1253 倍和 250 倍。对于急救医生和中毒控制中心，$LD_{50}$ 试验的结果对于医学诊断和治疗意义较小。

5. 从新药安全性评价角度来说，通常没有必要求出精确的 $LD_{50}$ 值，所要关注的是动物出现的毒性和剂量间的量效关系，在啮齿类动物中不再需要给以致死水平的剂量。但特殊的情况下，从科学的角度需要测定 $LD_{50}$ 值，如细胞毒类抗癌药物，通常用 $LD_{50}$ 的 1/10 来估计 I 期临床试验的安全起始剂量。这种情况下，就需要测定出较为准确的 $LD_{50}$ 值。

从新药安全性评价角度来讲，需要的不是精确的 $LD_{50}$ 值，而是更多的毒理学信息。目前人用药品注册技术要求国际协调会议（ICH）三方已主张不采用 $LD_{50}$ 测定的方法。

# 第三节　其他单次给药毒性试验方法

## 一、最大给药量法

在实际工作中，对于毒性低的化合物可用最大给药浓度和最大给药容量单次或 24 小时内数次给药，观察动物出现的反应。一般使用 20 只啮齿类动物，连续观察 14 天，如无死亡出现，则该剂量为受试药的最大给药量。

## 二、固定剂量法

固定剂量法（fixed-dose procedure）不以死亡作为观察终点，而是以明显的毒性体征作为终点进行评价。选择 5mg/kg、50mg/kg、500mg/kg 和 2000mg/kg 4 个固定剂量进行试验，特殊情况下可增加 5000 mg/kg 剂量组。实验动物首选大鼠，给药前禁食 6~12 小时，给受试物后再禁食 3~4 小时。采用一次给药的方式。一般首先用雌性动物进行预试。根据受试物的有关资料，从上述 4 个剂量中选择一个作为初始剂量，通常用 500 mg/kg 作初始剂量进行预试，如无毒性反应，则用 2000 mg/kg 进行预试，此剂量如无死亡发生即可结束预试。如初始剂量出现严重的毒性反应，即降低一个档次的剂量进行预试，如该动物存活，就在这两个固定剂量之间选择一个中间剂量试验。每个剂量给一只动物，预试一般不超过 5 只动物。每个剂量试验之间至少间隔 24 小时。给受试物后的观察期至少 7 天，如动物的毒性反应到第 7 天仍然存在，应继续观察 7 天。在上述预试的基础上进行正式试验。每个剂量至少用 10 只动物，雌雄各半。根据预试的结果，从前面所述的 4 种剂量中选择一个可能产生明显毒性但又不引起死亡的剂量进行试验。固定剂量试验法所获得的结果，可参考表 14-5标准进行评价。

**表 14 – 5 固定剂量法试验结果的评价**

| 剂量（mg/kg） | 存活数 <100% | 100% 存活，毒性表现明显 | 100% 存活，无明显中毒表现 |
|---|---|---|---|
| 5 | 高毒（very toxic）（$LD_{50} \leq 25$ mg/kg） | 有毒（toxic）（$LD_{50}$ 25~200 mg/kg） | 用 50 mg/kg 试验 |
| 50 | 有毒或高毒，用 5 mg/kg 进行试验 | 有害（harmful）（$LD_{50}$ 200~2000 mg/kg） | 用 500 mg/kg 试验 |
| 500 | 有毒或有害，用 50 mg/kg 试验 | $LD_{50}$ > 2000 mg/kg | 用 2000 mg/kg 试验 |
| 2000 | 该化合物无严重急性中毒的危险性 | | |

## 三、上下法（阶梯法，序贯法）

上下法（up and down method）最大的特点是节省实验动物，不但可以进行毒性表现的观察，还可以估算 $LD_{50}$ 及其可信限，适合于能引起动物快速死亡的药物，分为限度实验和主实验。

**1. 限度试验** 主要用于有资料提示受试物可能没有毒性的情况。该法是最多用 5 只动物进行的一个序列试验。试验剂量一般为 2000 mg/kg，特殊情况下也可使用 5000 mg/kg。

**2. 主试验** 主要用于相关毒性资料很少或缺乏，或预期受试物有毒性的情况。预先设定一个给药程序，在此程序中间隔至少 48 小时，每次给药 1 只动物。给药间隔主要取决于毒性出现时间、持续时间和毒性的严重程度。第一只动物的给药剂量低于 $LD_{50}$ 的最接近的估计值，如果该动物存活，第二只动物给予高一级剂量；如果第一只动物死亡或出现濒死状态，第二只动物给予低一级剂量。

## 四、非啮齿类动物的急性近似致死量及最大耐受量测定

近似致死量（approximate lethal dose，ALD）是介于最小致死量（minimum lethal dose，MLD）与最大非致死量（maximum non – lethal dose，MNLD）之间的剂量，均属于毒性的上限指标；最大耐受量从广义的毒效应来看，应属于毒性的下限指标。

在实际工作中，MLD、MNLD、ALD 及 MTD 均可从啮齿类动物单次给药毒性量 – 效（死亡）曲线上推算得到。我国药政管理部门认可的方法是以犬的单次给药毒性试验来获得这些数据，一般用 6 只健康的比格犬，年龄为 6~8 月龄。具体方法如下。

1. 根据啮齿类动物单次给药毒性的各参数，或参照受试药物的化学结构及其他相关资料，加以适当调整，估算对犬可能引起单次给药毒性和死亡的剂量范围。

2. 按 50% 递增法设计出含 10~20 个剂量的序列表。

3. 根据单次给药毒性资料，由剂量序列表中找出可能的致死剂量范围。在此范围内，每间隔一个剂量给一只动物，给药途径至少包括临床拟用途径，用等容量不等浓度给药法。

4. 从试验中得到最低致死剂量和最高非致死剂量，然后用二者之间的剂量给一只动物，此剂量即为近似致死量。未发现中毒表现的最高剂量即为最大耐受量。

## 五、累积剂量设计法（金字塔法）

非啮齿类动物进行单次给药毒性试验可采用累积剂量设计法（pyramiding dosage design）。经典的实验设计需要 8 只动物，分为对照组和给药组，每组 4 只动物，雌雄各 2 只。

剂量设计可以是 1mg/kg、3mg/kg、10mg/kg、30mg/kg、100mg/kg、300mg/kg、1000mg/kg、3000mg/kg，也可以采用 10mg/kg、20mg/kg、40mg/kg、80mg/kg、160mg/kg、320mg/kg、640mg/kg、1280mg/kg，通常隔日给予下一个高剂量，剂量逐渐加大，直到出现动物死亡或达到剂量上限时停止。

当没有动物死亡时，MLD 和 $LD_{50}$ 大于最高剂量或限制剂量；当在某一剂量所有动物均死亡时，MLD 和 $LD_{50}$ 应在最后两个剂量之间；当在某一剂量部分动物死亡，部分死亡出现在后继的下一个高剂量时，MLD 位于首次出现死亡的剂量和前一低剂量之间，$LD_{50}$ 则应在首次出现动物死亡的剂量和所有动物均死亡的剂量之间。假如没有动物死亡发生，常以最高剂量给予动物 5~7 天，以确定后续的重复给药试验中高剂量的选择。

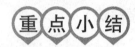

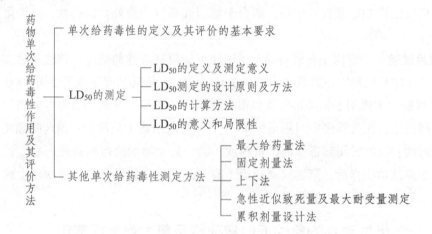

药物单次给药毒性作用及其评价方法
- 单次给药毒性的定义及其评价的基本要求
- $LD_{50}$ 的测定
  - $LD_{50}$ 的定义及测定意义
  - $LD_{50}$ 测定的设计原则及方法
  - $LD_{50}$ 的计算方法
  - $LD_{50}$ 的意义和局限性
- 其他单次给药毒性测定方法
  - 最大给药量法
  - 固定剂量法
  - 上下法
  - 急性近似致死量及最大耐受量测定
  - 累积剂量设计法

扫码"练一练"

**思考题**

1. 试述单次给药毒性试验的主要目的和意义。

2. 试述 $LD_{50}$ 的设计原则及方法，包括对实验动物的要求、剂量水平的选择、观察指标及计算方法。

3. 何谓近似致死量？通常选用何种动物进行实验？具体方法如何？

4. 非致死性毒性反应是否可逆主要与哪些因素有关？

（胡庆华　季　晖）

# 第十五章　药物重复给药毒性作用及其评价方法

扫码"学一学"

> **学习目标**
>
> 1. **掌握** 重复给药毒性试验的基本要求、设计原则和实验方法，包括对实验动物的要求，饲养管理条件，剂量水平的选择，给药方法，给药时限和量限，日常观察指标、脏器系数、血液学、血液生化学、组织病理学指标测定方法。
> 2. **熟悉** 各测定指标的临床意义，并能正确分析和判断实验结果。
> 3. **了解** 重复给药毒性试验的意义和目的。

## 第一节　概　　述

### 一、定义

重复给药毒性作用（repeated drug administration）是描述动物重复接受受试物后的毒性特征，即药物以一定的相等级剂量连续多日给予受试动物所产生的有害作用。为观察这种有害作用而设计的毒理学试验称为重复给药毒性试验，是非临床安全性评价的重要内容。重复给药与单次给药毒性试验的根本差异在于以下几点。

#### （一）给药的期限不同

单次给药毒性试验为一次性给药或 24 小时内重复给药，而重复给药毒性试验为连续多日重复给药，给药期限可以从数天至终生甚至数代不等。后者根据给药期限的长短，可分为亚慢性毒性试验（subchronic test）、慢性毒性试验（chronic test）、终生毒性试验（life toxicity test）或数代毒性试验（several generations of toxicity test）。其中亚慢性毒性试验给药期限不超过 90 天或不超过试验动物平均寿命的10%；凡超过 90 天或平均寿命10%的都可认为是慢性毒性试验（表 15–1）。实际上，常统称为重复给药毒性试验。

表 15–1　常用实验动物的平均寿命及重复给药毒性试验给药期限

| 实验动物 | 平均寿命（年） | 亚慢性试验给药期限（月） | 慢性试验给药期限（月） |
| --- | --- | --- | --- |
| 大白鼠 | 2.5 | 3 | >3 |
| 家兔 | 6 | 7 | >7 |
| 犬 | 10 | 12 | >12 |
| 猴 | 15 | 18 | >18 |

#### （二）给药的剂量范围不同

单次给药毒性试验的给药剂量比重复给药毒性试验要大得多。某些药物尽管其单次给药毒性试验结果或短期研究资料显示无毒，但仍需要进行重复给药试验。单次给药试验无毒的药物，长期重复给药后，虽然在较低的剂量水平，但由于量与质上的积蓄作用，可能会导致生理内环境的紊乱，进而出现毒性反应。

药物进入机体后，机体具有对药物进行代谢、转化及排泄的功能，最终将其排出体外。但当较长时间连续、重复给药，或给药的时间间隔和剂量超过机体消除药物的能力时，出现药物进入机体的速度（或总量）超过排除的速度（或总量）的现象，这时药物就有可能在体内逐渐增加并贮存，即出现了蓄积作用（accumulation action）。蓄积作用不仅表现为可用化学方法检测出作用量的物质蓄积（material accumulation），也可表现为功能性蓄积（functional accumulation）。在这种情况下，涉及的药物或其代谢物不一定能用化学手段检测出来，但却有慢性毒性征出现，即由于贮存在体内的药物或其代谢产物的量极微而现有的方法尚不足以测出，但由于多次接触引起轻微损害的累积而出现慢性毒性症状。

### （三）所观察的毒效应不同

单次给药毒性试验（小动物）是观察以死亡为指标的质反应过程，而重复给药毒性试验常以动物的体重、摄食量、血液学、血液生化学等量反应为指标，所观察的毒效应是从量变到质变逐渐变化的过程。

## 二、目的与意义

在新药开发的过程中，重复给药毒性研究目的是通过重复给药揭示受试物的毒性作用，预测其可能对人体产生的不良反应，降低临床受试者和药品上市后使用人群的用药风险。具体如下。①观察长期重复给予受试药物，可能对机体产生的不良反应，包括不良反应的性质、程度、量–效关系和时–效关系、可逆性等。②判断受试物重复给药的毒性靶器官或靶组织。③确定重复用药安全范围和未观察到不良反应的剂量水平（no observed adverse effect level，NOAEL）。④推测第一次临床试验的起始剂量（first in human，FIH），为后续临床试验提供安全剂量范围。⑤提示临床试验中需重点监测的安全性指标，为临床不良反应监测及防治提供参考。⑥对毒性作用强、毒性症状发生迅速、安全范围小的药物，重复给药毒性研究还可以为临床试验中的解毒或解救措施提供参考。

# 第二节　试验设计基本原则

重复给药毒性研究是药物非临床安全性评价的核心内容，是新药报批临床时重点审评项目之一，也是药物从实验室研究进入临床试验的重要环节。

重复给药毒性试验耗时、耗资均较大，一旦实验设计不合理、周到，必然造成人力、物力及时间上的极大浪费，该特性决定了实验设计应尽可能全面、严谨、合理。首先对于受试物，中药、天然药物受试物应采用能充分代表临床试验拟用样品和（或）上市样品质量和安全性的样品；应采用工艺路线及关键工艺参数确定后的工艺制备，一般应为中试或中试以上规模的样品。化学药物受试物应采用工艺相对稳定、纯度和杂质含量能反映临床试验拟用样品和（或）上市样品质量和安全性的样品。应注明受试物的名称、来源、批号、含量（或规格）、保存条件、有效期及配制方法等，试验过程中应进行受试物样品分析，并提供样品分析报告。如果由于给药容量或给药方法的限制，可采用原料药进行试验。试验中所用溶媒和（或）辅料亦应标明名称、标准、批号、有效期、规格及生产单位。

重复给药毒性试验的基本原则是使用两种实验动物，兼顾雌、雄性，设置高、中、低3

个剂量组。高剂量组应能充分反映供试药物的毒性，而低剂量组不出现毒性反应。同时设一溶剂（或赋形剂）对照组或已知药物毒性对照组。实验动物应年轻健康、来源清楚，最为理想的是选用与人类代谢相似、对受试药物敏感的动物。在数量上应能满足试验终止后统计学处理的要求，并备有部分动物供给药停止后观察其毒性反应的可逆性。给药途径应与临床拟用途径相一致。观察指标应能反映实验动物功能及结构的完整性是否受到损害，除常规指标外，还应有针对性地反映不同供试药物毒性作用性质的指标。对于一般毒性症状应定期细致地进行观察，必要时进行中期血液生化检查，但不必过于频繁，以免影响实验动物的正常活动规律。对试验结果的分析应注意去伪存真，数据的处理应符合统计学原则，最终得到的结论应能回答供试药物长期应用时可能出现何种毒性反应及其作用特征和安全剂量范围等。

试验过程必须符合《药物非临床研究质量管理规范》（GLP）的要求，严格控制试验条件，排除非供试物引起的各种干扰。实验设计时，既要按药政部门规定的技术要求规范完成有关的报批资料，又要结合实际情况根据毒理学研究的基本规律，力争高效、全面地了解供试药物重复长期给药所造成的有害反应及量－效关系。一般的观点是以药监部门的技术要求规范为核心，同时兼顾给药时限和给药剂量这两个重要因素，对整个重复给药毒性试验做一个较为合理的安排和设计。

# 第三节　试验方法

## 一、实验动物

**1. 种类与品系**　理论上讲，重复给药毒性试验可以选用任何种类的实验动物。但在选择动物时，应尽可能首先考虑单次给药毒性试验已证明的对受试药物敏感的动物或品系，这样选择的优点是前一步试验可为下一步试验的设计提供更可靠的依据，前、后试验又可互相印证，便于更好地分析和认识所观察到的结果。还要考虑受试动物的易获得性，该动物是否具有供查阅的生理、生化等指标的背景资料，以及该动物对供试物的药动学处置是否与人相似。理想的动物应具有以下特点。①对受试物的生物转化与人体相近。②对受试物敏感。③已有大量历史对照数据。在现阶段，人们常按传统的习惯，选择易得、实验室易于饲养管理的常规动物，其中多种动物经实验室长期繁殖传代，品种已标准化，并已积累了各种基础数据和资料，包括对药物的反应性和一些疾病资料，如肿瘤的自然发生率等。啮齿类动物中公认大白鼠为首选动物，其次是小鼠，也有用豚鼠或地鼠进行试验的；非啮齿类动物中最常用的是犬，其他如猴、猫、兔等也可使用，大动物具有可在任何时间采血而不致对动物产生过大影响的优点。我国药监部门规定的基本原则是选用两种动物：一种为啮齿类动物，首选大鼠；另一种为非啮齿类动物，首选犬。

关于实验动物的种类和品系，犬首选比格种，这是一种纯种的小猎兔犬，原产英国，具有体型小、毛短、性情温和、亲人、抗病力强等优点。大鼠首选 Sprague – Dewley 和 Wistar 品系，它们的特点是性情温顺、发育优良、环境适应性强，可用作一般药理、毒理试验。但实际上这些常用株，经过长期传代已发生了很大的变化，因此，只单纯注明品种已无意义，必须写明供应的来源及引种处。此外，猴也是重复给药毒性试验较常用的非啮齿类实验动物，猕猴是猕猴属猴的总称，共有 12 个种系，其中恒河猴分布最广，数量最多，应用最广。猕猴作为灵长类动物，是人类的近属动物，在组织结构、生理和代谢功能等方面与人类相似，最易模拟人类相似的疾病及其发病机制，有些人类疾病模型只有猕猴才能复制成功，是其他实验动物不可替代的。例如，在吸入给药时猴是首先推荐的动物，因为它在呼吸系统的解剖学和生理学方面比其他动物更接近于人类。包括猕猴在内的非人灵长类与人类的遗传物质有 75% ~ 98.5% 的同源性，显示了许多相似的生物学和行为学特征，成为解决人类健康问题的基础研究和临床前研究的理想动物模型。

实验动物按微生物控制分类法，分为普通级动物（conventional animal，CV）、清洁动物（clean animal，CL）、无特定病原体动物（specific pathogen – free animal，SPF）、无菌动物（germfree animal，GF）。重复给药毒性试验要求使用 SPF 级动物，即机体内无特定的微生物和寄生虫的动物，但非特定的微生物和寄生虫是容许存在的。这类动物必须饲养在屏障系统中，空气要经过滤净化，饲养室要保持正压，进入室内的一切物品要经过消毒灭菌，工作人员进入要沐浴和穿灭菌工作服，动物饮用水要经灭菌处理。

**2. 起始月（周）龄** 重复给药毒性试验虽然既可用成年动物也可以用未成年动物，但一般认为选择较年轻的或正处于生长发育阶段的动物比较合适。这种选择除了考虑到长期试验的给药期限较长外，还因为处于生长发育阶段的动物对药物的毒性反应较敏感，而年龄较大的动物除了反应性降低外，往往还存在许多自发性疾病而干扰试验结果。一般大鼠的起始周龄为 6 ~ 9 周龄，比格犬 6 ~ 12 月龄，猴 3 ~ 5 岁，同一批动物年龄应尽量接近。

**3. 性别与数量** 性别差异造成反应性差异的问题在重复给药毒性试验中比单次给药毒性试验更为突出。因此，除兼顾雌雄性动物以确定是否存在毒性反应的性别差异外，在特殊情况下也可仅用一种性别的动物。如果受试物对雄性（或雌性）生殖细胞的毒效应已确知，或者急性试验已证明受试物对雌雄两性动物的毒性有明显差别时，就应主要选用敏感性别的动物进行试验。

一般情况下，每组应使用相等数量的雌、雄性动物，动物数应能满足试验结果分析和评价的需要。啮齿类一般不少于 15 只/性别（主试验组 10 只，恢复组 5 只），非啮齿类一般不少于 5 只/性别（主试验组 3 只，恢复组 2 只）。为了得出可信的毒性反应规律，实验设计时应考虑下列因素。①单次给药毒性试验或剂量摸索试验中出现的中毒及死亡情况。②给药期限的长短。③实验中期检查的必要性。④恢复期观察的动物数。⑤实验过程中自然死亡的动物数。

**4. 饲养管理** 重复给药毒性试验是为了测定在较低剂量水平上重复给药所产生的毒效应，这些毒效应从发生频率及严重程度上来看有时是很轻微的。试验过程中，有些与药物无关的环境因素产生的毒效应可能会被误认为是药物内在的有害作用，造成最终判断上的假阳性。因此，严格控制环境条件、避免不必要的干扰因素是非常重要的。

产生影响的环境因素包括动物饲养室和实验室内温度、湿度、光照、通风条件、饮用水质量及饲料配方等。啮齿类动物饲养室的适宜温度为 18 ~ 26℃（64 ~ 79℉）；相对湿度为 40% ~ 70%。如果空气中水分太少，动物的黏膜和眼易干燥；湿度太大，又适宜细菌和真菌生长，容易造成动物呼吸道和皮肤等处感染，同时尿液和排泄物不易蒸发干，增加饲养室内的异味。光照宜持续 12 小时明亮，12 小时黑暗，这样有利于刺激动物甲状腺激素、促肾上腺皮质激素和生长激素的分泌。所用饲料应符合动物的营养标准，若用自行配制的饲料，应提供配方及营养成分含量的检测报告；若是购买的饲料，应注明生产单位。雌雄动物应分开饲养，每笼不宜超过 5 只，实验前至少饲养观察 1 周。犬要求单笼饲养，定量喂食，实验前至少驯养 1~2 周，观察动物的行为活动、饮食、体重、精神状况、心电图，检测心、肝、肾功能两次，选择正常、健康、雌性未孕的动物作为受试动物。

## 二、给药期限

试验期限的长短与拟定的临床疗程、适应证和用药人群有关。原则上，重复给药毒性试验的给药期限为临床疗程的 3~4 倍时间。建议分阶段进行重复给药毒性试验以支持不同期限的临床试验。一般重复给药毒性试验的试验期限与所支持的临床试验及上市申请的关系见表 15 – 2 和表 15 – 3。

**表 15 – 2　支持药物临床试验**

| 最长临床试验期限 | 重复给药毒性试验的最短期限 | |
| --- | --- | --- |
| | 啮齿类动物 | 非啮齿类动物 |
| ≤ 2 周 | 2 周 | 2 周 |
| 2 周至 6 个月 | 同临床试验 | 同临床试验 |
| > 6 个月 | 6 个月 | 9 个月 |

**表 15 – 3　支持药物上市申请**

| 临床拟用期限 | 啮齿类动物 | 非啮齿类动物 |
| --- | --- | --- |
| ≤ 2 周 | 1 个月 | 1 个月 |
| 2 周至 1 个月 | 3 个月 | 3 个月 |
| 1 个月至 3 个月 | 6 个月 | 6 个月 |
| >3 个月 | 6 个月 | 9 个月 |

## 三、剂量水平的选择

选择合适的剂量水平可能是重复给药毒性试验设计中最为困难的任务。鉴于重复给药毒性试验的基本目标，3 个剂量组是必不可少的：一个是足以引起明显的或严重的毒性反应的高剂量组，但又不能造成太多动物中毒死亡，死亡率应控制在 10% 以内；第二个是不引起毒性作用的低剂量组，为表明毒性作用的量 – 效关系；在上述两个剂量之间插入一个（或多个）中间剂量组。在实际操作中，要恰到好处地选出既出现毒性症状，又使死亡率不超过 10% 的高剂量是非常困难的。更为现实的要求应是在不造成过多动物死亡的前提下，在高剂量组动物中得到确切的毒性作用资料，低剂量原则上应高于同种动物药效学试验有效剂量或预期临床治疗剂量的等效剂量，并不使动物出现毒性反应。据以往经验，低剂量如在预期临床治疗剂量的等效剂量 3 倍以上不出现毒性反应的话，则此临床用量基本上为安全剂量。

重复给药毒性试验的最高剂量要求仅出现轻度毒性，而不改变实验动物的正常寿命，或至少在给药的前 1/4 时间内不影响动物的体质，外观无异常，不过可以表现为血清酶活力的改变或轻度体重增长抑制（不超过 10%）；低剂量应是完全无毒的。如在 90 天亚慢性毒性试验的基础上进行慢性毒性试验，亦可用 90 天试验中体重增长不到 10% 的剂量作为最大耐受量（MTD）。以此 MTD 为慢性试验的最大剂量，另外两个剂量通常是 1/4 MTD 和 1/8 MTD。亚慢性毒性与慢性毒性实验的剂量关系如表 15 – 4 所示。

表 15 - 4　重复给药毒性试验剂量设计

| 剂量组 | 剂量 |
| --- | --- |
| 高剂量 | 亚慢性毒性试验高剂量与中剂量之中值 |
| 中剂量 | 慢性毒性试验高剂量与低剂量之中值 |
| 低剂量 | 不低于高剂量的10% |

在选择合适的剂量时还应考虑如下几方面。①供试药物在体内的生物蓄积作用。测定药物在不同的组织、器官和体液中的半衰期，可为估计药物在体内的蓄积程度提供有价值信息；测定有关的蓄积参数，也可了解药物的蓄积性。对于高蓄积性药物应适当减少其剂量，否则在重复给药试验结束时各剂量均有可能出现毒性作用。②供试药物是否有可能被特殊的酶所"解毒"或"活化增毒"，这些酶又是否易被供试药物本身所诱导或抑制。例如，某药物如果抑制与其本身代谢或解毒有关的酶，则该药物的给药剂量应酌情减少。③供试物在消化道中的稳定性。与胃肠道内容物有亲和性的供试药物，则应酌情增加剂量，实际上在这种情况下应考虑的是作为口服给药是否合理的问题。下面介绍几种具体方法供参考。

**1. 半数致死量法（$LD_{50}$法）**　根据单次给药毒性的$LD_{50}$值决定3个剂量。一般在大鼠3个月重复给药毒性试验中，高、中、低3个剂量可分别采用约$LD_{50}$的1/10、1/50和1/100剂量，犬各剂量组可采用大鼠相应各组的1/3~1/2剂量。此法为粗略估计，差异较大，一般只作为预测的参考。当单次给药毒性试验和重复给药毒性试验用的是同一种动物时，参考价值相对大一些；反之，如$LD_{50}$是小鼠的结果，则对重复给药毒性试验的大鼠和犬来说，种属差异造成的误差和风险更大些。为了克服这一弊端，可先进行过渡性短期试验，以了解受试物的蓄积性特征。

**2. 短期蓄积试验过渡法**　重复给药毒性试验存在着多次给药的蓄积性作用，故单纯地以$LD_{50}$的几分之几作为剂量设计依据，十分不可靠。所以如何将单次给药试验的结果加以合理过渡，使之符合重复给药试验规律是在剂量设计时首先应重点考虑的问题。在获得单次给药毒性的有关资料后，应根据其所提供的有关信息，如毒性的量–效关系、毒性征出现的剂量范围及敏感动物等，先过渡到7~21天短期的蓄积性试验（图15–1），初步将单次给药毒性的参数外推于重复给药试验。这种过渡性短期试验，从表面上看增加了工作量，但实际上会大大提高工作效率。另外，对于某些只需单次给药的药物，这类试验一般已能满足药监部门的要求。但这种外推往往也仅能得到一个大致的剂量范围，对于产生具体效应所需剂量的估计（如最大无作用剂量或最小有作用剂量）往往把握不大，可靠程度有限。更为合理和可靠的办法还是先用少量动物进行短期的剂量摸索试验（或称预试验，range finding test）。

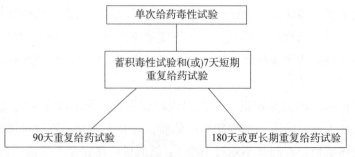

图 15 - 1　重复给药毒性试验程序安排

（1）Traina 法　先从大鼠的单次给药毒性试验中找出最大无症状剂量，再分别以该剂量及其1/3和1/10量给3组大鼠（雌、雄各半）连续给药2~3周，从中找出亚慢性试验的最高剂量，在此剂量下动物仅出现轻微的毒性反应，如摄食量略减、体重增长率略慢等。再以大鼠亚慢性毒性试验的最高剂量为起点，进行犬单次给药，根据观察结果适当增减剂量（对数间隔），找出犬单次给药的最大无症状剂量，再分别以此剂量及其 1/3 和 1/10 量进行少数犬连续给药 2~3 周，找出犬亚慢性毒性试验的最高剂量。

（2）Homburger 法　选择一个剂量，雌、雄各 5 只大鼠连续给药 2 周，如果无动物死亡再成倍增加剂量，直至首次出现死亡。如果第一个剂量就出现死亡，则成倍减少剂量，直至首次无死亡出现。上述范围摸索也可在设计好一个系列剂量后一次完成。依此试验结果计算出 MTD（在此指不引起动物死亡但又出现严重中毒症状的最大剂量）。例如，某药在一个剂量序列中，500mg/kg 时未出现动物死亡，1000mg/kg 时动物死亡 1 只，则此两值分别为最大非致死量和最小致死剂量，其对数的均数为 2.8495，取其反对数得 MTD 为 707mg/kg，此法求出的 MTD 可作为亚慢性毒性试验的最高剂量，计算公式推导如下：

$$\text{MTD} = \lg^{-1}\left[\,(\lg\text{最小致死剂量} + \lg\text{最大非致死剂量})\,/2\,\right]$$

$$= \lg^{-1}\left[\,(\lg 1000 + \lg 500)\,/2\,\right] = 707\text{mg/kg}$$

（3）Weil 法　取初断乳大鼠若干只，随机分为 3~4 组，每组雌雄各 5 只。连续给药 7 天，以死亡率、体重、肝肾指数和进食量的改变为观察指标。Weil 等曾对 20 种化合物的 7 天最小有效量（$\text{MIE}_{7\text{天}}$）与 90 天最小有效量（$\text{MIE}_{90\text{天}}$）进行了分析比较，经统计学处理后发现，包括 95% 试验数值的比值为：$\text{MIE}_{7\text{天}}/\text{MIE}_{90\text{天}} = 6.2$，即 $\text{MIE}_{90} = \text{MIE}_{7\text{天}}/6.2$。

通过 7 天的剂量摸索试验，基本上可以由此比例关系外推 90 天试验的各有效剂量。此外，Weil 等人的研究结果也表明以 7 天试验的有效剂量外推 90 天试验的剂量比直接用 $\text{LD}_{50}$ 来推算更有规律，更为可靠。

这类剂量摸索试验方法学上灵活性很大，而且鉴于药物内在毒性的变异性很大，故不应拘泥于某一固定形式。事实上各个实验室往往根据各自的实践经验形成了一套各具特色的方法，而且实践也证明是行之有效的。

**3. 最大耐受量法（MTD 法）**　用大鼠单次给药毒性的最大无症状剂量，即一个最大耐受量（1MTD）、1/3MTD、1/10MTD 分别作为大鼠重复给药毒性试验的高、中、低 3 个剂量，犬和猴可采用大鼠 1/3~1/2 的剂量，也可参考犬或猴单次给药的 MTD。此法对大部分受试物有参考价值，但少数蓄积性大的则不合适。

**4. 临床拟用剂量法（ACD 法）**　根据同类型药物或国外资料或临床拟用剂量推算，一般 3 个月重复给药毒性试验时，大鼠高、中、低剂量组可分别采用 50~100 倍、25~50 倍和 10~20 倍临床剂量，犬可分别采用 30~50 倍、15~25 倍和 5~10 倍临床剂量，猴可采用与犬相近剂量或略低于犬的剂量进行试验。此法参考价值较大，也较常用。以临床拟用剂量为基数设计重复给药和重复给药毒性试验的剂量可参见表 15 – 5。

表 15 – 5　重复给药毒性试验相当于临床拟用剂量的倍数

| 试验类别 | 剂量组数 | 高 | 中 | 低 |
|---|---|---|---|---|
| 3 个月重复给药毒性试验 | 啮齿类动物 | 100 | 30 | 10 |
|  | 非啮齿类动物 | 50 | 15 | 5 |
| >3 个月重复给药毒性试验 | 啮齿类动物 | 50 | 15 | 5 |
|  | 非啮齿类动物 | 30 | 9 | 3 |

**5. 等效剂量法** 根据人和动物的等效剂量比值，再按一定倍数扩大。此法参考价值较大，尤其是对抗肿瘤药、镇痛药和外用药等更有意义。

上述方法是前人在一定条件下对某些药物毒性研究中摸索和总结出来的经验，有一定的参考价值，受到毒理学界的重视。但必须认识到，药物千差万别，各种各样，任何机械照抄照搬都是不可取的，应进行个案研究，对具体药物进行认真而细心地分析和预试，这才是摸准剂量的关键。

## 四、给药方法

重复给药毒性试验的给药途径应尽量与预期临床使用的途径相一致。临床用药途径为静脉或肌内注射时，3 个月及以上的试验，由于试验周期长、大鼠给药有困难，可用腹腔或皮下注射代替。非啮齿类大动物如犬、猴经口给药，可采用经胃管灌胃或片剂、胶囊给药，也可以混于动物喜食的饲料中一次给予。鉴于中药的特殊性，建议现用现配，否则应提供数据支持配制后受试物的质量稳定性及均匀性。当给药时间较长时，还应考察配制后是否存在体积随放置时间延长而膨胀造成终浓度不准的因素。

啮齿类动物经口给药可采用灌胃或拌在食物中给药。灌胃给药有剂量准确，给药时间易于掌握等优点，从药动学角度出发也比较符合临床给药的实际情况。但灌胃的技术要求较高，误灌或呛入气管都会造成动物死亡，从而影响试验结果的正确性。另外，长期灌胃对动物来讲也是一种与供试物内在生物活性无关的外界刺激，容易造成一些假象。有人证明用金属胃管灌胃 6~12 个月可使大鼠胸腺萎缩，从这一点出发将供试物拌入饲料中给药有其优越性。供试物以饲料形式给药，则消耗食物的量在决定给药量上是很重要的，动物的摄食量从断奶至成年期有所不同。按每千克体重计算，月龄小的动物摄食量往往比较大。为确保整个试验过程中剂量的一致性，必须每周或每两周调整一次饲料中药物的量，直至动物成年或摄食量率稳定。

预计动物体重（$W$）、预计摄食量（FC）及预计药物浓度（$C$）可按以下公式依次计算。

预计第 3 周动物的组平均体重（$W_{3rd}$）的计算公式如下：

$$W_{3rd} = W_{2nd} + 1/2 \ (W_{2nd} - W_{1st})$$

式中 $W_{1st}$、$W_{2nd}$ 分别为实测的第 1 周和第 2 周动物的组平均体重。

预计第 3 周的组平均摄食量（$FC_{3rd}$）的计算公式如下：

$$FC_{3rd} = FC_{2nd} + 1/2 \ (FC_{2nd} - FC_{1st})$$

式中 $FC_{1st}$、$FC_{2nd}$ 分别为实测的第 1 周和第 2 周动物的组平均摄食量。

预计第 3 周摄食率（$R_{3rd}$）的计算公式如下：

$$R_{3rd} = FC_{3rd}/W_{3rd} = g \ 饲料/ \ （kg \ 体重·动物·天）$$

第 3 周饲料中的药浓度（$C_{3rd}$）的计算公式如下：

$$C_{3rd} = \frac{给药剂量\ [mg/\ （kg\ 体重·动物·天）]}{R_{3rd}\ [g\ 饲料/\ （kg\ 体重·动物·天）]}$$

利用上述公式，在已知前 2 周动物组平均体重、摄食量及给药剂量等情况下，可以算出饲料中应加入药物的量；也可以根据上述信息和已知的药物浓度算出动物实际摄入药物的量。

采用这种方法给药时，必须注意供试物在饲料中的含量不应超过 5%，且尽可能避免因供试物异味而造成实验动物拒食的情况。对饲料中的供试物浓度必须做阶段性检查，以确保供试物在饲料中的稳定性。

对于重复给药毒性试验的给药频率，一般要求 3 个月以内的试验应每天给药，即每周给药 7 天，给药期限超过 3 个月的每周至少应给药 6 天。每周给药 5 天与给药 7 天所出现的毒性反应有可能是完全不同的。特殊类型的受试物由于其毒性特点和临床给药方案等原因，应根据具体药物的特点设计给药频率。对于某些在体内代谢特别快的药物，可以考虑增加给药频率；而在体内滞留时间较长的药物，最好参考血药浓度制定给药方案。

# 第四节　试 验 评 价

药物重复给药的毒性作用基本上可通过对实验动物的体格检查、日常观察、摄食量及饮水量、体重和器官重量、血液学指标、心电图描记、尿液分析、临床生化检验及病理组织学观察加以确认。应在试验开始前对上述指标进行检测以获取背景资料。对于考察毒性作用可逆性的实验动物，则应在给药终止后再观察一段时间，可逆性观察的时间一般不超过 28 天。

## 一、日常观察

### （一）一般内容

应对实验动物被毛、皮肤、眼、黏膜、孔道及其分泌物、呼吸系统、循环系统、自主神经系统、躯体和肢体活动情况以及精神行为进行仔细观察；对动物粪便的量、色泽和内含物，散失的食物、饮水瓶中残余的水以及一切可以反映动物生活情况变化的各种迹象都必须加以注意。

观察动物时最好开笼逐个检查动物的生活情况。如果发现动物死亡，必须尽快进行尸体剖检，以减少组织自溶（autolysis）。将须进行病理检查的组织置于 10% 的中性福尔马林或其他适宜的固定液中。如果尸体剖检不能立即进行，则必须将动物冷藏起来以延缓组织自溶（不必冷冻，因为结冰有时也会损伤组织细胞，造成误读）。但无论如何尸体剖检必须在动物死后的 16 小时内进行，因为重复给药毒性试验的一个最主要终点指标就是组织病理学评价，所以必须尽最大可能向病理学家提供最好的试验样本。有观点认为濒死的动物也应立即处死做尸体剖检，但对此有不同的看法，关键在于对濒死的判断尺度掌握上，对濒死动物应及时进行隔离观察，这可避免死后被同笼动物吃掉而减少样本量。

### （二）生长率

实验动物生长率的真实度量应是动物对连续食物及饮水供给的反应。因此，为评价生长率，必须以一个固定的时间表记录摄食量与体重，饮水量应至少半定量或定性地在组间做比较。体重增长资料结合摄食量可表明食欲的变化及食物利用率变化。这两个参数对化学异物的反应十分敏感，通常成为某些低毒药物仅有的毒性现象。当然不能排除体重变化与腹泻、脱水等现象的关联。

在整个实验过程中，每周称一次体重是较好的方案，这也有利于研究人员更为密切地观察动物，尽早获得毒性征的预兆。为表示生长率变化，可将给药组与对照组同期体重绝对增长的重量加以比较并进行统计学处理；也可将给药组与对照组同期体重百分增长率（以给药开始时动物体重为 100%）进行比较，并进行统计学处理。

总之，实验动物生长率变化是多种因素综合作用的结果。在重复给药毒性试验中，给药组与对照组实验动物的喂养条件相同，如果给药组动物体重增长慢于对照组，甚至停止增长或减轻，可以说是药物反应的结果，如果各给药组动物体重增长变化出现量 – 效关系就更可肯定上述结果。

### （三）摄食量

如上所述，重复给药毒性试验中摄食量常用来评价给药对食欲及食物利用率，即单位体重增长的食物需求影响。这是一个被广泛采纳但又经常不被仔细检查的项目。摄食量计算方式通常是将加入供食器具中饲料重量减去剩余饲料重量再除以给食天数。但实际上在计算时还应注意，除实际吃掉的饲料外，还有被动物溅失、污染、掉在笼具底部的饲料。

将给药组和对照组的摄食量加以比较，有助于说明供试物是否影响实验动物的食欲。如对食欲有影响，则每日进食量必然减少，体重增长亦受影响，但此时食物利用率并不一定降低，也就是说动物每食入 100 克食物所增长的体重克数不一定变化。相反，如果不影响食欲，而体重增长却下降，表明供试物可能影响食物的吸收或合成代谢，此时食物利用率就必然会有变化。

## 二、测定指标

### （一）器官重量

对动物器官的重量进行组间比较，可以揭示受试物毒性作用的靶器官。器官重量降低，表示该器官萎缩或发育不良；器官重量增加，提示可能有充血、水肿、增生、肥大、酶诱导变化或新生物等。涉及的主要器官有：心、肝、脾、肾、肺、脑、肾上腺、甲状腺、胸腺、睾丸、附睾、前列腺、子宫、卵巢。将动物处死后取出上述器官，除去附着的组织，除尽余血后立即称重。必须注意的是，取出的器官应放置于一个稍微湿润的表面上而避免过于干燥。各摘取器官时应注意下述问题。

**1. 心脏**  心耳较小，常与主动脉一起被切除下来。此外，心室中往往还充有未被射出的血液，这是造成误差的主要因素。因此，必须将心室切开放尽余血，同时对瓣膜和心内膜做大体检查。

**2. 脑**  脑从后部一直延伸至脊椎，为减少取样不一致造成的误差，解剖和摘除的方法必须固定和标准化。在去除头盖骨之前，在寰椎（第一颈椎）连接处切断脊髓，这样可保证各个动物在相同的部位切断减少误差。

**3. 肾上腺和甲状腺**  这些器官的颜色与周围的组织器官比较接近，也极易分离不完全或摘取过多，造成重量偏高或偏低。个人操作技术的差异也是造成误差的因素。

很明显，动物的体重决定了器官的轻重，如果组间体重差异过大，用器官绝对重量进行比较是毫无价值的。因此，器官重量在进行统计学处理时常表达为单位体重的重量，即器官系数（器官重量/体重）。但是，在某些情况下以此方法计算相对器官重量似乎也并不完全合理。例如，有些化合物往往由于减少脂肪沉积（贮存）而减轻体重，此时无脂肪组织的增长并不一定受影响（或抑制）。由于脑重量的变异较小，且不受营养性因素所影响，故可以作为一个良好的可测性无脂肪组织的参照物，当某些器官的重量/体重比在组间出现显著性差异时，可进一步对器官重量/脑重量的值加以分析。还要注意，有些器官重量的变化与生理因素有关，如大动物发情期子宫卵巢重量明显增加。

### （二）血液学指标

常规的血液学参数有红细胞计数、血红蛋白含量、红细胞容积、平均红细胞容积、平均红细胞血红蛋白、平均红细胞血红蛋白浓度、网织红细胞计数、白细胞计数及其分类、血小板计数、凝血酶原时间、活化部分凝血活酶时间等。

外周血红细胞计数在反映溶血和红系造血功能方面都不灵敏，特别是对试验周期较短的重复给药毒性试验来说，单靠红细胞计数判断受试物对红系的影响可能会导致错误结论，因为红细胞寿命长，平均为120天。在此期限内，即使骨髓红系造血功能受到抑制，外周血象却还没有表现出明显的变化。在溶血的情况下，机体可以从贮存库中将红细胞动员出来，使外周血的红细胞也不致明显下降。在这种情况下，血液网织红细胞计数是一个非常敏感的指标，其计数下降提示红系造血障碍，增高提示溶血现象。有人曾比较了几种反映溶血的指标和敏感性，结果显示网织红细胞计数是其中最灵敏的一个指标。

哺乳动物骨髓是生成红细胞、粒细胞、单核细胞和血小板的主要组织。骨髓涂片是造血系统检查中不可缺少的项目。观察骨髓涂片时，首先要熟悉正常骨髓细胞各阶段的形态，有核细胞镜检分类计数应不少于500个，计数时不包括退化细胞、原核细胞、间接分裂相等。在同一动物中，不同方法采集的骨髓，各种细胞的分类计数差异颇大。直接破骨采取骨髓涂片中网状细胞、巨核细胞、毛细血管的内皮细胞、组织嗜碱细胞（肥大细胞）及脂肪细胞等的比例较高，偶尔还可以见到成骨细胞和破骨细胞；用骨髓穿刺法抽取的骨髓易混入血液，故淋巴细胞和成熟白细胞偏多，而上述各种细胞的成分较少。骨髓评价中的另一个变异因素是取材的部位，尤其是在破骨或切取骨片时部位有时不易掌握。啮齿类动物可将骺化的股骨板切下，将完整的骨干固定起来；大动物的股骨也是最佳取材部位，关键在于确定好自骺化骨板起始的标准切割部位。成年大动物的股骨比较坚固，必须使用骨锯，但应注意，锯割时的振动可导致骨髓移动，有时可导致骨髓从取材的骨干中完全流失。

实验动物血液细胞学的数值常存在很大的个体差异，为了减少误差，常需对每一试验组动物在试验前后进行多次检查，观察变化的趋势，可就增减趋势与对照组比较。但因正常波动范围很大，所以按组进行常规的统计学处理时往往得不到有显著意义的结果。在考虑实验动物血液细胞学数值的正常范围时，常取95%的范围，也就是抛弃最大的2.5%和最小的2.5%的数值，因这些数值可能是技术误差或自发性病理状况的后果。此外，各种常用实验动物的血象也存在年龄、性别、时间的变化，在毒理学研究中血象和骨髓象检查时是一个值得注意的问题。

**1. 采血操作技术的影响** 机体调节功能减弱或取血操作的刺激和损伤，可能引起大鼠、小鼠血象数值的波动。重复取血获得的样本，数值往往受人为因素的影响较大；有时在未能发现体内潜在病变的情况下，也可出现血象数量上的差异。因此，取血和计数操作过程都必须十分仔细和小心。

**2. 动物血象时间性变化的影响** 如大鼠在性周期的不同阶段白细胞数有差异，在发情期大量白细胞逸出于阴道分泌物内，此时血中白细胞数降低；而犬在进食后有消化性白细胞增多的现象，主要为中性粒细胞增多，可持续3~5小时。这些变化都必须在采样时加以考虑，以尽可能减小差异。

**3. 年龄因素的影响** 啮齿类动物在进行重复给药毒性试验时，往往在断奶后不久即开始试验，此时动物的血象数值不宜与成年动物相比较。如果试验前对照组和给药组血象数值无明显差异，则试验开始后3个月至1年内，其血象的个体变化较小，此阶段的个体前后和组间比较有一定的参考价值。犬、猴、家兔如成年后开始试验，其个体的试验前、后数值对比有较好的参考价值。

**4. 定量检查与定位检查相结合**　在单次给药或亚急性试验中，如发现动物有出血或脾和淋巴结有显著变化时，则在重复给药毒性试验中应重视血象检查；当发现血象有可疑的变化，骨髓检查和试验动物的最后解剖学和组织学检查能对造血功能做出可靠的结论。如果发现受试物有可能引起造血功能的抑制或恶性增生，即使发生率很低也应当重复试验，最好用大动物进行重复试验。这种定量检查与定位检查相结合的原则，同样适用于其他毒理学试验，这样既有利于排除人为或非供试物造成的假象，也有利于对供试物的毒性做出全面合乎逻辑的评价。常用实验动物血液学指标参考值见表 15 – 6。

**表 15 – 6　常用实验动物血液学指标参考值**

| 动物种类 | 红细胞计数（$\times 10^{12}$/L） | 血红蛋白含量（g/100ml） | 白细胞计数（$\times 10^9$/L） | 白细胞分类计数（%） | | | | |
|---|---|---|---|---|---|---|---|---|
| | | | | 嗜碱 | 嗜酸 | 中性 | 淋巴 | 单核 |
| 小鼠 | 9.3（9.2~11.8） | 12.0~16.0 | 8.0（4.0~12.0） | 0.5（0~1.0） | 2.0（0~5.0） | 25.5（12.0~44.0） | 68.0（54.0~85.0） | 4.0（0~15.0） |
| 大鼠 | 8.9（7.2~9.6） | 15.6 | 14.0（5.0~25.0） | 0.5（0~1.5） | 2.2（0~0.6） | 22.0（9.0~34.0） | 73.0（65.0~84.0） | 2.3（0~5.0） |
| 豚鼠 | 5.6（4.5~7.0） | 11.0~15.0 | 10.0（7.0~19.0） | 0.7（0~2.0） | 4.0（2.0~12.0） | 22.0（9.0~34.0） | 73.0（65.0~84.0） | 4.3（3.0~13.0） |
| 家兔 | 5.7（4.5~7.0） | 11.4~15.6 | 9.0（6.0~13.0） | 5.0（2.0~7.0） | 2.0（0.5~3.5） | 46.0（36.0~52.0） | 39.0（30.0~52.0） | 8.0（4.0~12.0） |
| 犬 | 6.3（6.0~9.5） | 8.0~13.8 | 12.0（8.0~18.0） | 0.7（0~2.0） | 5.1（2.0~14.0） | 68.0（62.0~80.0） | 21.0（10.0~28.0） | 5.2（3.0~9.0） |
| 猫 | 8.0（6.5~9.5） | 8.0~13.8 | 16.0（9.0~24.0） | 0.1（0~0.5） | 5.4（2.0~11.0） | 59.5（44.0~82.0） | 31.0（15.0~44.0） | 4.0（0.5~7.0） |

对于观察时间，非啮齿类动物一般于整个试验周期中每隔 1.5~2 个月采血测定一次各项指标。啮齿类动物试验周期为 6 个月时，可于试验中期、试验末期以及恢复期分别剖杀部分动物（约 1/4、2/4、1/4）进行各项检查；试验周期为 3 个月时，可于试验末期以及恢复期分别剖杀部分动物（约 2/3、1/3）进行各项检查。

**（三）血液生化学指标**

血液生化检查是受试物重复给药毒性评价中很重要、很有价值的指标，实验室自动生化分析仪的普及使用为这类指标的检测提供了极大的方便，也在很大程度上减小了实验室内及实验室间的操作误差。测定时应注意方法标准化的问题，尽可能避免人为因素造成的系统误差。例如，技术人员往往按对照组、低剂量组、中剂量组、高剂量组的顺序采血，结果引起未被意识到的系统误差，这是因为在整个采血过程中，血液成分会出现时间性循环，即存在时间规律，如酶活力、激素水平和血糖水平。对年轻的雄性大鼠禁食一天后测定空腹血糖，发现血糖浓度最高点是上午 10 时和下午 2 时，而上午 11:30 和下午 4 时出现低谷。因此，如果按上述顺序于上午 10 时至午间采血，必然出现剂量相关的血糖下降情况。血液中某些营养性成分如血脂、血糖和酶（如丙氨酸氨基转移酶）会受进食的影响。为了避免这些干扰因素造成的不必要的混乱，操作时应注意下述问题。①采样前禁食 12 小时。②采血时从各组中随机捉取动物。③小心操作，样本不能溶血。④用足够数量的动物和合适的统计学分析方法，注意剂量 – 反应关系。⑤将所得资料和数据与同种、同龄、同性别、同生理状况的实验动物的文件资料加以比较分析。

需测定的血液生化指标至少应包括：天冬氨酸氨基转移酶（AST）、丙氨酸氨基转移酶

（ALT）、碱性磷酸酶（ALP）、尿素氮（BUN）、肌酐（Cr）、总蛋白（TP）、白蛋白（ALB）、血糖（Glu）、总胆红素（T－BIL）、总胆固醇（T－CHO）、肌酸磷酸激酶（CPK）、三酰甘油（TG）、γ－谷氨酰转肽酶（γ－GT）和钾（$K^+$）、钠（$Na^+$）、氯（$Cl^-$）离子浓度。其中 ALT、AST、ALB、ALP、T－BIL 和 γ－GT 为主要反映肝功能的指标，BUN、Cr 为主要反映肾功能的指标。此外，根据不同受试药的作用特征，可酌情增加一些有价值的指标。现将常用的生化指标的意义简要介绍如下。

**1. 氨基转移酶**　又称转氨酶，广泛存在于机体组织细胞内，尤其以肝、心肌、肾等细胞内活力最强。其作用为催化氨基酸的 α－氨基和 α－酮酸的氨基互换，因此在氨基酸的合成和分解中起重要作用。丙氨酸氨基转移酶（ALT）和天冬氨酸氨基转移酶（AST），以往分别称为谷丙转氨酶（GPT）和谷草转氨酶（GOT），组织损伤时由于细胞内酶进入血液而增高。ALT 存在于细胞质可溶部分，肝组织中含量为血清中的 10 倍，当肝细胞发生炎症或坏死时，肝细胞内的 GPT 可进入血液导致血中含量增高，血清中 GPT 含量增加与肝细胞的病变程度大致平行，故对判断肝损害有较重要的意义。AST 在心肌中含量较高，当发生心肌炎、心肌梗死等病变时，AST 可明显升高。

**2. 总胆红素**　胆红素由红细胞裂解而转化释出，血中大部分胆红素与白蛋白相结合，称为游离胆红素，胆红素在肝中与葡萄糖醛酸相结合形成水溶性结合物，称为结合胆红素，通过胆小管进入胆汁中，二者合称为总胆红素。在肝胆管堵塞或肝细胞损伤的情况下，胆红素反流入血液出现高胆红素血症而使组织黄染。该指标对大鼠和犬来说，不如对人那样有意义。因为犬和大鼠的胆红素肾阈值都较低，可从尿中大量排出，正常动物尿内胆红素可达＋＋，而血胆红素不会升到很高的水平。

**3. 碱性磷酸酶**　存在于骨、肝和肾中，也存在同工酶。该酶催化磷酸基团向适宜的受体羟基上转移。成骨细胞活性增强、肝功能损伤、胆汁淤积时该酶的活性升高，而营养缺乏时该酶活力下降。

**4. 尿素氮**　与尿素、肌酸、肌酐、尿酸和氨基酸等统称为非蛋白氮，为蛋白质代谢的中间或终产物，均经肾小球滤过随尿排出体外。其中尿素氮约占非蛋白氮的一半，当肾毒性、肾小球病变致滤过率降低（如急性肾小球肾炎）、肾血流量减少影响肾小球滤出非蛋白氮、泌尿道阻塞肾组织压力增加以及蛋白质分解代谢增强时，血清尿素氮含量升高，过量饮水和严重肝损伤时则有所下降。肌酸和肌酐为甲基胍乙酸及其脱水物，磷酸肌酸作为脊椎动物的磷酸原可补充酵解途径提供 ATP 的不足，因此在肌肉收缩中有重要的生理学意义。通常肌酸存在于肌肉中，当肌肉严重损伤、肾重度损伤、尿闭、皮肌炎时，血中肌酸可增高。肌酐是存在于循环中的废物，肾功能严重损伤时，肌酐才开始增高。尿酸为嘌呤代谢终产物，在痛风患者血中会增高，出现肾毒性时亦增高，而在给予 ACTH 时则下降。

**5. 乳酸脱氢酶**　存在于可发生酵解反应的所有细胞内，在不同的组织中存在着同工酶，因此通过同工酶谱的分析可判断是何组织或器官出现了损伤。当出现恶性贫血、心肌梗死、肺血栓、肾毒性、恶性肿瘤时，该酶在血浆中活性增高。

**6. 血糖**　是存在于血液中的营养性物质，可被体内包括红细胞在内的各种细胞所利用。在采血后应尽快进行测定，以免血糖值降低。如果贮存于冰箱中或以草酸钾抗凝则可将样本保存 48 小时。在胰岛素不足、肾上腺皮质功能亢进、肾上腺素过多等情况下，血清葡萄糖水平升高；而在胰岛素过多、糖皮质激素不足、甲状腺素不足、肝脏疾病、饥饿等情况下，血清葡萄糖含量减低。

**7. 蛋白** 血浆总蛋白含量一般随白蛋白减少而下降，但常又因滞后的代偿性球蛋白增加而复杂化。因此测定总蛋白一般没有太大意义，相比之下，测定具体蛋白质有时更有指导意义。

（1）白蛋白 血清中白蛋白全部由肝细胞制造，具有维持胶体渗透压的功能，当降低至 3g% 时，一般会出现全身性水肿，常见于蛋白质摄入不足、合成功能不全（如肝脏实质性病变）、消耗或丢失过多等情况。

（2）球蛋白 由单核巨噬细胞系统产生，主要功能是生成抗体，在较多病理情况下可生成过多而使血中球蛋白增高，常见于单核巨噬细胞系统增生性疾病、感染和恶性肿瘤。

（3）金属结合蛋白 包括血浆铜蓝蛋白、乳肝褐质。

（4）血红蛋白结合蛋白 如亲血红蛋白球蛋白。

（5）微量蛋白 包括激素、酶等。

**8. 电解质** $Na^+$，$K^+$，$Cl^-$，$Ca^{2+}$，$PO_4^{2-}$ 等离子通常在血液中是稳定的成分，呕吐、腹泻时可丢失；肾衰、脱水和心衰时则会增加。

**9. 肌酸磷酸激酶** 在 ATP 作用下催化肌酸转化为磷酸肌酸，存在于心脏、骨骼肌、脑和睾丸中，但不存在于肝中。肌肉异常、心肌梗死、肺循环异常时该酶增高。

**10. γ-谷氨酰转肽酶** 广泛存在于人体各组织及器官中，如肾、胰、肝、脾、肠、脑、肺、骨骼肌和心肌等，在肝内主要存在于肝细胞浆和肝内胆管上皮中。其主要功能是参与 γ-谷氨酰循环，与氨基酸通过细胞膜的转运、调节谷胱甘肽的水平有关。健康人血清 γ-谷氨酰转肽酶水平甚低（<40 单位），但在大多数肝胆疾病中其活力均升高，如肝内排泄不畅（肝内梗阻）和肝外梗阻（如胆道系统阻塞）以及肝硬化、肝肿瘤、中毒性肝病、酒精性肝病、慢性活动性肝炎、脂肪肝等。另外，急性心肌梗死也可导致 γ-谷氨酰转肽酶升高。

常用实验动物血液生化学指标参考值见表 15-7。血液生化学指标观察时间同血液学指标。

表 15-7 常用实验动物血液生化学指标参考值

| 项目名称 | 小鼠 | 大鼠 | 家兔 | 犬 |
| --- | --- | --- | --- | --- |
| ALT（单位） | 16~42 | 30~52 | 71<br>(30~110) | 25<br>(12~38) |
| AST（单位） | | 132<br>(96~200) | | 33<br>(19~41) |
| T-BIL（mg%） | | 0.15<br>(0.1~0.3) | <0.1 | 0.15<br>(0.1~0.3) |
| ALP（单位） | 5~12 | 61<br>(40~95) | 10.4<br>(4.1~16.2) | 17<br>(14~28) |
| TP（g%） | 7.3 | 6.2<br>(5.4~6.9) | 6.4 | 5.5<br>(4.8~63.6) |
| ALB（%） | 42.9 | 45.1<br>(39.7~52.5) | 73.3<br>(58.8~78.7) | 5.5<br>(3.4~6.8) |
| BUN（mg%） | 57<br>(41~126) | 43<br>(26~60) | 19.2<br>(13.1~29.5) | 30<br>(15~44) |
| Glu（mg%） | 159 | 121<br>(80~149) | 127<br>(110~144) | 95<br>(82~106) |
| T-CHO（mg%） | 97 | 128<br>(90~150) | 49.9<br>(37~87) | 161<br>(90~194) |

### (四) 尿液分析

尿液分析的常规内容包括尿液的颜色、浊度、pH、潜血、比重及尿量等，并用显微镜对尿液中有形成分（如尿红细胞、白细胞等）加以检查，从尿样的临床化学测定可以得到以下有用的信息。

**1. 尿酮体**　包括 3 种物质，即丙酮、乙酰乙酸和 β-羟丁酸，为脂肪代谢未完成的产物。当糖氧化减少时，脂肪的氧化呈代偿性地增加，所产生的酮体超过组织所能利用时，积聚体内可引起代谢性酸中毒。尿中亦含大量酮体，称为酮体尿，见于饥饿和低碳水化合物饮食的情况，并与能量代谢异常有关。

**2. 尿蛋白**　全身或局部病变均可引起病理性蛋白尿，高分子量蛋白质通常不能经肾小球滤过，因此如果尿中出现这种蛋白质可说明肾小球损害。但仅肾小球毛细血管发生病变而肾小管功能健全时，尿中蛋白含量不会过多，因肾小管对蛋白质有重吸收功能。低分子量蛋白质经肾小球滤过后又被近曲小管重吸收，如果肾小管功能受损，蛋白就会出现在尿中。值得注意的是，正常大鼠的尿可含有少量蛋白质，因此给药组动物与对照组进行比较是很重要的。

**3. 尿糖**　葡萄糖为肾内阈性物质，一般在血液中含量超过 160mg/dl 时，始可出现尿糖。糖尿可分为两种情况：一是血糖过高性葡萄糖尿，此时血糖过高，肾排糖阈正常，需被重吸收的葡萄糖量超过肾的"最大转运值"，则葡萄糖从尿中排出；二是血糖正常性葡萄糖尿，此时血糖正常，但肾排糖阈降低，肾小球滤液中的葡萄糖不能被肾小管完全重吸收而从尿中排出，这是肾小管功能不良的指征。

**4. 尿胆原**　是胆红素在肠道内为细菌所代谢的产物，部分被重吸收。在肝毒性或肝病变（如肝硬化、肝炎）和体内红细胞破坏过多（如溶血性黄疸、各种内出血等）时，尿胆原可大量出现于尿中。

**5. 渗透压**　尿量和渗透离子及分子总浓度之间通常呈逆相关，该指标在控制饮水量的"浓缩试验"中和给动物大量饮水的"稀释试验"中是有价值的。渗透压常通过比重测定而得到，急性肾小球肾炎、糖尿病、循环衰竭和脱水等情况下，尿比重可高达 1.060，慢性肾炎时，因肾小管浓缩功能降低，尿比重固定为 1.010，是肾功能不全的指征。尿崩症时比重可低至 1.001。尿的冰点可提供更为精确的测定数值，反映肾浓缩尿液的功能。

**6. 酸化能力**　能通过尿 pH、酸和 $NH_4^+$ 滴定值进行评价，在远端肾小管功能不良时酸化能力降低。pH 在 6.0~7.0 范围内变化无意义；膀胱中采集的尿液 pH 往往低于体外收集的尿液，因为后者中溶解的 $CO_2$ 往往会在室温下逸出。

**7. 酶**　尿中淀粉酶增加见于急性胰腺炎、流行性腮腺炎、胰腺癌、胃溃疡穿孔及乙醇中毒等，减少见于重症肝炎、肝硬化、胆囊炎等；尿中出现麦芽糖说明近曲小管损坏；尿中溶菌酶水平在铬中毒后大大增高而在汞中毒后仅中等增高。在评价中应注意某些酶既可能是肾源性的，也可能是肝源性或其他组织源性的，如尿碱性磷酸酶。尿酶量不仅是肾损害的有用指标，也说明损害来源的亚细胞部位，如碱性磷酸酶位于内质网，谷氨酸脱氢酶在线粒体，而乳酸脱氢酶在胞质内。

**8. 尿结晶**　是结晶性物质过饱和的结果，肾结石或膀胱结石的前兆。某些弱酸性药物（如磺胺类）在尿液中（偏酸性）解离度下降，水溶性降低，故易于在肾或膀胱中形成结石。

### （五）心电和体温检查

犬的重复给药毒性试验除检测上述各项指标外，还应增加心电图和体温检查。

### （六）病理学检查

为了阐明药物对机体的影响，往往需借助各种病理学检查手段，实验动物器官组织的形态和结构的改变是评价药物毒性的重要依据。需经组织病理学显微镜检查的器官和组织有：肾上腺、主动脉、骨（股骨）、骨髓（胸骨）、脑（至少3个水平）、盲肠、结肠、子宫和子宫颈、十二指肠、附睾、食管、眼、胆囊（如果有）、哈氏腺（如果有）、心、回肠、空肠、肾、肝、肺（包括主支气管）、淋巴结（一个与给药途径相关，另一个在较远距离）、乳腺、卵巢和输卵管、胰腺、垂体、前列腺、直肠、唾液腺、坐骨神经、精囊（如果有）、骨骼肌、皮肤、脊髓（3个部位：颈椎、中段胸椎、腰椎）、脾、胃、睾丸、胸腺（或胸腺区域）、甲状腺（含甲状旁腺）、气管、膀胱、阴道以及所有大体观察到异常的组织、组织肿块和给药部位。对于吸入给药的制剂还要观察鼻甲的组织形态变化。

在病理检查前对受检动物和组织器官的合理处理，是获得可靠结果的先决条件，处置不当不仅会给病理检查带来困难，还会在一定程度上影响对试验结果的评价而出现假阴性或假阳性。

**1. 实验动物死后组织自溶的鉴别**　毒性试验中自行死亡的动物，如及时进行病理学检查，则可获得不受处死手段影响的各种标本。不论自行死亡或用某种方法处死的待检动物，如不及时处理，均可因组织自溶而直接影响检验结果。受检标本的自溶速度是不相同的，其组织学形态也存在一定的差异。例如，神经系统、造血组织及胰腺的自溶速度较快；自溶的组织镜检时可表现为细胞核染色模糊，细胞中的酶原颗粒消失，细胞质染色趋于单纯，严重时核亦可溶解消失。肠道黏膜自溶后与表浅的病变常难以区分。肝细胞的自溶速度较慢，如发生自溶则可见细胞内肝糖原消失，细胞体积缩小，染色均匀呈红色，细胞索稍窄，肝窦间隙相对增宽等改变，其结构反较正常组织清晰。啮齿动物死后还易发生肺充血和水肿等改变，镜检时无炎症细胞浸润可作为鉴别依据。

**2. 处死方法对实验动物的影响**　根据不同的试验目的和要求，可采用的处死方法有：机械暴力法、断头法、电击法、空气栓塞法、麻醉后急性放血法、麻醉或窒息法、药物致死法等。各种处死方法对试验动物的组织有一定的影响，机械暴力和断头处死有时可损伤头颈部器官；电击法常引起动物全身痉挛而造成内脏充血或出血；空气栓塞法可造成内脏器官淤血；麻醉下放血的内脏可因缺血而呈淡色；巴比妥类药物可致细胞变性；乙醚麻醉常发现呼吸道有较多的分泌物、肺充血等；煤气中毒致死的动物由于碳氧血红蛋白的形成，内脏呈樱红色，进行血和骨髓涂片时不能直接用瑞氏染色和吉姆萨染色。克服这些问题的方法在于：一是根据试验目的选择合适的处死方法；二是仔细地与未给药的正常组动物加以比较。

**3. 结果评价时应注意的问题**　在分析组织病理学所见时，有必要结合动物生前的生活状况、尸体剖检时发现的病变以及此病变在给药组与对照组动物中的发生率等资料加以全面的分析与判断，以确定病变的性质与意义。观察一定数量的配对的对照动物病理形态变化，对给药动物所出现病变性质的判断具有十分重要的意义。在结果评价中，必须清楚病理检验在取材和切片时都存在一定的选择性，在观察中，对病变性质程度等判断对比中也存在着一定的主观性，因此，病理学评价必须由专业的病理学工作者来进行。另外，在形态变化与功能变化之间往往不存在平行关系。已出现早期轻微的局部组织结构变化时，可能并未出现用现代检测方法所能发现的功能障碍；而某些功能变化可能也不伴有一般显微镜能发现的组织结构改变；也可能已发生的组织结构改变尚不能用普通组织病理方法予以揭示。因此，对病理形态学检查结果的意义进行分析时，必须要结合试验的其他资料全面地考虑，也就是说应结合一般观察及临床实验室检验等资料加以综合考虑（表15－8）。

**表15－8　重复给药毒性试验中一般观察、血液学、生化学及病理学检查内容**

| 器官或系统 | 一般观察 | 血液学和生化学检查 | 病理学检查 |
|---|---|---|---|
| 肝 | 黏膜颜色、水肿、腹水 | 天冬氨酸氨基转移酶、丙氨酸氨基转移酶、碱性磷酸酶、胆固醇、总蛋白、白蛋白、γ-谷氨酰转移酶 | 肝 |
| 胃肠系统 | 腹泻、呕吐、排便、食欲 | 总蛋白、白蛋白、球蛋白、钠、钾 | 胃、肠道、胆囊、唾液腺、胰 |
| 泌尿系统 | 尿量、颜色 | 血清尿素氮、肌酐、总蛋白、白蛋白、球蛋白 | 肾和膀胱 |
| 造血系统 | 黏膜颜色、苍白、无力 | 血细胞比容、血红蛋白含量、红细胞计数、白细胞计数及分类、血小板数、凝血时间 | 脾、胸腺、肠系膜、淋巴结、骨髓涂片及切片 |
| 神经系统 | 姿势、活动、反应、行为 | | 脑、脊髓及坐骨神经 |
| 眼 | 外观、分泌物、眼底检查 | | 眼、视神经 |
| 呼吸系统 | 频率、咳嗽、鼻分泌物 | 总蛋白、白蛋白、球蛋白 | 带主要支气管的一叶肺 |
| 内分泌系统 | 皮肤、被毛、体重、尿、粪便 | 血糖、钠、钾、碱性磷酸酶、胆固醇 | 甲状腺、肾上腺、胰、垂体 |
| 生殖系统 | 外生殖器官、外观和指诊 | | 睾丸、附睾、前列腺、精囊腺或卵巢、子宫 |
| 骨髓系统 | 畸形 | 钙、磷、碱性磷酸酶 | 骨骼、破骨强度 |
| 心血管系统 | 心率、脉搏、节律、水肿 | 天冬氨酸氨基转移酶 | 心、主动脉、组织中的小动脉 |
| 皮肤 | 颜色、外观、气味、被毛 | 总蛋白、白蛋白、球蛋白 | 皮肤 |
| 肌肉 | 无力、消瘦、活动减少 | 天冬氨酸氨基转移酶、肌酸磷酸激酶 | 骨骼肌 |

## 三、指标选择中应加以考虑的问题

药物的毒性是通过各种客观指标的变化反映出来的，离开了指标就无法认识药物的毒性所在。因此，毒性试验中观察、检测指标的重要性不言而喻。在药物毒性试验中，尤其是涉及重复给药毒性试验的观察、检测指标一般可分为3类：第一类是一般性指标，是新药在通过临床前毒理学研究报告前都必须完成的基本工作，包括体重增长率、摄食量及饮水、血液学常规、血（尿）生化、重要组织、器官及腺体的组织病理学检查、精神行为活动、心电图及"三致"试验等；第二类指标是不同类型药物各自必须观察的指标，由各受试药的药理学特性所决定，如麻醉性镇痛药的成瘾性，利尿药的酸碱平衡和水盐代谢，中枢兴奋药的成瘾性、惊厥，催眠药对肝的影响，激素类药物对内分泌系统的影响等；第三类指标是个别药物需要特殊观察研究的指标，与第二类不同的是其毒性作用与本身的药理作用无一定的内在联系，有时仅取决于其化学结构特性及历史资料，如应注意观察β受体阻滞剂对眼的毒性（视神经），氨基糖苷类对耳（如耳蜗和前庭功能）及肾的毒性等。上述3类指标可由研究人员根据各药的具体情况选择应用，尽管各国或各国际组织的药监部门制定的指导原则对指标的要求有一定的规定，但在总的指标选择中仍应注重考虑以下3个方面的问题。

### （一）指标的广谱性和针对性

由于新药的化学结构、理化特征、药理（毒理）特性、作用机制、代谢途径及使用条件等各不相同，每一种药物都必然有其敏感的和不敏感的中毒指标。能有针对性地选择敏感的指标自然是十分理想的，但对于一个未经充分研究过的新药，只有在确定针对性指标之前做大量的、细致的非针对性中毒指标的选择工作，才能做到有针对性地选择指标。广谱性选择指标对揭示新药的毒性自然有益，但因工作量太大，一般难尽人意，而且针对性和广谱性也是相对的，不宜过分强调其一。应根据不同的药物，做出不同的选择。如新药的化学结构和同用途的老药相差甚远，或相近结构但在药理性质上与老药有明显差别，要做到有针对性地选择指标就很困难，在这种情况下，检测的指标谱就宜广些，以利于揭示这种新化学结构或新药理活性药物的毒性作用。

### （二）指标的器官特异性和动物种属差异性

不同的组织或器官具有显示该器官毒性变化的特异性指标，而同一种指标的变化在不同的动物并不意味着受损的器官和程度是一样的。能反映各种动物的某些器官或组织损伤的特异性指标不多见，常用的酶学指标根据这种特异性可分成3类（表15-9）。由于存在着动物种属差异性，因此这种分类并不意味着能反映各种动物的具体情况（表15-10），也就是说，有些酶各种动物均具有相似的器官特异性，而有些酶则并非如此。因此，在选择指标或分析指标变化的毒理学意义时，除需考虑指标的器官特异性外，还应考虑各种动物种属间的差异性问题。

表15-9　血清酶学指标的器官（组织）特异性

| 分类 | 酶学指标 | 主要器官（组织） |
| --- | --- | --- |
| 高度器官（组织）特异性的酶（I型） | 酸性磷酸酶 | 前列腺、血细胞 |
| | 丙氨酸氨基转移酶 | 肝 |
| | 精氨酸酶 | 肝 |
| | 谷氨酸脱氢酶 | 肝 |
| | 脂酶 | 胰腺 |
| | 山梨醇脱氢酶 | 肝 |
| | 5′核苷酸酶 | 肝、胆 |
| | 鸟氨酸氨甲酰转移酶 | 肝 |
| 中度器官（组织）特异性的酶（II型） | 天冬氨酸氨基转移酶 | 肝、心、骨骼肌 |
| | 异柠檬酸脱氢酶 | 肝、心 |
| | 肌酸磷酸激酶 | 骨骼肌、心肌、脑 |
| 低度器官（组织）特异性的酶（III型） | 碱性磷酸酶 | 骨、肝、肾、肠、胎盘 |
| | 柠檬酸脱氢酶 | 所有组织 |

表 15 – 10　不同种属哺乳动物血清酶的分布

| 相关指标 | 大鼠、小鼠 | 犬 | 猫 | 猴 | 狒狒 | 人 |
|---|---|---|---|---|---|---|
| AST | 肝、心、脑 | 肝、心、肌肉 | 肝、心、肾皮质 | 心、肝、肌肉 | 肾、肝 | 心、脑、肝 |
| ALT | 肝、心、小肠 | 肝、心、肾皮质 | 肝、小肠 | 肝、心、肌肉 | 肝、心、肌肉 | 肝、肾、心 |
| SDH | 肝、肾 | 肝、肾皮质 | 肝、肾皮质 | 肝 | 肝、肾皮质 | 肝、肾、心 |
| GDH | 肝、肾 | 肝 | 肝、肾皮质 | 肝、小肠 | 肝、肾皮质 | 肝 |
| CPK | 肌肉、心 | 肌肉、心 | 肌肉、心 | 肌肉、心 | 肌肉、心 | 肌肉、心、脑 |
| ALP | 肾、小肠 | 小肠、肾皮质 | 小肠、肾皮质 | 小肠 | 肾皮质 | 肝、骨 |
| γ – GT | 肾 | 肾皮质 | 肾、小肠 | 微量 | 肾皮质 | 肾、肝 |
| LDH | 肌肉、心 | 心、肾、肌肉 | 肌肉、肝、小肠 | 肌肉、心 | 肌肉、心 | 肾、心、肌肉 |
| HBDH | 肌肉、心 | 心、肾 | 心、肌肉、肾皮质 | 心、肌肉 | 心、肌肉 | 心、肾、脑 |
| ICDH | 心、肝、肾 | 肾皮质、肝 | 肝、肾皮质、心 | 肝、小肠、心 | 肾皮质、肝、心 | 肝 |

注：AST：天冬氨酸氨基转移酶；ALT：丙氨酸氨基转移酶；SDH：山梨醇脱氢酶；GDH：谷氨酸脱氢酶；CPK：肌酸磷酸激酶；ALP：碱性磷酸酶；γ – GT：γ – 谷氨酰转肽酶；LDH：乳酸脱氢酶；HBDH：α – 羟基丁酸脱氢酶；ICDH：异柠檬酸脱氢酶

### （三）指标的规范化和个体化

作为新药的一般毒理学评价，最好能做到指标规范化，这样不仅使研究者有一个具体遵循的共同准则，也便于资料累积，不断总结新药评价的经验。当然，这种规范化的要求只能是最基本的要求，药物不同，药物毒理作用也各不相同，因此规范化必须与个体化相结合，即必须根据具体的药物，增加一些具有特色性的指标。总之，提出检测指标的规范化问题，并不意味着忽视具体药物的个体化指标，相反，它可以使研究者把主要精力集中在根据具体药物的化学、毒理学特点选择或专门设计更具针对性的指标上，而不必在规范化的指标上多下力气，因为这些指标是所有药物都必须做的，这不仅有助于新药毒性及安全性评价的管理，也有利于提高具体药物的研究水平。

## 四、恢复期观察

最后一次给受试物后 24 小时，每组剖杀部分动物检测上述各项指标，留下 1/4 ~ 1/3 动物进行恢复期观察。观察期限应根据受试物代谢动力学特点、靶器官或靶组织的毒性反应和恢复情况而定，一般 1 ~ 2 个月，而后再用上法剖杀各组动物，检查各项指标，以了解毒性反应可逆程度和可能出现的延迟性毒性反应。在此期间除了不给受试物外，其他观察内容与给药期间相同。

## 五、综合评价

重复给药毒性试验是药物非临床安全性研究的有机组成部分，是药物临床毒理学研究中综合性最强、获得信息最多和对临床指导意义最大的一项毒理学研究。对其结果进行评价时，应结合受试物的药学特点，药效学、药代动力学和其他毒理学研究的结果以及已取得的临床研究的结果，进行综合评价。对于重复给药毒性试验结果的评价最终应落实到受试物的临床不良反应、临床毒性靶器官或靶组织、安全范围、临床需重点检测的指标以及必要的临床监护或解救措施。

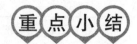

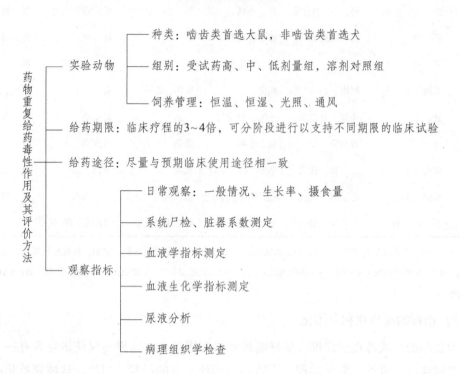

药物重复给药毒性作用及其评价方法

- 实验动物
  - 种类：啮齿类首选大鼠，非啮齿类首选犬
  - 组别：受试药高、中、低剂量组，溶剂对照组
  - 饲养管理：恒温、恒湿、光照、通风
- 给药期限：临床疗程的3~4倍，可分阶段进行以支持不同期限的临床试验
- 给药途径：尽量与预期临床使用途径相一致
- 观察指标
  - 日常观察：一般情况、生长率、摄食量
  - 系统尸检、脏器系数测定
  - 血液学指标测定
  - 血液生化学指标测定
  - 尿液分析
  - 病理组织学检查

扫码"练一练"

**思考题**

1. 重复给药毒性试验与单次给药毒性试验的根本差异何在？

2. 重复给药毒性研究的目的意义及其在新药开发过程中的价值和重要性如何？

3. 重复给药毒性试验首选哪两种动物？为什么？

4. 如何确定重复给药毒性试验的给药剂量和试验期限？

5. 重复给药毒性试验中主要反映肝、肾及心脏功能的检测指标有哪些？如何根据结果分析和判断其临床参考意义？

（季　晖　胡庆华）

# 第十六章 药物毒性代谢动力学

扫码"学一学"

> **学习目标**
>
> 1. **掌握** 药物毒性代谢动力学研究的目的、内容、基本概念和重要参数。
> 2. **熟悉** 毒代动力学研究的试验设计原则和毒代动力学资料解读。
> 3. **了解** 特殊药物和给药途径的毒代动力学研究。

扫码"看一看"

药物毒性代谢动力学（toxilokinetics，TK）简称毒代动力学，是运用药物代谢动力学原理定量地研究药物在毒性剂量下全身暴露的代谢动力学，是药物代谢动力学和毒理学结合的边缘学科，是药物毒理学的分支，是新药安全性评价的重要手段。其研究结果可阐明毒理学结果之间及其与临床安全性的关系，对于新药的安全性评价有重要意义，是国外新药安全性评价的常规内容，我国规定 1 类化学药品注册申报时一般应进行毒代动力学研究。

## 第一节 毒代动力学的研究目的和内容

### 一、毒代动力学的研究目的

在一定范围内，体内的药量或浓度与给药剂量成正比，也与药物的效应正相关。但超过该范围，体内的药量或浓度可能不再与剂量成正比，甚至不再增加。传统毒性试验通过剂量－毒性关系反映药物的安全性，用剂量水平解释毒理学发现，用动物的无毒剂量与临床用药剂量的比率判断用药的安全范围，没有考虑毒性表现与体内药量的关系。毒性剂量远高于正常，体内的药物量与给药剂量并不一定成正比；药物毒性反应与体内药量的关系比给药剂量更直接。毒代动力学正是通过描述体内药物的暴露情况，为毒性试验结果解释提供依据。

药物的毒代动力学定量地分析药物在毒性剂量下体内的动态过程，其主要目的是获得药物在不同毒性剂量下的全身暴露程度和持续时间，预测药物的潜在风险，其主要价值如下。①阐述药物和（或）其代谢物的全身暴露及其与毒性反应的剂量和时间关系；评价其在动物种属、性别、年龄、机体状态下的毒性反应；评价非临床毒性研究的动物种属选择和用药方案的合理性。②提高动物毒性试验结果对临床安全性评价的预测价值。依据暴露量评价药物蓄积引起的靶部位毒性，为后续安全性评价提供信息。③综合药效及其暴露量和毒性及其暴露信息指导人体试验设计，根据暴露程度指导临床安全监测。在实际研究中，其最主要的体现价值是受试物全身暴露量与剂量和持续时间联系的程度，即将暴露量作为比剂量更为精确的参数对毒性结果进行解释。毒代动力学研究的最终目的是为药物的安全性评价提供依据，将药物毒性的解释放在首位，然后描述药物毒性的动力学特征。

### 二、毒代动力学的研究内容

毒代动力学研究通常结合毒性试验进行，故又称伴随毒代动力学。毒代动力学数据可以从毒性研究的全部动物获得，也可从代表性的组或卫星组或从单独设计的研究中获得。毒代动力学研究一般伴随药物毒性的急性毒性试验、重复给药毒性试验、组织分布研究、遗传毒性试验、生殖毒性试验、致癌性试验进行。

### （一）急性毒性

急性毒性（acute toxicity）即单次给药毒性或单日给药毒性，是动物一次或 24 小时内多次给予大剂量药物后产生的毒性反应。其毒代动力学的研究目的是确定毒性试验剂量，预测药物全身暴露的速率、程度及持续时间，为后期研究剂量的选择提供依据。急性毒性的研究一般用两种啮齿类动物，或一种啮齿类和一种非啮齿类动物，通常处于药物研究的早期阶段，可能样品的分析方法尚未完全建立，因此，这一阶段的毒代动力学研究不可能全面，仅在必要时测定血药浓度。可将血浆样品储存，供以后分析。但要注意分析物在样品基质中的稳定性，并提供其稳定性资料。常用的方法有：最大耐受量法、最大给药量法、半数致死量法、固定剂量法、上下法（序贯法）、近似致死剂量法和累积剂量设计法。前 5 种方法常用啮齿类动物，后 2 种方法主要用非啮齿类动物。

### （二）重复给药毒性

重复给药毒性即长期毒性（chronic toxicity），通过长期的重复给药显示药物对动物的毒性，预测药物可能对人的毒性反应，降低临床用药风险。重复给药的毒代动力学研究信息，如全身暴露情况、性别和种属差异、剂量相关性、蓄积程度、肝药酶的变化等，可为后续试验的动物选择、剂量确定提供依据。其毒代动力学研究常用啮齿类动物和非啮齿类动物进行。一般先提供 4 周给药的毒代动力学资料，以支持 I 期临床研究。然后可用啮齿类动物进行 6 个月和非啮齿类动物进行 9 个月（国内）或 12 个月（国外）的进一步的重复给药毒性的毒代动力学研究，以满足较长期的临床研究。毒代动力学试验方案和动物种属的选择应结合药效学和药代动力学资料，纳入毒性研究设计，包括从首次给药到试验结束全过程的暴露监测和特征研究。后期研究的程序及试验方案可依据前期研究结果进行调整。

进行 4 周给药的毒代动力学研究，一般在给药的首日、期间和末日测定各剂量组和对照组的药物浓度，观察血药浓度曲线下面积（area under curve，AUC）和稳态浓度的变化。进行啮齿类动物研究，由于血量较少常需加卫星组。采血量一般不超过循环血量的 10%，啮齿类动物通常采血 0.25 ~ 0.50ml/d，非啮齿动物 1ml/d。采样时间可根据药代动力学而定，但通常在药后 0.5 小时、1 小时、2 小时、4 小时、8 小时、12 小时和 24 小时检测。毒代动力学参数常用均值 ± SD 表示；由于组间和组内的差异大、样本量小或动物数少，通常不进行统计学评价。4 周给药的毒代动力学结果提供药物暴露、剂量比例、性别和种属差异、潜在蓄积和抑制的资料，支持后续研究的剂量选择。

进一步的重复给药的毒代动力学研究应用啮齿类动物（最多 6 个月）和非啮齿类动物（国内最多 9 个月，国外最多 12 个月）进行，以满足较长期的临床研究。方法与 4 周给药的短期毒性研究相似。由于已经在先前的研究中获得了药物的有关资料，采样时间可能会减少。此期应对原药和代谢产物一并进行评价。

### （三）组织分布

应考虑进行重复给药的组织分布研究的情况。①单次给药时出现或提示药物或代谢物在器官或组织积蓄，其组织半衰期显著超过血浆半衰期，且达到毒性实验给药时间间隔两倍。②药代和毒代动力学研究显示循环系统内药物或代谢物的稳态浓度显著高于单次给药预测的浓度。③单次给药组织分布实验中，药物主要分布的组织产生了病理变化。④具有特异性分布的靶向释放药物。重复给药的组织分布研究应针对性地选择一定的剂量和特定种属动物，根据已有的药代动力学资料设计给药时间、选择测定的靶组织。一般给药不少于1周，当血浆药物或代谢物浓度末达到稳态时也不必长于3周。对于半衰期长的药物、不完全消除的药物或具有不可预见的毒性靶器官分布的药物，重复给药的组织分布实验方案和给药时间应区别处理。

### （四）遗传毒性

遗传毒性研究常包括两个离体试验和一个整体试验，整体试验常做啮齿类动物微核（骨髓或外周血红细胞）试验或染色体畸变（骨髓细胞）试验。

当体内遗传毒性试验结果为阴性时，需结合暴露量数据评估遗传毒性风险，尤其是当体外试验显示阳性结果或未进行体外哺乳动物细胞试验时。

对于体外遗传毒性试验阳性的药物，应通过整体试验证明药物的暴露水平。体内暴露的评估应采用与遗传毒性试验相同的动物种属、品系和给药途径，在最高剂量或其他相关剂量中进行。体内暴露可通过试验中显示的体内细胞毒性（如微核试验中检测的未成熟红细胞占红细胞的比例发生显著变化）或暴露情况（血液或靶组织中的药物或其代谢物的暴露）来证明。

对于体外实验阴性的药物，可采用上述方法或者其他啮齿类动物药代（毒代）试验结果，结合体内暴露进行评估。

### （五）生殖毒性

生殖毒性研究药物对生殖能力、胚胎和胎儿生长发育及分娩前后动物的影响。生殖毒性毒代动力学研究的主要目的是分析生殖毒性试验的结果，有助于确定生殖毒性试验中不同阶段的不同剂量是否达到了充分暴露。由于妊娠期与非妊娠期动物的药物动力学可能有差异，生殖毒性的毒代动力学研究应用妊娠动物进行。毒代动力学数据可以来自生殖毒性试验的全部动物，也可以来自部分动物。毒代动力学数据应包括胎仔（幼仔）数据，以评价药物和（或）代谢产物能否通过胎盘屏障和（或）乳汁分泌。生殖能力研究、围生期和产后发育研究一般用大鼠，胚胎、胎仔发育一般用大鼠和家兔。生殖毒性的毒代动力学研究可以在以上几个研究中同步进行，但一般倾向于在胚胎和胎仔生长发育期，即妊娠初期和后期，以获得妊娠动物的资料。因为妊娠动物的全身暴露常会发生变化，评价点常选妊娠始和末、胚胎－胎仔发育期间。试验也可在预试验或正式试验的卫星组进行。采集母鼠、不同胎龄胎仔和新生仔标本测定药物或活性代谢物的浓度，显示变化过程，获得全身暴露数据。生殖能力研究可在重复给药毒性研究中进行，药物在乳汁中分泌的研究可用于确定其对新生儿暴露的作用。生殖毒性的毒代动力学资料为生殖毒性研究选择动物和给药方案奠定基础。由于妊娠和授乳动物的药代动力学与正常动物有差异，对具有胚胎毒性和新生仔毒性的药物进行毒代动力学研究更有价值，获得的资料对解释这类毒性很有意义。

### （六）致癌试验

致癌试验中的毒代动力学研究的主要目的是了解药物及其代谢物的全身暴露情况及其与致癌的相关性。对于临床长期使用的或治疗慢性疾病而需经常间歇使用的药物一般要进行致癌研究。关于长期使用的界定各国不同，中国、日本和欧共体规定为6个月以上，美国为3个月以上。对于以下药物也需进行致癌试验研究。①结构与已知致癌物质相似的新药及代谢产物。②在长期毒性试验中发现有细胞毒作用或者对某些脏器、组织细胞生长有异常促进作用的药物。③致突变试验结果阳性的药物。致癌毒试验常用啮齿类动物进行，应对原药及其代谢物的暴露进行研究。理想的设计应使所用剂量能产生全身毒性。因此选择剂量是试验的关键。依据最大耐受量、药效学剂量、饱和吸收或最大可行剂量确定试验剂量。目前一般以最大耐受量或有效剂量的 100 倍作为致癌试验的高剂量。在致癌试验的哪个阶段进行毒代研究虽没有固定要求，但一般选在第 1 周、第 13 周、第 26 周和第 52 周，或第 1 周和第 26 周，或第 26 周和第 52 周。应注意老年鼠血药浓度的变异性大，因而鼠龄超过 1 年的大鼠不适宜进行毒代动力学研究。在推荐的最高剂量获得了致癌阳性结果，可作为试验的终点。

# 第二节　毒代动力学的基本概念和重要参数

## 一、毒代动力学的基本概念

### （一）体内药物浓度

药物在体内的分布有显著的差异，不同器官、组织和体液中的药物浓度各不相同。靶器官的药物浓度直接与药物的效应相关，但靶器官的标本不易取得。血液是药物在体内吸收、分布、代谢和排泄联系的中介，当体内药物分布平衡时，药物在各器官、体液、组织中的浓度的比值基本恒定，因此血液中的药物浓度（简称血药浓度）能间接反映靶器官、靶组织的药物浓度，而且血液容易采集，因此血药浓度可以作为体内药物最具代表性的标志。血药浓度包括全血药物浓度、血浆药物浓度和血清药物浓度。由于血细胞比容的存在，血浆（或血清）中的药物浓度一般为全血药物浓度的 1.4~2.0 倍。在实际应用中，血浆的药物浓度最为常用。尿液和唾液中的药物浓度可间接反映血液中的药物浓度。

### （二）药物暴露

药物的效应与靶器官（或组织）的药物浓度有关，靶器官的药物浓度与给药剂量有关。但由于药物从给药部位转运至靶器官受很多因素影响，给药剂量不一定与靶器官的浓度成正比，因此，药物的药理效应与靶器官药物浓度的相关性优于给药剂量。同理，药物的毒性反应与毒性靶器官的药物浓度相关性优于中毒剂量。测定靶部位的药物浓度有一定难度，而血药浓度容易测得。在中毒剂量时，靶部位的药物浓度与血药浓度的比率可能会发生变化。药物产生的效应或毒性的大小与机体实际接触药物的程度正相关，这种机体实际接触药物的程度称为药物暴露（exposure），包括接触药物的强度和时间，药物的强度常用浓度表示。药物随血流到达全身，全身暴露用血药浓度来表示。进入体循环的总量，可理解为进入血循环的药物有效剂量。药物在靶器官、靶点产生效应，其局部暴露用靶器官、靶点的药物浓度表示。

### （三）房室模型

药物在体内的分布相当复杂，很难准确了解。房室模型（compartment model）抽象地表达了药物在体内分布的方式，是药动学研究中广泛采用的模型，帮助理解药物的体内分布。具体来说，药物进入机体后，由血流分布至各器官，不考虑它们的解剖位置或生理功能，只要其转运速率常数相近，均视为一个转运单位，即房室。把机体视为相互连接的房室系统，有利于对药物在体内的转运进行阐述和评价。若药物进入循环后瞬时形成均一单元，即均匀地分布全身，此时整个机体可视作一室模型；若药物进入循环后，不是均匀地分布全身，而在达到平衡前还有一个分布过程，则可视作多房室系统。其中二室模型是由相互连接的中央室和外周室组成。一般中央室包括药物容易到达的组织器官；外周室则指药物不易进入的组织。应该说，房室越多，越接近药物在体内的实际分布，但房室太多实际意义并不很大，而且更加复杂。因此，大多数药物的体内过程按二室模型进行。

### （四）消除速率类型

药物的速率指药物在体内转运和转化引起的血药浓度随时间的变化率，药物浓度随时间变化的过程称速率过程，可用公式表达：

$$dC/dt = -kC^n$$

式中 $dC/dt$ 为消除速率；负号表示药物浓度随时间变化而下降；$k$ 为消除速率常数；$C$ 为消除初始时的药物浓度，$n$ 代表速率的类型。药物的速率过程归纳为一级速率（一级动力学）、零级速率（零级动力学）和混合动力学 3 种类型。

**1. 一级动力学（first-order kinetics）** 单位时间内药物按恒定比例转运或消除，即药物转运或消除速率与血药浓度成正比。一级消除速率公式为：

$$dC/dt = -kC$$

一级动力学药物浓度（$C$）的指数是 1，其消除曲线在半对数坐标系上呈直线，故又称为线性动力学。大多数药物在体内按一级速率消除，但在毒性剂量时很可能不按一级速率消除。

**2. 零级动力学（zero-order kinetics）** 单位时间内体内药物按恒定的量消除，即药物转运或消除速率与血药浓度无关。零级消除速率公式为：

$$dC/dt = -k$$

$C$ 的指数为 0，其消除曲线在半对数坐标上呈曲线，故又称非线性动力学。按零级速率消除的药物少，但药物在毒性剂量下，按零级速率消除的药物增多。

**3. 混合动力学** 有些药物在小剂量时以一级速率消除，大剂量时以零级速率消除。这类药物的消除类型结合了零级和一级两种速率，通常以米-曼氏（Michaelis-Menten）方程式描述。体内具有饱和现象的反应，如底物-酶、配体-受体等均具有类似的定量关系。

$$\frac{dC}{dt} = -\frac{V_{max} \times C}{K_m + C}$$

式中 $V_{max}$ 为消除最大速率；$K_m$ 为米-曼氏常数，是最大速率一半时的药物浓度。$C << K_m$ 时，体内药物量远大于消除能力，$K_m + C$ 几乎等于 $C$，则 $dC/dt = -V_{max}$，表明机体以最大能力消除药物，即零级动力学消除。当 $Km >> C$ 时，体内药物消除能力大于体内药物量，$C$ 可忽略，即 $K_m + C$ 几乎等于 $K_m$，此时 $dC/dt = -V_{max} \cdot C/K_m$，即 $dC/dt = -(V_{max}/K_m)C$。由于 $V_{max}/K_m$ 是常数，$dC/dt$ 与 $C$ 成反比，成为一级速率消除。当药物浓度不足以高至零级动力学消除，也不足以低至一级动力学消除时，按混合动力学消除。混合动力学消除的特点是如下。①药物消除遵从米-曼氏方程。②消除半衰期随剂量增加而延长。③剂量与血药浓度、AUC 和平均稳态血药浓度不成正比。许多药物在中毒剂量下，按混合动力学消除。

## 二、毒代动力学的主要参数

毒代动力学主要研究药物全身暴露（systemic exposure）与毒性的关系。毒代动力学研究在毒性剂量条件下进行，是毒性条件下的药物动力学研究。毒代动力学全身暴露的参数主要包括血浆（全血或血清）的药物和（或）代谢物的浓度、血药浓度曲线下面积、药峰浓度、达峰时间、半衰期等。全身暴露主要以药物或代谢物的 AUC 表示，为确保 AUC 测定的可靠性，对于血浆蛋白结合率高的药物最好测定游离型药物的血药浓度。

给药后血液中的药物浓度随时间而变化，不同给药途径的血药浓度 – 时间曲线的形态不同。血管内给药没有吸收过程，血药浓度即时达到高峰，然后逐渐分布和消除。血管外给药后，血药浓度随时间变化，药 – 时曲线上升支的前段主要显示药物的吸收；上升支后段吸收逐渐减弱，分布占优势，并伴有消除。当吸收、分布、消除平衡时，曲线到达最高点，形成药物浓度的高峰；随后消除逐渐占据优势，形成曲线的下降部分。从血药浓度 – 时间曲线可以获得一些有用的参数。

**1. 药峰浓度（peak concentration，$C_{\max}$）**  给药后达到的最高血药浓度，与剂量正相关。

**2. 达峰时间（time to $C_{\max}$，$T_{\max}$）**  是从给药至药峰浓度的时间，主要与药物的吸收速度相关。

**3. 血药浓度曲线下面积（area under curve，AUC）**  是血药浓度 – 时间曲线与横坐标围成的面积，是血药浓度随时间变化的积分值，表示药物在血中的相对累积量，其单位为血药浓度和时间的乘积（g · h/L）。可用求积仪法、梯形法或末端三角形面积之和测量 AUC。

**4. 稳态浓度（steady state concentration，$C_{ss}$）**  在药物使用时，多数药物都是多次给药，以期达到稳定有效治疗浓度，并维持在一定水平。重复给药的毒性试验同理。当多次给药的时间间隔小于药物的 5 个半衰期时，随着给药次数的增加，体内药物逐渐蓄积；随着药物的蓄积消除同步增加。当给药速率与消除速率相等时，体内的血药浓度保持在一个稳定的状态，称为稳态浓度，又称坪值（plateau）。重复给药时 $C_{ss}$ 是一个锯齿形的波动曲线，它的最高浓度称为峰浓度 $[C_{ss(\max)}]$；最低浓度称为谷浓度 $[C_{ss(\min)}]$。

**5. 消除半衰期（half – life，$t_{1/2}$）**  指体内药量或血浆药物浓度下降一半所需的时间，反映药物消除速率。一级动力学的 $t_{1/2}$ 与药物的浓度和给药剂量无关，仅取决于药物的消除速率常数，与消除速率常数成反比，对于一级动力学消除的药物 $t_{1/2}$ 是个固定值。零级动力学的药物的 $t_{1/2}$ 是一个随着血药浓度而变化的值。一级动力学的 $t_{1/2}$ 可由以下公式求得：

$$t_{1/2} = 0.693/K$$

需要指出的是，中毒剂量下药物的清除可能会出现饱和，致使药物不按一级动力学消除，故在治疗剂量的 $t_{1/2}$ 在毒性剂量下可能会随剂量的增加而延长。另外，不同个体药物 $t_{1/2}$ 有一定的变化范围，反映机体消除药物的能力存在个体差异。

## 三、资料解读

### （一）支持临床

临床前毒代动力学研究差异较大，最少的仅在 4 周给药的毒性中进行毒代动力学研究，支持 I 期临床试验；最多的于 I 期临床试验前完成了全部药物代谢动力学和 4 周、13 周给药的毒代动力学研究。毒性评估依据临床观察、体重、摄食量、临床病理、器官重量、尸检及病理确定受试药物的无效剂量水平（NOEL）和无不良反应剂量水平（NOAEL）。NOEL 和 NOAEL 及毒性剂量水平等毒代动力学参数可指导临床研究，为 I 期临床试验提供合适、安全的初试剂量和较高剂量，为进一步的多次给药的临床研究提供增减血药浓度的信息。I 期临床试验人体血药浓度高于动物 NOEL 值和 NOAEL 值时须考虑不同代谢和血浆蛋白结合的作用。

**（二）注意事项**

解读毒代动力学数据需要很好地理解药物暴露下的毒性反应。这种理解对于设定新药的临床安全剂量至关重要。在毒性剂量下，体内的转运系统和代谢酶可能会饱和，蛋白结合率及生理系统的整体反应可能会改变。毒代动力学不是简单描述药物的基本动力学特征或毒性事件，而是科学地建立浓度–反应关系和浓度–效应关系。为了更好地使"药物体内暴露"在"给药剂量"与"药物毒性"之间建立联系，在讨论毒代动力学结果时，应注意分析：毒性是因其药效随剂量升高产生的，还是药效以外的其他机制；毒性反应是来自药物本身，还是来自其代谢物；血浆蛋白结合与药物毒性反应的关系；血药浓度与毒性反应脏器中药物浓度之间的关联性等。解读时需注意以下问题。

1. 在毒代动力学研究中动物毒性存在品系和性别差异，这种差异显然与临床评价相关。

2. 毒性的严重程度与药物剂量不成比例，这可能是由于饱和现象或自身诱导的作用。其机制包括肠道吸收饱和如维拉帕米、西咪替丁和沙丁胺醇，酶代谢系统饱和如水杨酸、茶碱、帕罗西汀、苯妥英、阿昔洛韦和肾小管重吸收饱和如左卡尼丁。

3. 毒性研究的血药浓度偏高，这可能是半衰期长、清除率低、代谢酶抑制或肝–肠循环引起的药物蓄积。肝药酶依赖性消除或肝功能障碍可降低药物清除率；半衰期长的药物如美沙酮，酶抑制药物如西咪替丁、环丙沙星和酮康唑容易使药物蓄积，肝–肠循环可能会延长苯二氮䓬类和部分避孕药的作用。犬与其他动物比较，吲哚美辛的致溃疡作用与肝肠循环增加有关。

4. 毒性研究血药浓度低可能与药酶诱导或首过效应有关，已知存在一系列的酶诱导剂如苯巴比妥、苯妥英。有首过效应的药物如吗啡在通过肝时可降低进入体循环的量。

5. 蛋白质结合、组织摄取和代谢具有种属差异。游离型药物是产生药效的形式，对于蛋白结合率高的药物用游离药物浓度表示暴露更为恰当。在血浆药物浓度较低时，有些特殊的组织或器官也许会有较高水平的药物或代谢物。

# 第三节 毒代动力学研究的试验设计原则

毒代动力学评价包括有效的分析方法（符合 GLP 规范）、足够的样本（包括对照）、充分的结果（通过采集程序）、代谢产物评价，并对毒代动力学资料进行有效解释。进行毒代动力学研究的基本原则如下。①方法可靠。②试验设计合理，如给药途径、剂量、动物数、取样点等。③结合毒理学和药动学结果综合分析。根据研究目的，药物毒代动力学的试验设计应注意以下几点。

## 一、给药剂量

剂量的选择是毒理学研究中的重要环节，直接关系到安全性评价的可靠性。一般的方法是先进行预试验，在此基础上确定高、中、低 3 个剂量。理想的低剂量应是无毒性反应的最高剂量，相当于临床应用剂量的数倍，但低剂量通常依毒理学而设定，常相当于人拟用的高剂量或动物试验的有效剂量；中剂量是出现轻微毒性的剂量，通常是低剂量暴露的合适倍数和高剂量暴露的合适分数；高剂量是出现明显毒性的剂量。剂量设置的前提是假定药物的剂量与毒性呈正比关系。但由于毒性研究中所用剂量较高，往往会造成药物在吸收、分布、代谢和排泄方面呈现出非线性动力学的特征。因此，在毒理学研究的剂量选择过程中，可以通过毒代动力学研究建立剂量与血药浓度之间的定量关系，有助于更合理地进行剂量选择。当毒代动力学研究表明大剂量的吸收较低时，最高剂量可用能产生最大暴露的最小剂量。所用剂量出现非线性动力学特征时，应注意分析剂量和暴露与毒性之间的关联性。这种情况下，毒代动力学研究非常有助于评价剂量与暴露间的相关性。

## 二、给药途径

毒代动力学研究原则上应采用与临床一致的给药途径，以便比较不同种属动物的药物暴露程度与毒性之间的关系。但有些情况下，毒理学研究的给药途径与临床有差异。如啮齿类动物较难多次静注给药，常用腹腔注射代替，但需注意的是腹腔注射可能存在首过效应，因此其毒性可能会有差异。有的药物会改变临床给药途径，如口服剂型被改为静脉给药，此时应确定给药途径的改变是否会改变安全范围，改变给药途径时应比较两种给药途径下药物和（或）其代谢物的全身暴露（AUC 和 $C_{\max}$）。如果新途径的 AUC 和（或）$C_{\max}$增加或代谢途径改变，则应考虑继续进行毒理学和药动学研究以保证安全性。如果两个途径相比，体内的药物无显著改变，则附加的非临床毒性研究可侧重于局部毒性试验。

## 三、样品采集

采集血样的前提是受试药物在血中的暴露量与作用靶点或毒性靶点的药物浓度存在动态平衡关系，且药物易进入全身。若血中药物暴露量无法反映靶组织或器官的毒性反应，则需考虑测定其他体液、靶组织或器官的药物浓度。采集标本的时间点应达到所需的频度，但过频引起动物过多的应激反应，会干扰正常毒性研究。在每项研究中，为了满足 AUC 计算要求，采样时间一般大于 3 个半衰期。虽然药物的半衰期各不相同，但通常采样时间在药后 0.5 小时、1 小时、2 小时、4 小时、8 小时、12 小时和 24 小时。采血量的最大限值主要依赖于循环血量。一般情况下，总循环血量为 55～77ml/kg。总采血量一般不超过血容量的 1/10。采集次数和（或）采血量过多会引起贫血。大量采血（如 20%）会引起血流动力学变化，或许会对半衰期等参数产生影响。啮齿类动物通常每次采血 0.25～0.5ml，非啮齿类动物每次 1ml。单次采血不超过动物总血量的 15% 时，可在 3～4 周后重复采血。长期多次采血每日不超过总血量 10%，可在 1～2 周后恢复。

## 四、暴露量监测或特征研究

某些试验可考虑仅开展毒代动力学的监测或特征的研究。监测（monitor）是指在给药间期内采血 1～3 个时间点，用以估算 $C_{\text{time}}$ 或 $C_{\max}$，常在给药开始和结束时取样，单剂量毒性给药试验或较短期的重复给药毒性试验可考虑开展暴露量监测。特征（profile）是指在给药间期采血样 4～8 个时间点，用以估算 $C_{\max}$ 和（或）$C_{\text{time}}$ 和 AUC。

## 五、代谢物测定

毒代动力学研究的主要目的是了解药物在产生毒性时的全身暴露情况。测定的暴露目标物可以是药物也可以是活性代谢物，但在下列情况下，需注意测定代谢物的暴露。①受试物作为

"前药"且其代谢物是主要的活性成分。②代谢物具有药理或毒理活性，可导致组织器官反应。③药物在体内代谢，毒性研究只能通过测定代谢物浓度来进行暴露评估。

## 六、统计学评价

暴露评价的数据需有代表性，应计算样本数据的均值或中位数，并评估变异情况，常用均值±标准差表示。如果数据进行了转换，应提供理由。某些情况下，个体动物的数据比整理、统计的资料好。由于毒代动力学资料的差异大，且多为小样本，通常不需要高精度的统计学处理。

## 七、分析方法

建立专属性好、灵敏度高的测定方法。使用的分析方法应对测试物特异，且有足够的精确度和精密度，检测限应满足预期的浓度范围。分析物（药物和代谢物）和基质（生物体液或组织）分析方法的选择应排除样本中内源性物质的干扰。通常选择血浆、血清或全血作为研究的基质。如果药物是消旋体或其他对应异构体的混合物，对所选的分析物（消旋体或对应异构体）应进行附加说明。非临床研究中检测的分析物和基质应与临床研究一致。

# 第四节　特殊药物和给药途径的毒代动力学研究

## 一、特殊药物的毒代动力学研究

**1. 抗癌药**　特别是抑制细胞毒性药物，在研究初期常有单次给药或短期重复给药的毒性研究。希望至少能进行短期的毒代动力学评价，如最大耐受量下的血浆药峰浓度和AUC，以利于临床研究中选择更大的剂量。

**2. 生物制品**　在生物制品的毒性研究中进行毒代动力学研究确有困难。但是，在有可能的情况下，仍应测定其全身暴露。常见的问题是中和抗体的出现，中和抗体能影响动力学。对于重组人蛋白的毒代动力学的研究，应测定给药前机体的内源性蛋白质的水平。

**3. 儿童用药**　幼龄动物的毒代动力学研究对于支持儿科临床试验至关重要，并常与成年动物的重复给药的毒性研究进行比较。例如，在评估药物托莫西汀（atomoxetine）对幼年大鼠和犬的毒代动力学时，发现幼鼠的药物暴露初期较高，而随着年龄增长与成年类似。

**4. 辅料**　新型辅料在药物制剂中应该被看作是新化学实体。像其他药物一样，需要在各毒性研究中对辅料进行毒代动力学研究。

## 二、特殊给药途径的毒代动力学研究

**1. 静脉滴注**　药物持续静脉滴注能提供恒定的全身暴露，可用啮齿类动物和非啮齿类动物进行，毒代动力学评估常包括稳态浓度 $C_{ss}$、达稳态浓度的时间 $T_{ss}$ 及 AUC。虽然持续滴入，采取血液标本的时间仍需固定在每天的同一时间。

**2. 局部用药**　其吸收程度和（或）全身暴露常在药代动力学研究中完成，但局部用药的全身暴露水平应在毒性研究中进行。局部用药毒代动力学研究的取样方案需依据药物的吸收程度而定。

**3. 吸入给药** 吸入药的毒性研究常涉及经鼻吸入的啮齿类动物研究和经面罩给药的非啮齿类动物研究。因为暴露期间难以采取血液样本，也难以确定实际进入体内的药量，其毒代动力学参数的计算存在一定困难。

**4. 掺食给药** 是将药物掺入食物中供动物摄入的给药方式，这种方式有高度的动物间和动物内的差异，特别是啮齿类动物，会影响药物的摄入量。需指出，掺食给药与口服相比，药物在体内呈现的速度放慢，这样会增加首过效应，降低药物的生物利用度。例如，比较灌胃和掺食某降脂药物，发现在低剂量时，掺食给药的生物利用度明显降低。但也应注意，首过代谢高的药物，可使代谢产物增加。如某抗精神病药物在较低剂量掺食给药时，其生物利用度比灌胃低，但由于掺食给药出现了较高比例的羟基代谢产物，因而肝毒性明显增加。

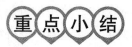

重点小结

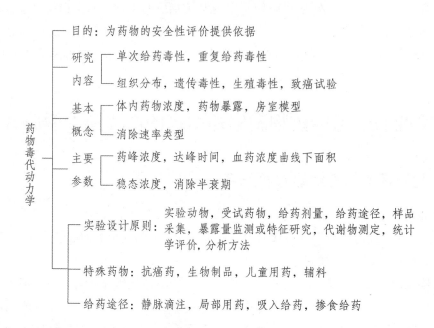

药物毒代动力学
- 目的：为药物的安全性评价提供依据
- 研究内容
  - 单次给药毒性，重复给药毒性
  - 组织分布，遗传毒性，生殖毒性，致癌试验
- 基本概念
  - 体内药物浓度，药物暴露，房室模型
  - 消除速率类型
- 主要参数
  - 药峰浓度，达峰时间，血药浓度曲线下面积
  - 稳态浓度，消除半衰期
- 实验设计原则：实验动物，受试药物，给药剂量，给药途径，样品采集，暴露量监测或特征研究，代谢物测定，统计学评价，分析方法
- 特殊药物：抗癌药，生物制品，儿童用药，辅料
- 给药途径：静脉滴注，局部用药，吸入给药，掺食给药

思考题

1. 药物毒代动力学的研究目的是什么？
2. 药物毒代动力学的主要参数和研究内容有哪些？
3. 药物毒代动力学研究的试验设计有何要求？

（曹永孝）

扫码"练一练"

# 第十七章　药物局部毒性作用及其试验方法

扫码"学一学"

局部毒性（partial toxicity）是指局部用药后引起的毒性反应。主要指皮肤用药、滴眼剂、滴鼻剂、吸入剂，局部作用于直肠和阴道的制剂应用后产生的毒性反应。常见研究内容包括皮肤用药制剂（涂剂、擦剂、膏药剂、透皮吸收剂等）、滴眼剂、滴鼻剂和喷雾剂、肌内注射剂、直肠和阴道用药制剂等。局部毒性试验应执行 GLP 规范。

扫码"看一看"

## 第一节　药物皮肤毒性作用及其试验方法

皮肤毒性试验包括皮肤急性毒性试验、皮肤刺激试验、皮肤过敏试验。通过外用药物作用于皮肤，观察皮肤的吸收程度，评价药物的毒性。

皮肤吸收是指药物透过完整皮肤进入血液的过程。药物透过皮肤进入血液经过两个阶段：第一阶段（渗透物），药物先透过表皮进入真皮，所有药物都通过简单扩散经过表皮质层；第二阶段（吸收物），药物由真皮进入乳头层毛细血管，对于分子量大于 300 的药物不易透过无损的皮肤，只有具有水溶性的药物才能经过皮肤进入血液，进一步扩散和吸收。在进行皮肤毒性试验时，尽量选择皮肤解剖结构、生理与人类较近似的动物，如大鼠、豚鼠、家兔。

### 一、皮肤急性毒性试验

皮肤急性毒性试验是观察完整皮肤及破损皮肤一次接触外用药物短期内所产生的毒性反应。

试验选用成年健康家兔 2.0 ~ 3.0kg，豚鼠 350 ~ 450g，大鼠 200 ~ 300g，雌雄各半。于给药前 24 小时将动物背部脊柱两侧脱毛（硫化钡与滑石粉按 4:1 混合加水；硫化钠与滑石粉按 3:1 混合加水），去毛范围大约相当于表面积的 10%（家兔约 150cm²，豚鼠、大鼠约 20cm²）。

受试药物是膏剂或液体，一般不稀释，可直接试验，若受试药物是固体粉末则需用适量水或适宜赋形剂（如羊毛脂、凡士林、橄榄油）混匀，以保证受试药物与皮肤良好的接触。

试验要有 3 个剂量组，并且组间要有适当的剂距，一般以 0.65 ~ 0.85 为宜，家兔每剂量组 4 只，豚鼠和大鼠每个剂量组 10 只，并需设赋形剂或对照组，若受试药物剂量超过有效浓度 20 倍，仍未出现异常或死亡，则只设一个高剂量组。

试验时，将受试药物均匀地涂敷于动物背部去毛区，并用无刺激性纱布和胶布加以固定。敷药 24 小时后，可用温水或适当溶剂消除残留的药物或赋形剂，每天观察，连续 7 ~ 14 天。给药后注意动物全身中毒表现和死亡情况，包括动物体重、皮肤、毛发、眼和黏膜、呼吸系统、循环系统、中枢神经系统、四肢活动等变化。若遇有死亡动物则需进行尸检和肉眼观察，当有肉眼可见的病变时，则需进行病理学检查。

试验结束后，将数据综合成表格形式，说明试验开始时各组的动物数、不同剂量组动物死亡数及各个体动物死亡的时间、出现其他毒性症状的动物数，对毒性反应的描述和尸检所见。最后根据各组动物死亡的累积数，用相应的统计学方法计算 $LD_{50}$。

## 二、皮肤长期毒性试验

外用药物在通过皮肤急性毒性试验得到有关毒性的初步资料之后，还要进行皮肤长期毒性试验，以便全面了解药物的毒效应，并可在规定的试验期内，观察动物在长期接触药物后经皮肤渗透时对机体的异常反应和反应的可逆程度，找出中毒剂量和未观察到损害作用的安全剂量，为判断新药能否进行临床试用，以及选择临床初始剂量提供初步依据。

### （一）实验动物的选择

家兔 2.0~3.0kg，豚鼠 350~450g，大鼠 200~300g，雌雄各半。所有的动物适应性饲养 1 周方可进行试验。在进行正式试验前，应将实验动物躯干背部的毛剪掉。如需要剃毛，则应在试验前的 24 小时左右进行。剪毛或剃毛时一定要注意避免擦伤皮肤，因擦伤可能改变皮肤的渗透性。

### （二）剂量分组

皮肤长期毒性试验一般选用 3 个剂量组，并需设赋形剂组和空白组。若在预试验中受试动物所用剂量超过人预计用量的 20 倍以上，仍未见到毒性反应及死亡，且根据结构上相关化合物的资料预计不会产生毒性，则只设一个高剂量组。

对照组动物除了不给受试物外，其他均应与实验组完全一样。最高剂量应导致毒性反应，但不能出现死亡，因为死亡现象的出现会妨碍有意义的评价。最低剂量不能出现任何毒性反应，但最低剂量应超过人预期接受的剂量。理想的结果是中间剂量组产生最小的可观察到的毒性反应。

家兔每个剂量组 6 只，豚鼠和大鼠每组 10 只。若计划间歇处死动物，要按试验完成之前预计要处死的动物数来增加动物。

若受试物是膏剂或液体，一般不稀释，可直接试验。若受试物为固体粉末，则需用适量水或无毒无刺激的赋形剂（如羊毛脂、凡士林等）混匀，以保证受试物与皮肤良好接触。

将受试药物均匀地涂敷于动物背部去毛处（约相当于表面积的 10%），对于毒性强的药物，敷盖面积可少一些，但要以尽可能均匀的薄层覆盖在体表面上，并在涂敷后用纱布和胶布等加以固定，每日一次，每次至少接触 6 小时，按临床用药疗程的 3 倍以上时间连续给药。如果受试动物涂抹后产生了严重的皮肤刺激毒性反应，应该终止试验，重新设计试验方案，新设计的最高剂量组浓度降低可使皮肤刺激反应减弱或消失。如果皮肤在试验早期遭受了严重损伤，则可能要结束这个试验，并以较低剂量进行一次新的试验。

### （三）观察指标

在整个试验期间应该认真记录所观察到的毒性反应，包括其出现时间、程度、持续时间。笼旁观察包括皮肤、毛、眼和黏膜，呼吸、循环和中枢神经系统，四肢活动和行为方式等的变化。但不局限于此，每周测量摄食量和动物体重。试验结束时，检查项目均符合大鼠长期毒性试验的要求。

最后还要进行病理学检查，将处死的所有动物，进行大体尸检，并将主要器官和组织固定保存、制片和镜检。在各剂量组动物大体检查无明显病变时，可以只进行高剂量组和对照组动物的主要脏器（肝、肾、脾、胃、肠等）和皮肤的组织病理学检查，发现病变后再对较低剂量组相应器官及组织进行镜检。

试验结果应写明安全剂量、中毒剂量、中毒表现、中毒的靶器官及中毒的可逆程度等。

### 三、滴鼻剂和吸入剂毒性试验

**1. 试验目的**　观察受试动物一次滴入或吸入给予药物后所产生的毒性反应和死亡情况。

**2. 试验材料**

（1）动物　成年健康的大鼠、豚鼠或家兔。雌雄各半，大鼠、豚鼠体重在 250 ~ 300g；家兔 2.5kg 左右。

（2）受试物　液体或粉末剂。

**3. 试验方法**

（1）一般设 3 个剂量组，剂量组间距应根据受试物毒性大小和预试结果而定，一般以 0.65 ~ 0.85 为宜。并须设赋形剂或空白对照组。大剂量组（超过预计临床用量的 50 倍以上）未出现死亡情况，则可设一个高剂量组。

（2）试验时大鼠、豚鼠每组 10 只，家兔每组 4 只。滴入或吸入不同浓度的受试物。至少接触 4 小时。给受试物后即刻观察 7 ~ 14 天，观察动物全身状况、体重、呼吸、循环系统、中枢神经系统、四肢活动等变化，若出现死亡则应做组织病理学检查。

**4. 结果判断**　试验组与对照组比较进行判断，如果能测出 $LD_{50}$ 值，应按 "小鼠、大鼠急性毒性试验" 要求计算。

### 四、直肠、阴道用药制剂急性毒性试验

**1. 试验目的**　观察动物直肠或阴道一次接触受试物后，由于吸敷所产生的毒性反应和死亡情况。

**2. 试验材料**

（1）动物　成年健康的家兔或大鼠，雌雄各半（阴道毒性只选择雌性动物）。家兔体重在 2.5kg 左右，大鼠在 250g 左右。

（2）受试药物　栓剂、液体或膏剂。

**3. 试验方法**

（1）一般设 3 个剂量组，各剂量组间距应根据受试物毒性大小或预试结果而定，一般以 0.65 ~ 0.85 为宜。并须设赋形剂或空白对照组。高剂量组（超过预计临床用量的 50 倍以上）未出现死亡情况时，则只需设一个高剂量组。

（2）试验家兔每组 4 只，大鼠每组 10 只。将受试物轻轻置入动物直肠或阴道内，与其黏膜至少接触 4 小时。给受试物后观察 7 ~ 14 天，观察动物全身状况、体重、呼吸、循环系统、中枢神经系统、四肢活动等变化。若出现死亡时应做动物组织病理学检查。

**4. 结果判断**　试验组与对照组比较进行判断，如果能测出 $LD_{50}$ 值，应按 "小鼠、大鼠急性毒性试验" 要求计算。

# 第二节 药物刺激性及其试验方法

刺激性试验在药物研发、制剂改进等方面有很大的指导作用，是保证临床安全用药的主要试验之一。刺激性试验包括肌内注射剂的局部刺激试验和静脉注射剂的血管刺激试验。

## 一、肌内注射剂的局部刺激试验

对于采用肌内注射的药物，必须对肌内注射部位进行必要的毒性研究，以判定药物是否具有刺激作用。

**1. 目的** 观察药物肌内注射后是否具有局部刺激作用，有刺激作用的药品，观察肌肉组织是否出现充血、红肿、变性和坏死。

**2. 方法** 取健康无伤家兔6只，分别于一侧股四头肌注入被试药物1~2毫升/只，另一侧相应部位同法注入灭菌生理盐水1~2毫升/只作为对照。48小时后，放血处死家兔，解剖后取出股四头肌，纵向切开，观察注射部位肌肉的刺激反应，按表17-1换算成相应的反应分值。也可做组织病理学检查。

表 17-1 肌内注射剂刺激反应评分标准

| 反应级数 | 刺激反应 | 反应级数 | 刺激反应 |
|---|---|---|---|
| 0 | 给药部位无明显反应 | 3 | 给药部位重度充血、红肿，肌肉有变性 |
| 1 | 给药部位轻度充血，范围在0.5×1.0cm以下 | 4 | 出现肌肉褐色变性、坏死 |
| 2 | 给药部位中度充血，范围在0.5×1.0cm以下 | 5 | 肌肉严重变性，出现大片坏死 |

**3. 结果判定** 6只家兔的平均反应分值在2以下者，可认为符合规定；如平均反应分值在2~3之间者，应另取5只家兔复试，结果判断标准同前；如超过2例认为不符合规定，不可供肌内注射用。也可通过组织病理学检查判定是否具有明显刺激作用。

## 二、静脉注射剂的血管刺激试验

**1. 目的** 观察受试静脉注射剂经多次静脉给药后对血管刺激反应情况。

**2. 方法** 取6只家兔，在试验开始前，动物预先饲养1周以观察动物活动表现。试验将家兔随机分成2组，每组3只，也可采用同体左右侧自身对比法。一组为受试药物组，另一组为生理盐水组。家兔耳静脉注射受试物后观察血管的刺激反应情况，肉眼观察是否出现明显的肿胀、充血和坏死等刺激症状。在第4天取家兔耳注射部位和向前5cm部位的血管组织制作病理切片检查。生理盐水组注射等量生理盐水，每天一次，连续3天，在第4天取家兔耳注射部位和向前5cm部位的血管组织做病理切片检查。根据肉眼观察和组织病理学检查结果，综合判断受试物的血管刺激性及刺激性恢复情况。

# 第三节 药物致敏反应及其试验方法

## 一、主动皮肤致敏试验

### （一）实验材料

**1. 动物** 选择豚鼠雌雄各半，体重250~300g。于给受试物前24小时将豚鼠背部两侧毛脱掉，去毛范围每侧约 3cm × 3cm。

**2. 受试物**　若受试物是膏剂一般不稀释，可直接试验。若受试物为固体粉末，则需用适量水或适宜的赋形剂（如羊毛脂、凡士林、橄榄油等）混匀，以保证受试物与皮肤的良好接触。

**3. 阳性致敏物**　2, 4 – 二硝基氯代苯制成 1% 的致敏浓度和 0.1% 的激发浓度。

**（二）实验方法**

**1. 实验分组**　将豚鼠按体重性别随机分成 3 组，每组 10 只（雌雄各半）。第一组给受试物，第二组空白对照（给赋形剂），第三组阳性对照（给阳性致敏物）。

**2. 致敏接触**　取受试物 0.1 ~ 0.2ml（或 0.1 ~ 0.2g）涂在动物左侧脱毛区，用适宜方法固定，持续 6 小时。第 7 天和第 14 天，以同样方法重复一次。空白对照组与阳性对照组方法同上。

**3. 激发接触**　于末次给受试物致敏后 14 天，将受试物 0.1 ~ 0.2ml（或 0.1 ~ 0.2g）涂于豚鼠背部右侧脱毛区，6 小时后去掉受试物，即刻观察，然后于 24 小时、48 小时、72 小时再次观察皮肤过敏反应情况，按表 17 – 2 评分（空白对照与阳性对照方法均同受试物）。

**4. 结果判断与评价**　试验结果按皮肤反应标准评分后，根据试验组与对照组豚鼠皮肤反应的差别，按表 17 – 2 判断受试物对皮肤过敏反应性质。

表 17 – 2　皮肤刺激反应评分标准

| 红斑形成 | 分值 | 水肿形成 | 分值 |
| --- | --- | --- | --- |
| 无红斑 | 0 | 无水肿 | 0 |
| 轻度红斑 | 1 | 轻度水肿 | 1 |
| 中度红斑 | 2 | 中度水肿 | 2 |
| 重度红斑 | 3 | 重度水肿，皮肤隆起 1mm，轮廓清楚 | 3 |
| 紫红色斑至焦痂形成 | 4 | 严重水肿，皮肤隆起 1mm 以上或有水疱或破溃 | 4 |

为了反映受试物的致敏强度，可按表 17 – 3 的分类判断其致敏率。致敏率的计算方法是：出现皮肤红斑或水肿（不论程度轻重）的动物例数除以受试动物总数。

表 17 – 3　致敏率分类

| 致敏率（%） | 反应强度 |
| --- | --- |
| 0 ~ 10 | 无致敏性 |
| 11 ~ 30 | 轻度致敏性 |
| 31 ~ 60 | 中度致敏性 |
| 61 ~ 80 | 高度致敏性 |
| 81 ~ 100 | 极度致敏性 |

**（三）其他致敏方法**

1. 局部封闭涂皮法致敏。

**2. 皮内法致敏**　第 1 天在豚鼠背部一侧去毛区内注射受试药物溶液或乳剂 0.05ml

（0.1%），第2天观察反应，第3天开始继续在同侧3cm×4cm去毛区内按同法给药，剂量增至每次0.1ml，给药隔一日进行，给药部位依次更换，如此给药9次。对照组不致敏。激发，末次致敏后14天在豚鼠背部另一侧去毛区皮内注射0.05ml（0.1%）药物，24小时后观察反应，必要时在致敏后28天再重复进行第二次激发；对照组做同样处理，该法的致敏剂量准确，对中等致敏强度的药物比较合适。

**3. 皮内和涂皮相结合的方法致敏** 第一天在豚鼠颈部去毛区（4cm×6cm）的脊柱两侧从头向尾对称地做皮内注射，具体用药如下。① 0.1ml弗氏完全佐剂：由轻质液状石蜡或月桂基硫酸钠分枝杆菌50~100μl/ml组成，临用时加4:1羊毛脂或吐温−80等乳化剂，经高压消毒后，再与等量盐水研磨成乳浊液。② 0.1ml药物。③ 0.1ml药物与弗氏完全佐剂的等量混合物。第8天用2cm×4cm滤纸涂以适当赋形剂配成的药物斑贴于豚鼠颈部的注射部位，持续封闭固定48小时进行第二次致敏，为加强致敏作用，对无皮肤刺激作用的药物，可在第二次致敏前24小时用10%月桂基硫酸钠涂于斑贴处。对照组只用溶剂和赋形剂致敏、激发，末次致敏后14~28天分别用2cm×2cm滤纸涂以药物及赋形剂，贴于豚鼠肩胛区左右两侧去毛区，持续封闭固定24小时，激发后24小时和48小时观察反应，对照组做同样处理。

在3种致敏方法中，皮内和涂皮相结合的方法致敏对致敏物检测率最高，尤其适用于弱致敏物的筛选。上述试验结果可用动物皮肤反应强度和致敏阳性率表示。皮肤反应强度评分标准见表17-4。依此比较试验组和对照组差异的显著性，确定被试药物是否有致敏作用。致敏阳性率是阳性动物数与实验动物数比值的百分率，据此可对药物致敏强度进行分级。

表 17 – 4　皮肤反应强度评分标准

| 皮肤反应 | 分值 |
| --- | --- |
| 未见改变 | 0 |
| 轻度散在红斑 | 1 |
| 中度或融合红斑 | 2 |
| 重度红斑和水肿 | 3 |

## 二、注射给药过敏性试验

**1. 目的** 观察受试药物经注射给药后有无过敏反应。

**2. 方法** 取豚鼠18只，随机均分成3组。按无菌操作，给药组、生理盐水组、阳性致敏组分别隔日腹腔注射受试药物、0.9%氯化钠注射液、1%新鲜鸡蛋清各0.5毫升/只，共3次。首次注射后的第14日和21日，每组分别取3只豚鼠，分别于前肢静脉注射受试药品1.0毫升/只，观察有无抓鼻、竖毛、咳嗽、呼吸困难、痉挛、休克甚至死亡等过敏反应出现。

如果两次激发豚鼠均无明显反应，可认为受试物过敏试验合格。如果有反应则按照表17-5判断豚鼠过敏反应级数，如反应级数超过2级（包括2级）时，可认为受试物过敏反应不合格。

**表 17 - 5　豚鼠过敏反应级数判断标准**

| 反应级数 | 反应症状 |
|---|---|
| 0 | 无明显反应 |
| 1 | 只有轻微抓鼻、颤抖或竖毛 |
| 2 | 有几次咳嗽，有抓鼻、颤抖或竖毛、排尿、排便、流泪 |
| 3 | 多次或连续咳嗽，伴有呼吸困难或痉挛、抽搐等 |
| 4 | 痉挛、抽搐、大小便失禁、休克死亡 |

# 第四节　药物眼毒性作用及其试验方法

局部或全身不合理地使用某种或多种药物往往会对眼的某个或多个部位产生毒性作用。眼对整个机体来说相对较小，但是对一个人的生活、工作和学习至关重要。眼是结构复杂而精细的感觉器官，能感受光线的强弱与波长的微小差别，从而判断物体的形状大小、距离与颜色。当眼受到外来化学物质（包括药物）作用时，其反应类型和方式也很复杂。

药物直接接触角膜引起的刺激作用表现为炎症。如果短时间接触刺激性较强的药物，可引起角膜结膜炎、角膜表层水肿、上皮脱落、结膜充血、水肿、灼痛、流泪、畏光等；如果长时间接触刺激性较弱的药物，可引起慢性结膜炎或睑腺炎，表现为充血、分泌物增多等。

眼刺激试验广泛用于评价药物的眼刺激作用。特别是眼科用药，必须进行动物的眼刺激试验，以保证临床用药的安全性，试验方法如下。

## 一、实验动物的选择

在动物试验中，最理想的动物是其眼的结构以及反应的敏感性与人相接近。通常首选白色家兔来检测可能与眼接触的眼科用药对眼的刺激性，也使用犬和灵长类动物（如恒河猴）。如果是研究药物对晶状体、视网膜和眼神经的作用，则可选用大鼠、猫等。

选用白色家兔做眼刺激试验有明显的优越性，家兔来源广，较易驯服，便于操作；价格相对便宜，并且易饲养；白兔的眼球大，角膜表面积和球结膜范围都大，易于观察；虹膜无色素，便于对虹膜血管的改变进行观测和摄像。但是，兔眼试验也有其缺点，这主要在于其结构与人眼有差别，兔眼瞬膜大，而人则已消退；兔的年龄、种系、性别及健康状况也会影响眼刺激反应。

试验时选用成年健康家兔，体重 2 ~ 3kg，每组不少于 3 只。应设生理盐水对照组，可采用同体左右侧自身对比法。

## 二、眼刺激试验程序

眼刺激试验分为一次眼刺激试验和多次眼刺激试验。

**1. 一次眼刺激试验**　将受试物液态或软膏（不必稀释）0.1ml 或 0.1g 滴入或涂入实验动物一侧结膜囊内，另一侧眼作为对照。滴药后使眼被动闭合 5 ~ 10 秒，记录给药后 6 小时、24 小时、48 小时和 72 小时眼的局部反应，第 4 天、第 7 天观察恢复情况，观察时应用荧光素钠检查角膜损害，用裂隙灯检查角膜透明度、虹膜纹理改变。

如果受试物明显引起眼刺激反应，可再选用 6 只动物，将受试物滴入一侧结膜囊内，接触 4 秒或 30 秒后用生理盐水冲洗干净，再观察眼的刺激反应。

**2. 多次眼刺激试验**　临床用药时间长的受试物要进行多次眼刺激试验，一般给受试物1周以上。试验结束后，继续观察7～14天。

## 三、结果判断与评价

按表17－6要求，将每只动物的眼角膜、虹膜和结膜的刺激反应的分值相加，即是一只受试动物眼刺激反应的总积分，将每个受试动物的刺激反应积分的总和除以动物数，就是该受试物对眼刺激性的最后分值。按表17－7标准，判定受试物对眼刺激程度。

表17－6　眼刺激反应评分

| 眼刺激反应 | 分值 |
| --- | --- |
| **角膜浑浊（以最致密部位为准）** | |
| 无浑浊 | 0 |
| 散在或弥漫性浑浊，虹膜清晰可见 | 1 |
| 半透明区易分辨，虹膜模糊不清 | 2 |
| 出现灰白色半透明区，虹膜细节不清，瞳孔大小勉强看清 | 3 |
| 角膜不透明，由于浑浊，虹膜无法辨认 | 4 |
| **虹膜** | |
| 正常 | 0 |
| 皱褶明显加深，充血，肿胀、角膜周围有轻度充血，瞳孔对光仍有反应 | 1 |
| 出血、肉眼可见坏死、对光无反应（或出现其中一种反应） | 2 |
| **结膜** | |
| A. 充血（指睑结膜、球结膜） | |
| 血管正常 | 0 |
| 血管充血呈鲜红色 | 1 |
| 血管充血呈深红色，血管不易分辨 | 2 |
| 弥漫性充血呈紫红色 | 3 |
| B. 水肿 | |
| 无水肿 | 0 |
| 轻微水肿 | 1 |
| 明显水肿，伴有部分眼睑外翻 | 2 |
| 水肿至眼睑近半闭合 | 3 |
| 水肿至眼睑超过半闭合 | 4 |
| C. 分泌物 | |
| 无分泌物 | 0 |
| 少量分泌物 | 1 |
| 分泌物使眼睑和睫毛潮湿或黏着 | 2 |
| 分泌物使整个眼区潮湿或黏着 | 3 |
| 最大总积分 | 16 |

表17－7　眼刺激性评价标准

| 刺激程度 | 积分 |
| --- | --- |
| 无刺激 | 0～3 |
| 轻度刺激 | 4～8 |
| 中度刺激 | 9～12 |
| 重度刺激 | 13～16 |

# 第五节　药物溶血性试验

溶血性是指药物制剂引起溶血和红细胞凝聚等反应，该试验适用于注射剂和可能引起溶血反应的局部用药制剂，主要观察受试物是否能够引起溶血和红细胞凝聚等。溶血性试验包括体外试验和体内试验，常规采用体外试管法评价药物的溶血性，具体实验方法见实验九。

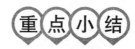

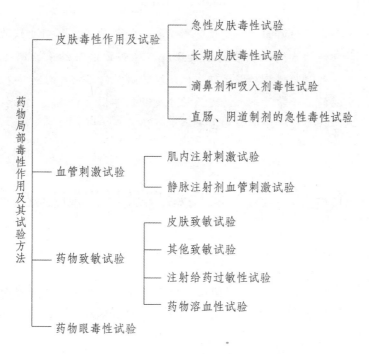

思考题

1. 简述皮肤毒性试验的概念和内容。
2. 试述致敏试验的种类及适应的药物。
3. 试述注射给药过敏性试验的指导原则。

扫码"练一练"

（赵　剑　刘　铮）

# 第十八章 药物的特殊毒性作用及其试验方法

## 学习目标

1. **掌握** 鼠伤寒沙门菌回复突变试验、哺乳动物细胞染色体畸变试验、啮齿类动物骨髓细胞微核试验的试验原理、检测方法及结果判断；一般生殖毒性、致畸胎试验和围生期毒性试验的研究内容、目的和意义。

2. **熟悉** 突变的分子学基础、诱变原的分类及化学因素诱发突变的机制；一般生殖毒性、致畸胎试验和围生期毒性试验方法。

## 第一节 药物遗传毒性及其检测方法

### 一、概述

生物体遗传物质发生变化，导致可遗传的表型变异，其表型变异不可逆，这种现象称为突变作用。突变作用可视为 DNA 结构在任一水平上受到破坏，并改变了体细胞或生殖细胞中的遗传信息。

**（一）突变作用的物质基础**

脱氧核糖核酸（deoxyribonucleicacid，DNA），又称去氧核糖核酸，是染色体的主要成分，是基因的物质基础。DNA 是由两股单链构成的双螺旋结构。DNA 单链的骨架由磷酸和脱氧核糖构成，附着于脱氧核糖上的支链是鸟嘌呤（G）、腺嘌呤（A）、胞嘧啶（C）和胸腺嘧啶（T）4 种碱基，这些碱基通过氢键将两股 DNA 单链联系起来。碱基按固定方式配对，即 A:T 与 G:C，从而使 DNA 能够精确地复制并把遗传信息准确无误地遗传给下一代，这特征是相当稳定的。当某些药物或化学物质引起遗传结构损伤时，机体可以动员各种修复机制进行修复，但并不是所有情况都可以修复，有些遗传物质发生突然变化，并且在细胞分裂过程中传给后代细胞。遗传物质改变意味着一个或多个基因丧失或基因中分子的改变，这种变化所获得的遗传性可继承下去。

虽然从细胞到人类 DNA 双螺旋结构的基本特征是一致的，但能传递的信息极其不同，靠的是 4 种碱基在 DNA 单链上不同的排列顺序。在合成蛋白质时，每 3 个相邻的碱基决定一种相应氨基酸，称为三联密码，有些三联密码是蛋白质合成时肽链的起止符号。因此，碱基的排列顺序又决定了蛋白质肽链长短及其氨基酸的顺序。

基因是 DNA 分子上的功能单位，每一个基因产生一种功能产物，几乎所有的基因功能产物都是多肽（蛋白质）。一个基因在伸直的 DNA 链上一般有 500～1000 个碱基对，而染色体则由成千上万个基因组成，它以一定的形式和位置排列在染色体上。药物或化合物对遗传物质的影响可能涉及整个染色体，表现为染色体结构与数目的变化；若涉及某一部分，如三联密码中碱基对的改变或基因中密码的改变，可使基因的功能产物发生变化。前者称为染色体畸变（chromosome aberration），后者称为基因突变（gene mutation）。二者可造成细胞或机体的死亡，或细胞、机体结构形态或功能的改变等。

### （二）基因突变和染色体畸变

**1. 基因突变**　是指组成一个染色体的一个或几个基因发生变化，这种变化不能用光学显微镜直接观察到，可分为点突变（point mutation）和移码突变（frameshift mutation）。

（1）点突变　即碱基取代型突变，又可分为转换型（transition）和颠换型（transversion）。

1）转换型突变　指 DNA 多核苷酸链上的碱基中，嘌呤互相取代（鸟嘌呤置换腺嘌呤或相反）或嘧啶互相取代（胞嘧啶取代胸腺嘧啶或相反）所引起的突变。亚硝酸等可引起这种突变。

2）颠换型突变　指 DNA 多核苷酸链上的碱基中，嘌呤取代嘧啶或嘧啶取代嘌呤所引起的突变。结果也是多肽链中一个氨基酸的变更。一些烷化剂如二乙基亚硝胺等可引起这种突变。

（2）移码突变　指 DNA 多核苷酸链上碱基序列中丢失一个或几个碱基，或插入一个或几个化合物分子，使突变位点以下的碱基序列发生变更，致使三联密码转录和翻译时发生较多遗传信息的改变。多环芳香烃类、芳香胺类、嘧啶类化合物和黄曲霉素 $B_1$ 等都能引起插入型移码突变。

从突变对遗传信息的改变来看，点突变中的碱基替代突变可以进一步分为同义突变（synonymous mutation）、错义突变（missense mutation）和无义突变（nonsense mutation）。同义突变是指没有改变产物氨基酸序列的密码子，这与密码子的简并性相关。错义突变是指碱基序列的改变引起了产物氨基酸序列的改变。有些错义突变严重影响蛋白质活性甚至完全无活性，从而影响表现型。如果该基因是必需基因，则该突变为致死突变（lethal mutation）。也有不少错义突变的产物仍然有部分活性，使表现型介于完全的突变型和野生型之间的某种中间类型，这种突变称为渗漏突变（leaky mutation）。有一些错义突变不影响或基本上不影响蛋白质活性，不表现出明显的性状变化，这种突变常称为中性突变（neutral mutation）。中性突变连同同义突变一起常被称为无声突变（silent mutation）。无义突变是指某个碱基的改变使代表某种氨基酸的密码子变为蛋白质合成的终止密码子，如赖氨酸的密码子 AAG 突变为终止密码子 TAG（即 UAG）。无义突变使肽链过早终止，因而蛋白质产物一般没有活性。

**2. 染色体畸变**　指染色体结构或数目发生变化，用光学显微镜可以直接进行观察。

（1）染色体数目畸变　正常的生殖细胞染色体为单倍体（haploid），体细胞为双倍体（diploid）。在突变细胞中，染色体可以整倍地发生变化，以致形成三倍体、四倍体等，二倍体以上统称为多倍体（polyploid），如秋水仙碱可引起这种突变；也可以非整倍地增减，即形成非整倍体（aneuploid），如染色体数目超过二倍体，即为超二倍体（hyperdiploid），少于二倍体则为亚二倍体（hypodiploid）。

（2）染色体结构畸变　在诱变因素作用下，染色体从长轴上断下一个断片，称为断裂（break），这是造成染色体结构变化的根本原因，根据断片不同的重接方式，形成以下 4 种畸变。

1）缺失（deficiency）　即染色体的断片未与断裂端连接，可导致失去一个片断及其所携带的遗传密码。

2）重复（duplication）　即断片与同源染色体连接，使一部分遗传密码重复出现。

3）倒位（inversion）　断片 180°倒转后，再接到断端上。

4）易位（translocation）　两条非同源染色体同时断裂，两个断片交换位置后相接。

事实上，基因突变和染色体畸变本质相同，仅有程度之分。凡能引起染色体畸变的化学物质（包括药物），大部分也能引起基因突变。

### （三）致突变物

凡能引起生物体发生突变的药物为药物致突变物（drug mutagen），一些药物具有很高的化学活性，其原型就可引起生物体的突变，称为直接致突变物（direct mutagen）。还有的药物本身不引起突变，必须在体内经过代谢活化后才具有致突变作用，则称为间接致突变物（indirect – acting mutagen）。

### （四）致突变因素

基因突变具有普遍性、随机性和稀有性特点。普遍性是指无论是低等生物还是高等动植物以及人，都可能发生基因突变；随机性是指基因突变是不定向的，突变可发生在任何时期、任何细胞；稀有性是指在自然状况下突变率很低。

在自然条件下发生的突变称为自发突变（spontaneous mutation），自发突变的频率一般为每一核苷酸每一代 $10^{-10} \sim 10^{-9}$。突变是自然界的一种正常现象，以生物进化观点来看，对生物群体是有利的，通过突变和自然选择才能形成新种，生物界才能进化，没有突变一切生命的运动也就停止了。人们使用或接触突变剂后产生的突变称为诱发突变（induced mutation），诱发突变的频率较高，能诱发突变的因素除化学物质（包括药物）以外，还有电离辐射、温度过高或过低和某些病毒等，分别属于化学性致突变因素、物理性致突变因素和生物性致突变因素。诱发突变对大多数生物个体而言往往是有害的，如对于已形成相对稳定遗传的人类来说，环境致突变物的数量增加可引起过于频繁的化学诱变，可使机体细胞生活力减弱，胚胎早期死亡，后代出现畸形和先天性缺陷。因此，不论突变的后果如何，应将致突变作用视为药物毒性作用的一种表现。

### （五）突变后果

药物致突变首先要考虑的后果是对人类基因库（gene pool）的影响。此外，由于突变作用涉及的细胞不同（如生殖细胞或体细胞），其后果也不一样，可分别形成肿瘤、畸胎、死胎等（图18 – 1）。

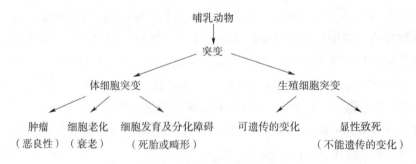

**图18 – 1　突变作用的后果**

**1. 对人类基因库的影响**　人类基因库是指人群生殖细胞所具有能传给下一代的全部基因总和。它与基因组（genome）的区别在于基因组是指单一个体所具有全部基因。基因库则是从各种各样基因组获得的。当代人传给其后代基因又构成下一代人的基因库。研究遗传毒物对人类基因库影响就是研究各种基因型的差异以及这些差异与接触遗传毒物之间关系。

基因库相对稳定对于下一代人健康是非常重要的。人类之所以有众多的遗传性疾病，就是因为在每一代的基因库中都存在一定数量、各种原因引起的有害基因。在人群中每个个体新携带有害基因平均水平称为人群的遗传负荷（genetic load）或突变负荷（mutation load）。

诱变物引起人群中的某些个体生殖细胞的突变后，形成人类遗传负荷，突变的基因经过世代传递的结局，其转归可有 3 种类型。①单个突变：如果环境因素仅引起机体单基因的一次性突变，那么很大的可能是这种突变基因会逐渐从人群中消除。②反复性突变：这是假设某种环境因素持续存在，而且引起固定不变的 A – a 突变率，但是实际上这种情况是不存在的。③回复突变：某些环境因素引起 A – a 突变的同时，另一些环境因素或机体自身的因素（如 DNA 修复）还可能引起 a – A 的回复突变。

**2. 体细胞突变的后果**　体细胞突变的后果是致癌，如果胚胎细胞发生突变，可能导致畸胎。当然，出生的畸胎之中有部分（20%）与亲代生殖细胞突变无关。胚胎体细胞突变也可能是婴儿或青少年肿瘤的原因。人类妊娠前 3 个月自然流产中 60% 有染色体畸变。在一定程度上，畸胎是这些诱变物透过胎盘作用于胚胎体细胞所致，而不完全是亲代的生殖细胞突变所致。体细胞突变也可能与动脉硬化有关。

**3. 生殖细胞突变的后果**　生殖细胞无论是在其发育周期的任一阶段或其干细胞阶段，都对下一代存在影响。对下一代的影响可能是致死性和非致死性。致死性可能是显性致死，即突变配子与正常配子结合后，其合子在着床前或着床后的胚胎早期死亡；也可能是隐性致死，需要纯合子（或半合子）才能出现致死效应。

如果生殖细胞突变是非致死性，则可能使后代出现显性或隐性遗传疾病（包括一部分先天性畸形）。在遗传性疾病增多的同时，突变的基因（以及染色体）损伤将造成下一代基因库的遗传负荷。

现代所使用的众多化学物质（包括药物）中有成千上万种具有诱变能力，必然会提高可遗传突变的频率。这一情况对基因库的影响无论理论上还是实际上都可能存在良好的一面，但是也可能存在有害的一面。目前遗传性疾病的种类和发生频率都在增加，虽然这种情况与医学遗传的诊断水平提高有关，但应密切注意其与环境诱变物的关系。

## 二、突变作用的分子机制

### （一）直接作用于 DNA

化学物质（包括药物）直接与 DNA 相互作用而引起突变的主要方式有以下几种。

**1. 碱基类似物取代**　有些物质（包括药物）的化学结构与 DNA 链上 4 种天然碱基非常相似，称为碱基类似物，如 5 – 溴脱氧尿苷嘧啶核苷（Budr）与胸腺嘧啶相似，2 – 氨基嘌呤（AP）与鸟嘌呤相似。如果这些碱基类似物在 DNA 合成期中存在，就能与天然碱基竞争，取代其位置，从而掺入 DNA 分子中。

**2. 烷化剂的影响**　引起碱基对损伤的另一因素是烷化剂的作用。烷化剂是人类环境中最大的一类潜在诱变剂，常见的烷化剂包括 4 类：烷基硫酸酯（alkyl sulfates）、N – 亚硝基化合物（N – nitroso compounds）、环状化合物（cyclic compounds）及卤代亚硝基脲（halonitrosouvea）。尽管这些化合物的结构千差万别，其诱变性强弱亦有很大差异，但其共同特性是具有较强的反应活性，易使 DNA 分子中的碱基发生烷化作用，形成共价结合的加成物。试验表明多核苷酸链的全部氧原子和氮原子（除连接戊糖的氮外），在中性的 pH 环境中能被烷化。

烷化剂的诱变作用可通过对 DNA 分子烷化而实现。一般认为，鸟嘌呤的 N – 7 位置最易接受烷化剂给予的烷化基团，当 N – 7 位受到烷化后，分子的内部电子和质子位置重新排列，鸟嘌呤由酮式异构体变为烯醇式异构体，引起碱基错误配对，最终产生转换型碱基置换，这些情况通常为单功能烷基化。有的烷化剂可同时授予 2 个或 3 个烷基，相应的成为双功能和三功能烷化剂。氮芥、双环氧、双（氯烷基）醚等是常见的双功能烷化剂，三乙烯磷胺及三乙烯硫代磷胺则是三功能烷化剂，它们除可使碱基发生单烷化作用外，还常使 DNA 发生链内、链间或 DNA 与蛋白质的交联。发生交联后，由于 DNA 链不易修复，或发生复制后修复而高度致突变；并经常发生染色体断裂，也易发生显性致死突变。

总体来说，烷化剂的作用是烷化剂的烷化基团或整个烷化剂分子与碱基发生共价结合，形成加合物（adduct）。在共价结合过程中，烷化剂是亲电性的，而碱基是亲核性的，即前者接受电子而后者给予电子。

某些诱变剂可引起 DNA 结构及功能改变，但并不直接损伤 DNA 本身。这些化合物可分为两类：一类是插入剂（intercalating agents）或称嵌入剂，如菲啶类以及多环烃化合物，它们都是一些多结构的分子，可插入 DNA 链碱基对之间，使相邻碱基对之间距离增大，易引起 DNA 框架结构的变动，因而出现移码突变；另一类是抑制 DNA 修复的化合物，其代表是咖啡因，主要通过抑制 DNA 修复酶而对 DNA 产生间接损害。

### （二）干扰有丝分裂

有些药物或化学物质可作用于纺锤体、中心粒从而干扰有丝分裂，成为有丝分裂毒物（mitotic poison），大多数作用机制尚不明确，故难以明确分类。在干扰剂的作用下，一般可出现下列改变。

**1. 秋水仙效应有丝分裂（C - mitosis）**　又称秋水仙效应、秋水仙分裂、细胞分裂完全抑制。在秋水仙碱、长春新碱等的作用后，微管蛋白的聚合受到抑制，细胞分裂停止于中期，此时的染色体往往过度凝缩。由于细胞可不经过后期即进入分裂间期，可能出现多倍体。

**2. 核内复制**　在停止有丝分裂的情况下出现两次或两次以上的染色体核内复制。巯基丙酮酸酯、秋水仙碱、6 - 巯基嘌呤等可引起核内复制。

**3. 异常纺锤体的形成**　使用低剂量秋水仙碱、各种麻醉剂以及其他作用于中心粒的物质染毒，都可获得多极纺锤体，这是因为此时中心粒在前期中的正常移动被阻碍，而原中心粒就可能成熟形成纺锤体。

**4. 染色体不浓缩和黏着性染色体**　特定染色体部位浓缩失败可影响有丝分裂的进行，但有利于染色体显带，如放线菌素 D 作用后出现 C 带型。黏着性染色体的染色质丝相互胶着，妨碍后期中的正常移动，于是出现类似秋水仙效应。

**5. 染色体提前凝缩**　指一个细胞核处于分裂间期的细胞提前进入有丝分裂的现象。当一个处于 S 期的核发生这种现象时，常发生染色体粉碎（pulverization），即一个或多个染色体存在无数的染色单体或染色体断裂或裂隙。

由上述 5 种现象看，虽然干扰剂并不直接作用于遗传物质，严格意义上来说不属于真正的诱变物，但通过有丝分裂的干扰间接诱发畸变，因此常与真正的诱变物混为一谈，不做严格的区分，通称诱变物。

## 三、药物的致突变性及检测条件

药物致突变性作用或遗传效应的概念在 20 世纪 60 年代已正式提出，自第二次世界大战期间发现芥子气可诱发果蝇突变后，随之对药物的致突变作用也进行了不少研究，目前认为药物具有诱变性的结论是无可置疑的。已知许多抗肿瘤药物均可直接或间接影响细胞的 DNA、RNA、酶和蛋白质，或影响其功能，从而杀伤肿瘤细胞。例如，烷化剂和抗代谢药如氮芥、环磷酰胺、噻替哌和甲氨蝶呤等可造成染色体断裂。使用甲氨蝶呤治疗牛皮癣的患者中，骨髓细胞染色体畸变明显增加。此外，抗癌抗生素如丝裂霉素 C（Mitomycin C）、抗癫痫药如苯妥英、抗精神病药如氯丙嗪、性激素类如黄体酮（progresterone）等都不同程度地显示出诱变性。

目前世界上使用的化学品（包括药物）已达 60 万种，每年还有上千种的化学药物进入市场，要对所有药物进行致突变性研究不可能。因此，符合下列情况者应优先考虑检测。①化学上、药理学上和生化学上与已知的或可疑的诱变剂有关的化合物。②在动物试验中表现出某些毒性反应的化合物。③临床疗程较长和用药人群广，尤其是用于儿童和青年人的药物。④一般用于预防的药物。⑤以高浓度与精子接触起作用的药物，如用于阻止精子生成的药物和阴道避孕药。

## 四、致突变作用检测方法

自 20 世纪 70 年代发展和建立起来的用短期致突变试验来预测化学物质潜在致癌性的方法多达 100 多种，但各有优缺点，需要不同检测方法的互相补充和引证。国际经济合作和发展组织（OECD）在《化学物质毒性试验指南》一书的遗传毒理部分中，推荐了 8 种短期测试方法：鼠伤寒沙门菌回复突变试验（salmonella typhimurium reverse mutation assay）、大肠埃希菌回复突变试验（escherichia coli reverse mutation assay）、哺乳动物体外细胞遗传试验（in vitro mammalian cytogenetic test）、微核试验（micronucleus test）、哺乳动物体内骨髓细胞遗传试验（in vivo mammalian bone narrow cells cytogenetic test）、哺乳动物体外细胞基因突变试验（in vitro mammalian cells mutation assay）、果蝇隐性伴性致死试验（the sex - linked recessive lethal test in drosophila melanogaster）、啮齿类动物显性致死试验（dominant lethal assay）。

我国药监管理部门颁发的《药品注册管理办法》对新药研发中药理毒理研究的技术要求有详细规定，药物致突变测试系列与 OECD 规范的原则是一致的。对新药的致突变试验，首先要求在体外测试系统中测定基因（点）突变和染色体畸变，鼠伤寒沙门菌回复突变试验和大肠埃希菌回复突变试验可用于测定基因点突变；哺乳动物体外细胞遗传试验可用于测定染色体畸变；在体内测试系统中，选用测定体细胞染色体畸变的微核试验；必要时选用测定生殖细胞染色体畸变的显性致死试验。

### （一）微生物回复突变试验

这是一种利用微生物来观察受试物可能引起基因突变的方法。某种可能引起致突变的受试物与微生物接触，则可引起细胞内基因突变，会导致该微生物在形态和生理上的相应变化，造成菌落形态、颜色和合成某种氨基酸功能的改变。这种发生了突变的微生物称突变型，原来的微生物称野生型。利用这种差别就可将未发生突变的野生型微生物与突变型微生物区别开来。如果一种受试物可使野生型微生物发生突变成为突变型，或者使突变型发生回复突变成为野生型，都有助于确定该种受试物是否具有致突变的毒性作用。

可用作诱变指示物的微生物有噬菌体、细菌和真菌等。它们具有繁殖快、个体数量多以及容易观察检出等特点，而且方法较为敏感、检出率较高、试验周期短、费用低。但这些微生物是单细胞生物，与哺乳动物及人类有较大的差别，如核结构不同、DNA 裸露而且数量少、分子小、对化学诱变原不能进行代谢活化或降解以及缺乏免疫系统等。另外，有些受试物在体外并不直接具有致突变性，而在哺乳动物体内形成的代谢产物却具有致突变作用。如果这种受试物在平皿上与微生物直接接触，就不引起微生物的突变，可能得出"假阴性"的结论。相反，某些在体外试验中可引起微生物发生突变作用的受试物，在哺乳动物体内经代谢后可失去其原有的致突变性，以致出现"假阳性"的结果。因此，这些都是利用微生物在体外进行致突变试验的不足之处，一般可用作初步筛检，最终结论需结合体内试验综合分析，作出判断。

鼠伤寒沙门菌回复突变试验（Ames 试验）由美国加州大学伯克利分校 Ames 教授（1972 年）首创。1975 年 Ames 等总结了世界各国使用此法检测 300 多种化学物质的结果，发现大约有 74.5%（117/157）阳性检出率，假阳性及假阴性反应各占 13% 左右。目前公认 Ames 试验作为筛选可能有致突变作用的化学药物，是一种可靠的方法。我国药品注册管理办法中亦推荐 Ames 试验为致突变试验的首选方法。

**1. 原理** Ames 试验法是利用组氨酸缺陷型鼠伤寒沙门菌（*Salmonella typhimurium*）突变株为测试指示菌，观察其在某受试物作用下回复突变为野生型的一种测试方法。组氨酸缺陷型鼠伤寒沙门菌在缺乏组氨酸的培养基上不能生长，但在加有致突变原的培养基上培养，则可使突变型产生回复突变成为野生型，即恢复合成组氨酸的能力，能在缺乏组氨酸的培养基上生长成为菌落（图 18-2），通过计数菌落出现数目就可以估算受试物诱变性的强弱。

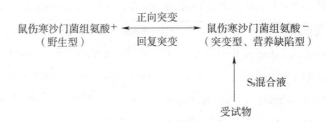

**图 18-2 鼠伤寒沙门菌致突变试验原理**

检测系统中还包括大鼠的肝微粒体酶（$S_9$）体外代谢活化系统，使受试物在体外受到与体内类似的氧化活化作用，故可测试出间接诱变原。

**2. 试验菌株** 试验中常用的鼠伤寒沙门菌株及其基因特性见表 18-1。

**表 18-1 常用的鼠伤寒沙门氏菌株及其基因特性**

| 菌株名称 | 突变的基因 | 附加突变 | | | 突变类型 |
|---|---|---|---|---|---|
| | | 修复 | LPS | R 因子 | |
| $TA_{1535}$ | *his G* | △uvrB | rfa | — | 碱基取代 |
| $TA_{1537}$ | *his C* | △uvrB | rfa | — | 移码突变 |
| $TA_{1538}$ | *his D* | △uvrB | rfa | — | 移码突变 |
| $TA_{98}$ | *his D* | △uvrB | rfa | PKM101 | 移码突变 |
| $TA_{97}$ | *his D* | △uvrB | rfa | — | 移码突变 |
| $TA_{100}$ | *his G* | △uvrB | rfa | PKM101 | 碱基取代 |

注：*his G*：磷酸核糖 ATP 合成酶的基因；*his C*：组氨酸氨基转移酶的基因；*his D*：组氨酸脱氢酶的结构基因；△uvrB：紫外线抗性基因突变——细菌失去对紫外线损伤的修复能力；rfa：深粗糙型基因突变——细胞壁脂多糖的性质改变，丧失屏障作用，使许多物质渗入细胞中；R 因子质粒 PKM101——增加细菌的易错误修复系统

各种鼠伤寒沙门菌菌株对不同致突变物的灵敏性不同。硝基呋喃衍生物这类典型的致突变物对 $TA_{1535}$ 系列并不显致突变性，将一个抗药性转移因子 R（resistance transfer factor，

RTF，又称 R 因子）质粒 PKM101 引进 $TA_{1535}$ 和 $TA_{1538}$ 后相应获得 $TA_{100}$ 和 $TA_{98}$ 菌株，这些新菌株对硝基呋喃衍生物却敏感。此外，还能检出一些原来菌株不能检出的致突变剂，并大大提高对过去检出率低的许多致突变剂的敏感性，如黄曲霉素、杂色曲霉素、呋喃糠酰胺（硝基呋喃类食品添加剂 AF – 2）、甲基磺酸甲酯、硝基喹啉 – $N$ – 氧化物、3，4 – 苯并芘、7，12 – 二甲基苯蒽、苄基氯、黄樟素和多种多环芳烃化合物。一般认为，$TA_{100}$ 和 $TA_{98}$ 可推荐用于大多数致突变物和致癌物的检测。但能引起 DNA 交联的致突变物如丝裂霉素 C，不能用 $TA_{1535}$ 系列或 $TA_{100}$ 和 $TA_{98}$ 检测，可用 $TA_{92}$ 或 $TA_{94}$ 检测，还有些致突变物和致癌物，如 $N$ – 甲基亚硝基脲（MNU）和甲基氧化偶氮甲醇（MAM）可用 $hisG_{46}$ 变种检测，该菌株具有野生型的脂多糖屏障和 DNA 修复系统（表18 – 2）。

**表18 – 2　各种鼠伤寒沙门菌株对典型致突变物和致癌物的检测结果**

| | $TA_{1535}$uvrBrfa – R | $TA_{1536-38}$ uvrBrfa – R | $TA_{100}$uvrBrfa + R $TA_{98}$uvrBrfa + R | | $hisG_{46}$uvr$^+$ 野生 – R | $TA_{92}$uvr$^+$ 野生 + R |
|---|---|---|---|---|---|---|
| AF – 2 | – | – | + + | + | – | – |
| 苯并芘 | – | + | + + | + | | |
| 黄曲霉素 $B_1$ | + | + | + + | + | | |
| $N$ – 甲基 – $N'$ – 硝基 – $N$ – 亚硝基胍 | + | | + | – | + + | + + |
| 二甲基硝胺 | + | | + | – | + + | + + |
| 丝裂霉素 C | – | – | – | – | | + |
| 甲基亚硝基脲 | + | | + | – | + + | + + |

注：＋灵敏；＋＋高度灵敏；－不灵敏

我国《药品注册管理办法》中推荐使用 $TA_{97}$、$TA_{98}$、$TA_{100}$、$TA_{102}$ 和 $TA_{1535}$5 种标准菌株，$TA_{97}$、$TA_{98}$ 和 $TA_{100}$ 菌株均有切除修复突变，即 $\Delta$uvrB。4 种标准菌株均有 R 因子，对氨苄西林具有抗药性，另外 $TA_{102}$ 菌株还有 $PAQ_1$ 质粒，对四环素具有抗药性。$TA_{97}$ 和 $TA_{98}$ 检测移码突变；$TA_{100}$ 检测碱基置换突变；$TA_{102}$ 检测碱基置换和移码突变。试验前必须进行菌株的基因型鉴定、自发回变数鉴定及对鉴别性致突变物的反应鉴定，经鉴定合格后才能用于致突变试验。

**3. 菌株鉴定**

（1）基因型鉴定（表18 – 3）

1）组氨酸营养缺陷鉴定（组氨酸需求试验）　组氨酸营养缺陷型菌株只能在补充有组氨酸的培养基上生长，而在无组氨酸的培养基上则不能生长。鉴定方法：取两组底层葡萄糖平皿，其中一组于平板表面涂加 0.1ml 无菌 0.5mmol/L 组氨酸和 0.1ml 无菌 0.5mmol/L 生物素，另一组（对照）仅加 0.1ml 无菌 0.5mmol/L 生物素。将试验菌株在此两组培养基上划线接种，37℃培养24~48 小时，对照平皿无细菌生长，含组氨酸平皿有细菌生长。

2）深粗糙型（rfa）鉴定（结晶紫抑菌试验）　深粗糙型突变的细菌，缺乏脂多糖屏障，因此一些大分子物质能进入菌体。鉴定方法：于肉汤琼脂平皿上滴加 0.1% 结晶紫溶液 0.1ml，竖起平皿，让结晶紫溶液顺平皿流下。在与结晶紫溶液流下的方向垂直划线接种试验菌株。37℃培养24~48 小时，观察生长情况。在结晶紫溶液渗透区出现抑菌，证明试验菌株有 rfa 突变存在，意味结晶紫大分子进入菌体并杀死细菌。

3）uvrB 缺失鉴定（紫外线敏感试验）　uvrB 缺失即切除修复系统缺失，此特性一般较稳定，不易丢失。鉴定方法：将受试菌液在肉汤琼脂平皿上划线。用黑纸覆盖培养皿的一半，然后在15W的紫外光灯下，距离33cm照射8秒，37℃培养24小时。如果经紫外线照射部分无细菌生长，而覆盖的一半有细菌生长，则说明对紫外线敏感，即此菌株具有uvrB缺失的特性。

4）R因子鉴定　带有R因子的菌株具有抗氨苄西林的特性，据此鉴别R因子时是否存在，TA$_{102}$菌株含PAQ$_1$质粒（含抗四环素因子）。鉴定方法：用结晶紫抑菌试验的方法，在肉汤琼脂平皿上滴加氨苄西林溶液10μl（浓度为8mg/ml）。不含R因子的菌株在氨苄西林周围有一生长抑制区，含R因子的菌株因具有抗氨苄西林的作用，故无抑制区。同法滴加四环素溶液0.1ml（浓度为0.08mg/ml），可鉴定PAQ$_1$质粒。

（2）自发回变数测定　受试菌株在保存或培养过程中，能产生自发回变。不同菌株的自发回变数有一定范围，TA$_{97}$为90~180、TA$_{98}$为15~60、TA$_{100}$为75~200、TA$_{102}$为240~360和TA$_{1535}$为10~20。鉴定方法：取受试菌株新鲜培养液0.1ml加入45℃融化的顶层琼脂2ml中，摇匀，迅速倾入底层葡萄糖平皿上，凝固后翻转平皿，37℃培养48小时，统计自发回变菌落数。

（3）对鉴别性致突变物的反应　试验菌株对不同致突变物的反应不同，应在有和没有代谢活化的条件下鉴定各试验菌株对致突变物的反应。

表18-3　5种标准试验菌株的基因型和自发回变鉴定

| 菌株 | 组氨酸需要① | rfa突变② | uvrB缺失③ | R因子④ | 自发回变菌落数 |
|---|---|---|---|---|---|
| TA$_{97}$ | + | + | + | + | 90~180 |
| TA$_{98}$ | + | + | + | + | 15~60 |
| TA$_{100}$ | + | + | + | + | 75~200 |
| TA$_{102}$ | + | + | - | + | 250~360 |
| TA$_{1535}$ | + | + | + | + | 10~20 |
| 野生型 | - | - | - | - | |

注：①"+"表示需要，"-"表示不需要；②"+"表示抑菌圈，"-"表示无抑菌圈；③"+"表示无修复能力，"-"表示损伤修复；④"+"表示具有R因子，"-"表示无R因子

**4. 剂量设计**　决定受试物最高剂量的标准是受试物对细菌的毒性和溶解度。化药一般最大剂量可达5毫克/皿，中药可超过5毫克/皿，最低剂量一般1微克/皿或0.1微克/皿。受试物至少应有5种不同剂量。受试物如不溶于水，可用二甲基亚砜（DMSO）或乙醇作溶剂，DMSO用量每皿不超过0.5ml，乙醇不超过0.1ml，否则可影响试验结果。

**5. 对照组**　用溶媒作为阴性对照，已知致突变原作为阳性对照。阳性诱变剂应尽量优先选用对人无致癌性或尚未证实其致癌性的物质，以减少对人和环境可能带来的影响。对需使用间接诱变物作为对照时，应注意平行设加S$_9$与不加S$_9$的对照，以证实其为间接诱变物。

**6. 代谢活化**　应用诱导剂处理后的哺乳动物肝微粒体酶（S$_9$）进行体外代谢活化试验，即在加S$_9$混合物和不加S$_9$混合物平行的条件下测试。

大鼠肝酶的诱导及S$_9$的制备：一般采用多氯联苯混合物（Aroclor1254）诱导处理后的大鼠肝匀浆（S$_9$，9000g的上清液）。选用200g左右的雄性大鼠，处死前5天每鼠腹腔注射Aroclor1254（溶于玉米油中，浓度为200mg/ml），剂量为500mg/kg。处死前12小时开始禁食。诱导处理后第5天断头法处死大鼠，无菌条件下取出肝，用冷0.15mol/L KCl溶液洗涤后称重。每g肝重加3倍量0.15mol/L KCl，于冰水浴中制备肝匀浆。肝匀浆以9000g速度

离心 10 分钟（4℃）后，取上清液分装小试管，每管 2ml。置液氮罐内速冻，−80℃ 或者 −20℃ 保存备用，此即 $S_9$ 上清液，简称 $S_9$。上述操作应注意在低温（0~4℃）和无菌条件下进行。试验的当天取出冻存的 $S_9$，室温下融化后配制 $S_9$ 混合液，冰水浴存放，活性可于 4~5 小时内不变。

除了 Aroclor1254 外，还可用苯巴比妥、3 − 甲基胆蒽等诱导。有人比较了上述 3 种诱导剂及未经诱导的大鼠肝 $S_9$ 对于 2 种多环烃（3，4 − 苯并芘和 3 − 甲基胆蒽）以及一种芳香胺致癌物 2 − 乙酰氨基芴的活化作用。结果表明，经诱导大鼠肝 $S_9$ 比未经诱导者效果好，3 种诱导方法中以 Aroclor 效果最好。虽然苯巴比妥是一个常用而有效的诱导剂，可以有效地检出 2 − 乙酰氨基芴和许多其他芳香胺致癌物，但对于检出某些多环芳烃化合物是无效的。

**7. 试验方法**

（1）掺入法　顶层琼脂经高压蒸汽消毒后，置于 100ml 瓶中室温保存。应用前在蒸汽浴中加热融化，在融化的琼脂中加入 $L$ − 盐酸组氨酸（$L$ − histidine HCl）、生物素，使之充分混合。顶层琼脂中加入微量组氨酸及过量的生物素，这对细菌在琼脂上均等、一定限度地生长发育是必要的。

先在培养皿上做好标记（菌株名称、待测物名称及浓度、有无 $S_9$、组别等）。在 45℃ 融溶状的 2ml 顶层琼脂中，依次加入培养过夜的测试菌株营养肉汤培养物 0.1ml、测试样品 0.1ml 和 $S_9$ 混合液 0.5ml，充分混匀后迅速倾入葡萄糖琼脂底层培养基平皿上，稍微倾斜转动平皿使顶层琼脂均匀、全面地扩散开，水平放置任其固化。琼脂凝固后将平皿放入 37℃ 培养箱，2 天后计数测试平皿和对照平皿的菌落数。如菌落太小，可继续培养并延长到 72 小时观察结果。

（2）点试法　用上法先在培养皿上做好标记。在 45℃ 融溶状的顶层琼脂 2ml 中，加入菌液 0.1ml 及 $S_9$ 混合液 0.5ml，充分混匀，迅速倾入底层葡萄糖平皿上，铺平待凝，并注意避光。然后每皿放入直径 6mm 的无菌滤纸片 4~5 枚，向滤纸片滴入不同浓度的受试物 10μl，37℃ 培养 24~48 小时。

**8. 结果判断**　报告的试验结果应是 2 次以上独立试验的重复结果。如果受试物的 4 种菌株（加和不加 $S_9$）的掺入法试验均得到阴性结果，可认为此受试物对鼠伤寒沙门菌无致突变性。如受试物的一种或多种菌株（加或不加 $S_9$）的掺入法试验得到阳性结果，即认为此受试物是鼠伤寒沙门菌的致突变物。

（1）掺入法　计数每皿生长的回变菌落数，以 $R_t/R_c$ 比值表示（$R_t/R_c$ = 诱发回变菌落数/自发回变菌落数），>2 为阳性。当受试物浓度达到 5mg/皿仍为阴性者，可以认为是阴性。更为可靠的是观察剂量 − 反应关系，随受试物剂量的增加，诱发的回变菌落数增加为阳性结果。

（2）点试法　凡在滤纸片周围长出一圈密集的回变菌落，该受试物即为致突变物质。如只在平皿上出现少数散在的自发回变菌落，则为阴性。如在滤纸片周围见到抑菌圈，说明受试物具有细菌毒性。

如某些药物有明显杀菌等作用，不适合采用本试验，可改用哺乳动物培养细胞基因突变试验。为了克服体外培养试验的缺点，可将指示微生物和受试物同时引入某种哺乳动物体内，如果该种受试物在体内经代谢可引起实验动物的突变反应，就会使接种到体内的指示微生物同时发生突变，这种方法即为宿主间介试验法或宿主培养法（hostmediated assay）。

### （二）哺乳动物培养细胞染色体畸变试验

染色体具有一定的形态和特殊的功能，是细胞内遗传物质 DNA 的载体。DNA 分子的损伤、突变，必然引起染色体组成成分、结构及功能的改变，因此染色体的损伤是测定化学致突变剂的重要一环。

染色体的数目因机体的种类而异。人有 23 对染色体，其中 22 对常染色体，1 对性染色体。各种动物的染色体数列于表 18-4。在正常情况下，生物细胞染色体的数目、大小和形状是恒定的，如果在化学药物作用下，染色体数量或形态结构发生改变，即表现为染色体畸变。如服用苯妥英钠的患者淋巴细胞多倍体比例增高；常年服用乙内酰脲及巴比妥钠的妇女及其子女外周淋巴细胞染色体出现结构和数目的畸变；精神病患者经锂盐治疗后染色体断裂明显增加；呋喃丙胺也能诱发大鼠骨髓细胞染色体断裂；治疗阴道毛滴虫的甲硝唑能诱发患者淋巴细胞染色体畸变；氯磺丙脲能诱发糖尿病患者染色体畸变和染色单体互换；不少抗肿瘤药物均能诱发人类染色体畸变。

表 18-4　各种动物的染色体数

| 动物名称 | 染色体对数 | 动物名称 | 染色体对数 |
|---|---|---|---|
| 中国地鼠 | 11 | 绵羊 | 27 |
| 猫 | 19 | 黄牛 | 30 |
| 小鼠 | 20 | 山羊 | 30 |
| 猪 | 20 | 驴 | 33 |
| 大鼠 | 21 | 马 | 33 |
| 猴 | 21 | 犬 | 39 |
| 叙利亚地鼠 | 21 | 鸡 | 39 |
| 金黄色地鼠 | 22 | 鸭 | 40 |
| 兔 | 22 | 鸽 | 40 |

生殖细胞和体细胞都可发生染色体畸变，因此染色体畸变试验应分别在这两种细胞中进行。一般以骨髓细胞或外周血细胞代表体细胞，睾丸精原细胞代表生殖细胞。整体动物染色体畸变分析常用大鼠、小鼠或中国地鼠的骨髓细胞、肝细胞或精原细胞做分裂中期染色体分析。但整体动物试验操作烦琐、试验时间长、工作量较大又不够灵敏，所以目前多使用包括人类在内的哺乳类细胞株的体外试验代替整体动物试验。其优点是取材于哺乳动物或人类，在一定程度上能反映哺乳动物的实际情况，并能对结果进行定量的、统计学处理，能在较短的时间内得出结果，缺点是试验离开整体动物在试管内进行，一般较易诱发突变。试验中所用的细胞要求是哺乳动物原代或传代细胞，常用的几种细胞株列于表 18-5。

表 18-5　几种常用于染色体畸变分析的细胞株

| 试验类别 | 细胞株代号 | 细胞来源 | 二倍体染色体数 | 核型 |
|---|---|---|---|---|
| 体外培养 | CHO | 中国地鼠卵巢 | 22（18~22） | 不稳定 |
| 体外培养 | V79 | 中国地鼠肺组织 | 22（21~22） | 不稳定 |
| 体外培养 | L5178Y | 小鼠淋巴细胞 | 40（38~40） | 不稳定 |
| 体外培养 | W138 | 人体肺组织 | 46 | 稳定 |
| 体外培养 | 人淋巴细胞 | 人外周血液 | 46 | 稳定 |
| 体内试验 | 大鼠骨髓细胞 | 大鼠骨髓 | 42 | 稳定 |
| 体内试验 | 小鼠骨髓细胞 | 小鼠骨髓 | 40 | 稳定 |
| 体内试验 | 鸡胚细胞 | 鸡胚尿囊 | 78 | 稳定 |

哺乳动物培养细胞染色体畸变试验方法简述如下。

**1. 细胞**　首推中国地鼠肺细胞（CHL），需定期检查核型和有无支原体等污染。−80℃或液氮冻存。

**2. 剂量**　至少应用 3 种不同剂量，高剂量以 50% 细胞生长抑制浓度为基准，但最高不要超过 10mmol/L。若溶解度受限制，可采用饱和浓度。中、低剂量则采用倍量稀释法。

**3. 对照**　设空白对照、溶剂对照、阳性对照和 $S_9$ 对照，即在加 $S_9$ 混合液和不加 $S_9$ 混合液平行的条件下测试，模拟体外代谢活化系统。

**4. 药物作用时间**　药物和细胞接触，非活化组分别作用 24 小时和 48 小时收获细胞，代谢活化组作用 6 小时以上。

**5. 标本制作时间**　以药物和细胞接触后起算，分别在 24 小时和 48 小时收获细胞制作标本，代谢活化组在 24 小时收获细胞制作标本，可省略 48 小时时间点。

**6. 镜检和结果判定**　每种浓度至少观察 100 个中期分裂象细胞的染色体结构，在油镜下分别记录结构畸变及多倍体的出现率。符合下述一条即可判为阳性。

（1）受试物所诱发的染色体畸变数的增加与剂量相关，CHL 系统判定结果如下。①畸变率 <5% 阴性（−）。②畸变率 >5% 可疑（±）。③畸变率 >10% 阳性（＋）。④畸变率 >20% 阳性（＋＋）。⑤畸变率 >50% 阳性（＋＋＋）。

（2）某一测试点呈现可重复并有统计学意义的增加。

此外，人体外周血淋巴细胞也较常用作染色体畸变分析，该法具有以下优点。①易于得到大量的人体细胞，容易并可反复从人体采得数毫升外周血液用来培养，每毫升血液中含（1~3）×$10^6$ 个小淋巴细胞。②淋巴细胞分布于全身，在所有组织中循环，并有一部分具有较长的生命周期。③外周血淋巴细胞都属于有丝分裂间期 $G_0$ 期或 $G_1$ 期的同步细胞群，在健康的个体中，这类细胞仅有偶发的有丝分裂增殖。④淋巴细胞染色体畸变的自发频率较低。⑤部分淋巴细胞可在促细胞分裂剂的刺激下进行有丝分裂，并容易培养，因此是观察染色体畸变用的分裂细胞的方便来源。为了得到更多的分裂中期细胞，应在培养终止前 4 个半小时加入秋水仙碱。常规制片、镜检后，根据出现畸变染色体的总数和有染色体畸变的细胞数，计算畸变率：

染色体畸变率（%）＝染色体畸变总数/分析染色体的总数×100%

细胞畸变率（%）＝有染色体畸变的细胞数/分析染色体的细胞总数×100%

受试物诱发染色体畸变较阴性对照有统计学意义的增加，并有剂量−反应关系时记为阳性，同时要标明异常细胞出现的频率和种类。

**（三）啮齿类动物微核试验**

微核试验（micronucleus test）是 20 世纪 90 年代初由 Matter 和 Schmmid 建立的用哺乳动物骨髓红细胞微核的出现率来检测化学物是否具有致突变活性的一种新方法，该法简便、快速、可靠。该试验是整体动物试验，比较符合活体的实际情况，但有时不够灵敏，不能反映生殖细胞的突变情况，作用于生殖系统的药物需进行显性致死试验。

**1. 原理**　骨髓细胞经致突变物作用，其染色体可发生畸变以致断裂。其断裂的碎片在分裂间期留在子代细胞内形成规则的一个或几个圆形或椭圆形结构的小块物质，由于它比普通细胞核要小，故称微核。观察骨髓细胞中的微核率，有助于检验受试物是否具有致突变作用。但由于骨髓细胞中缺乏代谢活化酶系，对间接诱变物反应较差，具有一定局限性。

虽然骨髓和外周血液的各型有核细胞中均可见到微核，但是在这类有核细胞中胞质较少，正常的核叶极难与微粒相鉴别，所以只有在无核的红细胞中才易辨认。在骨髓中无核的红细胞有嗜多染红细胞（或称晚幼红细胞，呈灰蓝或浅蓝色）和成熟红细胞（呈粉红或橘红色）两种。正常情况下嗜多染红细胞占多数。毒性物质影响了骨髓红细胞，尤其是嗜多染红细胞，可使其中的比例失衡，故在骨髓涂片中一般在嗜多染红细胞中进行观察。同时，由于骨髓细胞再生速度较快，微核增多确能反映接触致突变物后所发生的变异。研究证明，微核检出率和染色体畸变率之间确有明显的相关性。

**2. 动物** 一般用小鼠，首推 NIH 小鼠，每组 10 只性成熟动物（雌雄各半）或至少 6 只性成熟雄性动物。

**3. 给药剂量及途径** 至少采用 3 种剂量，最高剂量以 $1/2$ $LD_{50}$ 为基准，目的是尽可能发现药物本身可能具有的毒性作用；低剂量的设计则应结合药效学试验及临床拟用剂量进行考虑，最高与最低剂量确定后，按一定比例关系插入一个中间剂量即可。给药途径尽可能与临床拟用途径相同。关于给药频率，一般为单次给药，如有适当理由也可采用诱导给药或多次连续给药的方式。

**4. 对照组** 用溶媒作为阴性对照，已知能诱发微核率升高的药物作为阳性对照。阳性药物获得肯定的阳性结果，可以表明试验所用动物的反应性及试验条件是可靠的。最常使用的阳性药物为环磷酰胺，只要剂量选择恰当，几种常用给药途径均能诱发微核率升高，且有剂量依赖关系（表 18 - 6）。

表 18 - 6  环磷酰胺不同途径给药对小鼠微核出现率的影响

| 剂量（mg/kg） | 途径 | 平均微核率（‰） |
| --- | --- | --- |
| 50 | 腹腔注射 | 24.60 |
| 100 | 腹腔注射 | 78.00 |
| 60 | 皮下注射 | 36.10 |
| 60 | 肌内注射 | 17.00 |
| 100 | 肌内注射 | 33.00 |
| 100 | 经口给药 | 21.00 |

**5. 骨髓采样时间** 通过测试，在 12～27 小时的不同时间内，取 5 个作用点，找出合适的采样时间，如无差别一般采用 24 小时采样。

**6. 骨髓直接涂片法**

（1）骨髓涂片 小鼠脱颈椎处死（大鼠断头处死）。将鼠固定，切开皮肤、肌肉，取出股骨二根（大鼠一根），用纱布擦净，纵形剪取股骨 1/4～1/3，用大头针或针头挑出骨髓，放在已滴好一小滴小牛血清的载玻片上（宜滴在载玻片的一端），另取一块边缘整齐的载玻片，在血清上轻轻按磨，让骨髓碎块完全分散均匀，然后以 45°～50°角度快速推片，在空气中晾干。

（2）固定 将涂片放入甲醇中固定 5～10 分钟，待干后进行染色或保存数月乃至数年后再染色。

（3）染色 将涂片置于吉姆萨（Giemsa）应用液中，染色 10～30 分钟（视室温而定，室温高染色时间可短些，室温低所需时间则长些）。取出染片用 pH 6.8 的磷酸缓冲液反复冲洗，在空气中晾干或 37℃恒温箱中烘干。

（4）封片　如需长期保存时可将晾干或烘干的染片放入二甲苯中5～10分钟，取出滴上一滴光学树脂胶，封上盖玻片，注意切勿留有气泡。

**7. 微核的观察与鉴别**　典型的微核是单一的，呈圆形，边缘光滑整齐，嗜色性与核质一致，直径相当于红细胞直径的1/20～1/5。偶有肾形、环形、马蹄形、椭圆形等。用Giemsa染色后，微核呈紫红色或蓝紫色。

先用低倍镜、高倍镜检，以有核细胞形态完好作为判断制片优劣的标准，选择细胞分散均匀、细胞完整、染色好的区域，再换成油镜计数。每只动物至少观察计数1000个嗜多染红细胞，观察其微核出现的频率及嗜多染红细胞和成熟红细胞的比例。微核率一般以千分率表示。一个嗜多染红细胞中出现两个或更多个微核，仍按一个微核细胞计算。

镜检时，由于嗜多染红细胞和成熟红细胞着色不同，一般可以区别。但是由于骨髓细胞始终处于从幼稚到成熟不断发展的过程，红细胞的着色也是由蓝变红的，所以有时难以区别这两种红细胞。在这种情况下就不用区分两种红细胞，计数红细胞总的微核率即可。

**8. 制片及镜检中的注意点**　骨髓直接涂片法关键在于使细胞分散均匀，推片技术要求熟练，否则细胞易成堆，影响观察。如细胞分布很不均匀或细胞变形破碎则弃用。涂片染色后，先滴几滴二甲苯，在显微镜下观察细胞分布着色情况，如着色太淡，可置入Giemsa应用液中重染。

镜检时有时会发现类似微核的人为异物，其主要来源于染料的颗粒和骨髓细胞破裂的嗜盐基颗粒。大小、染色可能与微核非常类似。但这些颗粒往往数目较多，外形不规则，杂乱无章地分布于各类细胞上面，观察时应小心加以鉴别。

**9. 结果判定**　正常情况下，小鼠骨髓嗜多染红细胞中微核的检出率为4‰左右，大鼠为2‰左右。如遇致突变物质，微核的检出率可显著增加。微核是染色体畸变断裂所造成的结果，所以微核检出率增高可反映染色体的畸变情况。微核细胞出现的频率与对照组相比有统计学意义的增加，并有剂量－反应关系时，或同一剂量有重复性并有统计学意义时记为阳性。Giemsa染色中获得可疑阳性或弱阳性结果的药物，必须用吖啶橙荧光染色以进一步肯定或否定阳性结果。不易通过骨髓屏障的药物，可补充哺乳动物胚肝细胞微核试验进一步研究。

上述骨髓嗜多染红细胞微核测定法具有简便、经济、快速、可靠等优点，仍是目前各种微核测定法中的首选方法之一。然而，由于它取样于骨髓，不能对实验动物做多次取样性试验，难以观察化学物质在体内产生致突变作用的强度和持续时间，也难以应用于临床，所以有人提出，外周血淋巴细胞微核测定法可以弥补骨髓嗜多染红细胞微核测定法的不足。但此法又具有敏感性低、判定微核准确性差、取血量多、操作烦琐等缺点。有学者建立了一种快速检测外周血嗜多染红细胞微核的新方法，即常规制备血片，用0.1%吖啶橙染色，于荧光显微镜下观察。此法与骨髓嗜多染红细胞微核测定法相比，不仅具有类似的敏感性和可靠性，而且更快速、更简便、更经济，能在同一动物体内反复多次采样，便于观察化学物质诱发微核作用高峰时间和作用持续时间。缺点是染色后标本不能永久保存，不能检测嗜多染红细胞与成熟红细胞的比值。随着研究的不断深入，这些研究方法和手段也将会更加完善。

**（四）哺乳动物培养细胞基因突变试验**

哺乳动物体外培养细胞的基因正向突变试验常用的测试系统有小鼠淋巴瘤L5178Y细

胞，中国地鼠肺 V79 细胞和卵巢 CHO 细胞的 3 个基因位点的突变，即次黄嘌呤、磷酸核糖转移酶（HGPRT）、胸苷激酶（TK）及 $Na^+/K^+$ ATP 酶（OUA）位点。HGPRT 和 TK 酶位点突变可用于上述 3 种细胞，OUA 位点突变仅适用于 CHO 细胞。HGPRT 和 TK 可使 6 - 硫代鸟嘌呤（6 - TG）转移上磷酸核糖及 5 - 溴脱氧尿苷磷酰化，它们的代谢产物可掺入 DNA 引起细胞死亡。因此，正常细胞在含有这些碱基类似物的培养基上不能生长，在致突变物作用下，这两个位点发生突变的细胞对这些碱基类似物具有抗药性，可以增殖为克隆（细胞集落）。$Na^+/K^+$ ATP 酶是细胞膜的 $Na^+/K^+$ ATP 泵，乌本苷可抑制此酶活性而引起细胞死亡，当致突变物引起该位点突变后，$Na^+/K^+$ ATP 酶对乌本苷的亲和力下降，而酶活性不变，故对培养基中的乌本苷产生抗药性，并可增殖为克隆。现以 V79 细胞的 HGPRT 位点突变试验为例，简述其试验过程。

**1. 细胞准备** 将对数生长期的 V79 细胞接种至培养皿上。

**2. 细胞与受试物接触** 细胞接种后 4~6 小时加入受试物，需同时做阴性对照（溶剂）和阳性对照。

**3. 代谢活化** 因是体外试验，需进行代谢活化，即细胞应在含有和没有外源性哺乳动物代谢活化系统（$S_9$ 混合液或大鼠肝原代培养细胞等）的情况下，与受试物平行接触。

**4. 细胞毒性测定和表现型的表达** HGPRT 位点表达期为 7~9 天，如突变细胞未得到足够的表达时间，细胞中残存的 HGPRT 仍有活性，使已突变的细胞被选择培养基中的 6 - TG 杀死，呈现假阴性。因此，更换无受试物的培养液后，要生长培养 7~9 天。

**5. 突变体的选择和细胞克隆形成率的测定** 表达期后将细胞接种于含 6 - TG 的选择培养基内，培养 7 天。选择完毕固定，染色并统计克隆数；同时将细胞接种于非选择培养基内测定克隆形成率。突变频率进一步根据以下公式计算：

$$突变频率 = \frac{突变细胞克隆数}{接种细胞数 \times 克隆形成率} \times 100\%$$

**6. 结果判定** 当突变率为自发突变率的 3 倍或 3 倍以上时，或至少在 3 个浓度范围内突变率随浓度递增而呈现剂量 - 效应时，判为阳性。

**7. 评价** 正向突变试验是用体外细胞培养方法进行的，与整体动物致癌性试验相比，具有以下优点。①相对一致的细胞，在规定的合适条件下培养，便于控制试验条件，不受动物体内营养、生理和免疫状态的影响，因而可以进行定量研究，试验重复性好。②能传代保存，便于进行形态学和超微结构观察以及细胞化学、生物化学分析。③实验周期短，转化率高，每个平皿可培养出现几个或几十个转化灶。④经济，每个培养皿可相当于一只动物。因此，该法目前用于常规药品的筛选。

**（五）果蝇伴性隐性致死试验**

**1. 原理** 果蝇伴性隐性致死试验（sex - linked recessive lethal test，SLRL）是利用隐性基因在伴性遗传中的交叉遗传特征而设计的。雄性果蝇 X 染色体的突变传给 F1 代雌性果蝇，F1 代雌性果蝇为杂合性，不能表达；F1 代雌性果蝇又传给 F2 代雄性果蝇，F2 代雄性果蝇为半合性，能表达出来。所以如果亲代雄性果蝇接触受试物后 X 染色体出现隐性致死突变，则 F1 代雌性果蝇中不表达，而 F2 代雄性果蝇中因有一半接受了已发生突变的 X 染色体，所以 F2 代雄性果蝇数目比雌性果蝇少了一半。果蝇是现代遗传毒理学上常用的实验昆虫，对化学物的代谢酶与哺乳动物相似，且世代周期短、繁殖率高、饲养简单；但蝇类的生殖腺和循环系统的结构与哺乳动物差异较大，所以其结果在外推到哺乳动物或人时要慎重。该法能检出各类点突变。

**2. 实验动物**　Okegon – K 雄性果蝇和 Muller – 5 雌性果蝇。

**3. 给药途径**　口服或其他接近临床用药的途径。

**4. 剂量**　至少 2 个剂量。最高剂量为最大耐受量或产生某些毒性指征的剂量，通常以 $1/2\ LD_{50}$ 为基准，低剂量为 $1/4\ LD_{50}$，无毒物最大给药量为 5%。

**5. 对照**　设阴性及阳性对照。

**6. 预试**

（1）毒性试验求出半数致死量。

（2）繁殖力试验观察受孕与不育情况。

（3）给药组和阴性对照组受试染色体总数 6000 以上，阳性对照组 300 以上，观察给予受试药的雄性果蝇与处女蝇的交配，每 2 ~ 3 天更换一批处女蝇，记录雌性子代的致死作用。

**7. 结果判定**　将数据列成表格，包括受试染色体数、给药的和无生育力的雄性数、F2 代培养群的数目、每一生殖细胞期检测的带有致死基因的染色体数，按下列公式求出致死突变率：

$$致死突变率\% = \frac{致死管数}{受试染色体数} \times 100\%$$

（1）致死突变率大于自然突变率的 2 倍，并有剂量 – 反应关系时记为阳性，或用适当统计方法确定。

（2）在 F2 代，一支培养管中，若雌、雄蝇合计有 20 只以上而未发现有雄蝇者为阳性；反之，有 2 只以上雄蝇者为阴性。

（3）在 F2 代，一支培养管中，若雌、雄蝇合计少于 20 只，或只有一只雄果蝇者为可疑，需观察 F3 代。

（4）仅存雌、雄蝇亲本而无子代者为不育。

**（六）啮齿类动物显性致死试验**

**1. 原理**　显性致死试验是观察哺乳动物生殖细胞染色体损伤的一种方法。生殖细胞在减数分裂期和受精期最易发生突变，突变后失去与异性生殖细胞结合的能力，或者结合后会出现发育异常的胚胎，以致造成总着床数减少或早期胚胎死亡及畸胎等现象。

**2. 动物**　性成熟小鼠。每组至少 15 只雄鼠，20 只以上孕鼠。

**3. 剂量**　一般采用 3 个剂量组，受试物的最高剂量应导致毒性症状或减低繁殖力。对于低毒物最大剂量一次可达 5g/kg，多次给药可达 1g/（kg·h）。

**4. 给药途径和方法**　尽可能与临床拟用途径相同。一般采用一天一次、连续 5 天雄鼠给药的方法。

**5. 交配方法**

（1）无论以何种方式给药，均在最后一次给药当天开始与雌鼠交配。

（2）每只雄鼠单独饲养，与 2 ~ 3 只未交配过的雌鼠同笼，5 天后取出雌鼠，间隔 1 ~ 2 天后，再放入第二批雌鼠，如此持续 6 ~ 8 周。

**6. 对照**　应设阳性和阴性（溶剂）对照。

**7. 观察与解剖**　雌雄同笼后，小鼠以阴栓（鼠于交配后，精液在阴道内凝固，如一白色栓塞堵在阴道中，即为阴栓。小鼠的阴栓比较牢固，可在阴道内存留 1 ~ 2 天；大鼠的阴栓不牢固，容易脱落。所以，检查大鼠阴栓时，除检查阴道外，还应在笼底寻找阴栓）的出现作为妊娠第 1 天，若未检出阴栓，则从同笼的第 3 天记为妊娠第 1 天。于妊娠第 14 天处死雌鼠，观察双角子宫内着床数、吸收胎、晚期死胎及活胎数。

**8. 结果观察** 以给药组雄鼠为单位，交配后 1~8 周分别统计下列指标：

平均受孕数（%）＝受孕母鼠总数/同笼母鼠总数×100%

平均着床数＝总着床数（早死、迟死、活胎数）/受孕母鼠总数

平均活胎数＝活胎总数/受孕母鼠总数

平均死胎数＝死胎总数/受孕母鼠总数

含死胎孕鼠数（%）＝含一个以上死胎（早死、迟死）的孕鼠数/受孕母鼠总数×100%

突变指数（M1）＝总死胎数/总着床数×100%

显性致死率（DL，%）＝（1－实验组的平均生存胎仔数/阴性对照妊娠鼠的平均生存胎仔数）×100%

**9. 结果判断** 根据上述结果综合评价，生存胎仔总数减少，死亡胎仔总数增加；胚胎总着床数（活胎、早期死亡胚胎和晚期死亡胚胎的总和）减少或未着床胚胎数增加。这些结果有统计学意义并有剂量－反应关系时记为阳性显性致死效应。

**10. 方法评价** 此法在动物体内进行，不需要特殊设备，容易观测，结果明确，能反映遗传损伤的直接后果，是一种较为实用的方法。检查各周交配的显性致死情况，有助于分析精子于哪一发育阶段受到遗传毒性作用。染毒后前 3 周交配的结果反映对精子和精细胞的作用；第 4~5 周交配的结果反映对精细胞的作用；第 6 周及以后交配的结果反映对精原细胞和干细胞的作用。该法的缺点是不够灵敏，只有在严重突变时才能引起胚胎死亡，而且只限于观察生殖细胞。

---

**活胎、早期死亡胚胎（包括吸收胚胎）、晚期死亡胚胎的鉴别方法**

（1）活胎 胚胎已完整成形，色鲜红，有自然运动，机械刺激后有运动反应。

（2）早期死亡胚胎 胚胎的大小、外形和色泽可因死亡时间的相对迟早及死后自溶时间的长短变化很大，一般胎盘较小或不明显，胚胎形体较小，外形不完整，各部位发育尚未完全，呈紫红色，无自然动作，早期死亡的胚胎逐步吸收，既看不到胎鼠外观，也分不清胚胎和胎盘，仅在子宫内膜上隆起如一小瘤，又称胎膜瘤；如已完全被吸收，则可称为吸收点，即为最早的早期死胎。

（3）晚期死亡胚胎 胚胎完整成形，并有明显胎盘，但色泽灰暗，无光泽，无自然运动，机械刺激后亦无运动反应。

---

**（七）程序外 DNA 合成（UDS）试验**

**1. 原理** 正常细胞在有丝分裂过程中，仅在 S 期进行 DNA 复制合成。当 DNA 受损后，DNA 的修复合成可发生在 S 期以外的时期，这种合成称为程序外 DNA 合成。

**2. 方法** 基本方法是测定 S 期以外 $^3H$－胸苷掺入胞核的量，这一掺入量可反映 DNA 损伤后修复合成的量。通常采用放射自显影法。

（1）细胞 一般使用人淋巴细胞或啮齿类动物肝细胞等未处于正在增殖的细胞，否则

需要人为地将细胞阻滞于 $G_1$ 期，使增殖同步化。

（2）受试药浓度　至少 3 种浓度，最高浓度仅对细胞或其他细胞产生轻微毒性或无毒性。

（3）细胞与药物接触及放射性核素标记　在有 $^3H$ – TOR（2～50Hci/ml）存在下，各种浓度药物与细胞接触 3～5 小时，亦可更长一些。

（4）代谢活化　大鼠肝原代细胞可省略活化系统，其他细胞系（株）应使用代谢活化。

（5）对照　空白或溶剂对照、阳性物对照。

（6）细胞处理　经低渗、固定、放射自显影处理和染色，显微镜下计数银粒数。

**3. 结果判定**　显影银粒数在受试物组与对照组之间有统计显著差异，并有浓度 – 效应关系时可判为阳性。

### （八）SOS 显色反应

该法是由法国巴斯德研究所 Quillardet 等人于 1982 年首先提出的一种遗传毒性检测方法，通过直接监测细胞 DNA 受损后的 SOS 修复反应来检测化合物的生物遗传毒性。DNA 分子在受到外因引起大范围损伤、其复制受到抑制的情况下，易发生错误的修复。这些在遗传毒物处理后大肠埃希菌中出现的一系列反应统称为 SOS 应答。

**1. 原理**　本试验系一种特异性的"$\beta$ – 半乳糖苷酶诱导试验"，一旦测试菌株 DNA 受损伤，即可使其产生 SOS 反应，组成该反应系统的 RecA 蛋白即转化为 RecA 蛋白水解酶。此酶可分解阻遏蛋白，使受阻遏的 sfiA 基因去阻遏，并启动 lacZ 基因翻译、转录、表达，其表达产物即为半乳糖苷酶。此酶可分解邻硝基苯 $\beta$ – D – 半乳糖苷（ONPG），产生黄色可溶性物质，根据其颜色的深浅对被诱导酶的数量进行定量测定，从而判断 DNA 是否受损伤及损伤的程度。

**2. 方法**

（1）菌株　大肠埃希菌 PQ37 或其他合适菌株。

（2）受试药剂量　一般设 5 种不同剂量。决定受试物最高剂量的标准是细菌毒性（抑菌或抑制细菌蛋白质合成）和溶解度。

（3）代谢活化　用经诱导剂处理获得的哺乳动物肝微粒体酶（$S_9$）进行体外代谢活化，在加 $S_9$ 混合物和不加 $S_9$ 混合物的平行条件下测定。

（4）对照组　用溶媒作为阴性对照，已知诱变剂作为阳性对照。

**3. 结果判定**

（1）诱变指数的求法

$$I(C) = R(C) / R(0)$$

式中 $I(C)$ 为受试物在 $C$ 浓度下的诱导指数；$R(C)$ 为受试物在 $C$ 浓度下的诱导比率；$R(0)$ 为不含受试物时的比率。

（2）受试物诱导指数的增加与剂量相关并有统计学意义，或至少在某一测试点呈现可重复的并有统计学意义的差异时记为阳性，具体计算公式如下：

$$R = \frac{\beta - 半乳糖苷酶单位}{碱性磷酸酶单位} = \frac{A_{420B} \times t_P}{A_{420P} \times t_B}$$

式中 R 为比率；$A_{420B}$ 为波长 420nm 处，$\beta$ – 半乳糖苷酶显色底物的光密度；$t_P$ 为碱性磷酸酶底物的显色时间；$A_{420P}$ 为波长 420nm 处，碱性磷酸酶显色底物的光密度；$t_B$ 为 $\beta$ – 半乳糖苷酶底物的显色时间。

# 第二节　药物生殖毒性及其试验方法

药物生殖毒性的研究主要包括 3 部分内容：一般生殖毒性试验（reproductive toxicity test）、致畸胎试验和围生期毒性试验，分别反映生殖过程不同阶段的毒性情况。一般生殖毒性试验目的是评价生殖系统接触药物后对生殖器官、受孕能力及子代有无不良影响；致畸胎试验目的是评价药物可能的胚胎毒性和致畸性；围生期毒性试验是评价药物对胎仔出生后生长发育的影响。

我国药品注册办法规定避孕药、性激素、性功能障碍治疗药、促精子生成药、致突变试验阳性或有毒性作用的新药，必须进行 3 部分内容的研究。除此之外只进行致畸性试验研究，生殖毒性试验应执行 GLP 规范。以下为生殖毒性研究的主要内容。

## 一、一般生殖毒性试验

一般生殖毒性试验研究药物对整个生殖过程的影响，包括对生殖腺功能、性周期、交配受孕率、生殖细胞（精子、卵细胞）的发生、卵细胞受精、着床胚胎形成、胚胎早期发育阶段的影响。在这一试验过程中，得到生殖情况的总貌，可评价胚胎、胎儿、产期和断乳时期对药物的易感性，也有推荐把断乳鼠不予处死而继续养至成熟以检查后期行为、生理发育和生殖能力等方面的作用。

实验中啮齿类和非啮齿类动物通常各至少一种，啮齿类动物（小鼠或大鼠）每组雄性和雌性动物均 20 只以上，给药途径原则上与临床拟用途经相同，通常设置 3 个剂量组，高剂量可产生轻度毒性反应。给药时间雄性交配前 60～80 天，雌性交配前 14 天连续给药，动物交配后继续给药至器官形成期，同时设阴性（溶剂）对照和阳性对照。试验期间，观察动物的一般状况、体重变化、受孕率、死胎数、活胎数、活胎重量、外观、内脏及骨骼的变化，必要时进行组织学检查，所有数据进行统计学处理，对结果进行综合分析做出适当评价。

## 二、致畸胎试验

对于先天畸形的认识已有几十年历史，但是对于药物致畸作用的警惕始于 20 世纪 60 年代欧洲发生的"反应停事件"。沙利度胺（反应停）是一种镇静催眠药，治疗剂量为 50～200mg/d，无明显的毒性和成瘾性，当时在欧洲广泛用于妊娠早期妇女，作为抑制妊娠反应的药物。但临床使用不久就发现具有明显的致畸作用，在孕妇末次月经后第 35～50 天期间口服沙利度胺 $100mg/(kg \cdot d)$ 即可引起胎儿严重的短肢畸形，用药后还见有流产、早产或死产等。据不完全统计，在德、英、日等国出生了上万名畸形胎儿，震惊了整个医学界，从而揭开了对药物致畸性研究的序幕，明确了某些药物可通过妊娠的母体干扰胚胎发育过程，导致胚胎发育异常或先天畸形。因此在评价药物的毒性时，检测其致畸作用已是一项重要的内容。

### （一）基本概念

药物作用于胚胎，可影响器官分化和发育，出现永久性结构或功能异常，导致胎儿畸形，药物的这种特性称为致畸性（teratogenicity）；能引起畸胎发生（teratogenesis）的药物称致畸物或致畸原（teratogen）；由此而产生的异常发育的胚胎或胎儿称为畸胎（terate）。药物作用于生殖细胞、胚胎或胎儿，引起细胞死亡、生物合成减少、分化程度改变、形态发育障碍，最终表现有如下几种。①胚胎死亡（intrauterine death）：包括受精卵在化学致畸

扫码"看一看"

原作用下可能未着床即死亡；也可能着床后胚胎发育到一定阶段而死亡成为死胎，或是早期死亡后被吸收，成为吸收胎（resorption fetuses）。②生长迟缓（growth retardation）：常见表现为胎儿体格（如体重、身长）发育落后和骨骼骨化迟缓。③畸形（malformation）：指结构异常，包括外观畸形、内脏畸形和骨骼畸形。④功能不全（functional defects）：包括神经系统、免疫系统和生物化学等方面的异常。功能不全在初生时较畸形更难以识别，因为有些功能缺陷往往要在生后数月或更长时间方能察觉，实验动物尤其如此。上述 4 种缺陷统称为胚胎毒性（embryo toxicity）或发育毒性（developmental toxicity）。胚胎毒性是与母体毒性是相对而言的，胚胎毒性是指药物在一定剂量下只对胚胎或胎儿有毒性作用，对母体却无显著毒性效应；而母体毒性是药物对妊娠动物的毒效应。然而母体毒性对胚胎发育的影响不容忽视，在试验中常见某些畸胎的出现与母体毒性有关。致畸作用与胚胎毒性不同，致畸作用是胚胎毒性的一种特殊类型，虽然严重畸形可导致出生前死亡，但在机制上可明显不同于其他作用导致的胚胎死亡，致畸性和胚胎毒性可独立存在。

### （二）化学物致畸作用的影响因素

发育中的胚胎对药物致畸敏感性受很多因素影响，具体介绍如下。

**1. 致畸物理化性质**　进入母体的药物或其代谢产物，如分子量小、极性小、没有电离、脂溶性高及没有与母体血浆蛋白结合，均容易透过胎盘屏障，即使药物在母体中的浓度尚不能引起母体中毒时，但由于易进入胚胎或胎儿本身敏感性较高，可以出现胚胎毒性。如果进入母体的药物剂量很大，且在血中有足够高的浓度时，即使是脂溶性较低或呈离子状态的物质也能到达胎儿血中。药物可迅速通过胎盘屏障而进入胎儿体内，甚至可达到比母体中更高的浓度。如氨苄西林在胎儿体内的浓度可达到母体血中浓度的 7 倍。通常认为这些药物与胚胎组织有较高的亲和力。

**2. 药物作用时机**　引起畸胎发生除与药物本身理化性质有关外，与机体接触致畸物时胚胎所处的发育阶段有密切关系。胚胎经由受精卵发育成完整成熟的胎儿要经历着床、组织分化、器官发生、组织发生和功能形成等阶段。一般在器官发生的早期对化学致畸物最为敏感，所以称这一时期为致畸的敏感期（critical period）。表 18 - 7 中列出了几种哺乳动物早期发育的时间。但在器官发生期里各器官形成时间不一致，因此不同器官敏感期也各不相同。在胚胎致畸敏感期内的不同日期投予 20mg/kg 环磷酰胺，可造成畸胎发生率的差异以及不同器官的畸形。一旦器官、系统形成，则不会引起肉眼可见的畸形。但在胚胎组织分化尚未结束，又处于功能成熟阶段时，接触致畸物仍可引起不明显的结构缺陷，且容易造成功能不全。

表 18 - 7　几种哺乳动物早期发育时间阶段

| 动物名称 | 胚泡形成（天） | 植入期（天） | 器官形成期（天） | 妊娠期（天） |
| --- | --- | --- | --- | --- |
| 小鼠 | 3 ~ 4 | 4 ~ 5 | 6 ~ 15 | 19 |
| 大鼠 | 3 ~ 4 | 5 ~ 6 | 6 ~ 15 | 22 |
| 豚鼠 | 4 ~ 5 | 5 ~ 6 | 12 ~ 25 | 65 |
| 兔 | 3 ~ 4 | 7 - 8 | 6 ~ 18 | 33 |
| 犬 | 11 ~ 12 | 13 ~ 14 | 14 ~ 30 | 60 |
| 羊 | 6 ~ 7 | 17 ~ 18 | 14 ~ 36 | 150 |
| 猴 | 5 ~ 7 | 9 ~ 11 | 20 ~ 45 | 164 |
| 人 | 5 ~ 8 | 8 ~ 13 | 21 ~ 58 | 267 |

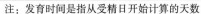

注：发育时间是指从受精日开始计算的天数

**3. 药物作用剂量** 各种致畸药物均有引发畸胎的阈剂量，高于此剂量且在一定范围内，畸胎发生率可与剂量成正比，这可能与胚胎受损伤的细胞数目有关。随着致畸原剂量增大，受损伤的细胞数增高，超过胚胎的修复能力可导致有关组织、器官、系统发育障碍。如果继续加大致畸原的剂量，有可能引起胚胎死亡而掩盖致畸作用。

药物致畸作用典型的剂量－效应曲线斜率很大，有时最小致畸效应和最大致畸效应的剂量只差一倍，如再增加剂量则导致胚胎死亡。从无作用剂量到胚胎死亡剂量的范围称为致畸带（teratogenic zone）。不同致畸物的致畸带宽窄不同。如放线菌 D 的致畸带很窄，而沙利度胺的致畸带很宽。致畸带宽的药物比致畸带窄的药物致畸危险性更大。剂量对致畸作用的敏感期也有影响，剂量加大通常可以使致畸的敏感期限延长。如某种药物在低剂量时，主要在母体妊娠的第 10 天引发某种缺陷，第 11 天给药仅有轻微的影响；当投予中等剂量时，除在妊娠第 10 天和第 11 天见到致畸效应增强外，还可使致畸敏感期扩大为第 9~12天；而在高剂量作用条件下，致畸敏感期则进一步扩大为第 8~14 天，同时胚胎死亡率及缺陷综合征的范围也随之扩大（图 18－3）。

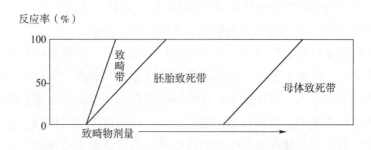

**图 18－3　致畸物剂量与反应关系**

**4. 种属差异和个体差异** 不同种属动物和同种属不同品系动物对某些致畸物的敏感性不同。如人和灵长类动物胚胎发育早期对沙利度胺极为敏感，可诱发短肢和面部畸形，但对兔和小鼠则要大剂量才能诱发轻度畸形，其余多数哺乳动物都不敏感；再如，可的松对小鼠容易诱发腭裂，这种作用在豚鼠较少出现，在大鼠为罕见，在高等动物则无。同一种属动物不同品系对同一致畸物反应差异也很大，如环磷酰胺对 Wibster 小鼠的致畸剂量为 20mg/kg，而对 DM/MM 小鼠则需 40mg/kg 剂量才致畸。人类对致畸物敏感性的个体差异亦可见，如孕妇使用链霉素或卡那霉素，只对很少数新生儿造成听神经损害。上述这些差异可能是药物在胚胎代谢不同所致，但在本质上也反映了遗传基因的差别。

**5. 其他因素** 除上述几种主要影响因素外，许多其他条件对致畸作用也发生影响。如染毒途径不同时，相同药物表现的致畸率也有明显差异，有人报告大鼠受孕的第 7~14 天经口给 EDTA 可产生较强的母体毒性，70% 的胎鼠出现畸形；而同样剂量皮下注射时，对母体毒性增强，却未见明显的胎鼠畸形。此外，母体年龄不同对致畸物敏感性不同，未成年或高龄孕鼠都可发生较高的畸形率。母体的营养状况对畸形发生也会有影响，如饥饿可使小鼠胎仔畸形，母体维生素 A、维生素 C 及 B 族维生素缺乏时表现出对致畸物敏感性增强。温度对致畸作用的影响也不容忽视，豚鼠暴露在 39~40℃ 的室外高温下，可引起胎仔的无脑畸形。另外，药物的联合作用及病原体感染也会影响机体对致畸作用的敏感性，如患风疹时可以出现畸胎。

### （三）致畸作用机制

对于致畸作用机制的研究虽然较多，但尚未完全明确，目前认为主要从以下几个方面加以考虑。

**1. 突变引起胚胎发育异常**　胚胎发育过程基因起控制作用，而药物可使基因正常的控制过程发生转向，严重时胚胎发育可完全停止而死亡。如果损伤不太严重可导致胚胎代谢障碍、生长迟滞、达不到正常发育水平或伴有肉眼可见的结构异常，有时也可导致功能异常。突变还可以影响核酸的合成，或影响核酸功能致使遗传信息发生错乱，最终使胚胎畸形发育。有人评价化学物致突变性与致畸性的关系中发现，在 86 种曾进行致畸试验和体内细胞遗传学试验的化学物中，二者符合率为 62%；60 种经 Ames 试验的化学物，其与致畸试验的符合率为 76%。由此表明，致突变作用与致畸作用之间有较密切的关系。

药物作用于生殖细胞所引起的畸形具有遗传性，可遗传给后代；而作用于体细胞所引起的畸形不具有遗传性，不能遗传给后代。目前采用的致畸试验方法，动物接触受试物时胚胎已经进入器官发生期，此时化学物只作用于体细胞而未作用于生殖细胞，所以引起的畸形不能遗传给后代。

**2. 药物引起胚胎增殖速度减慢或细胞死亡**　电镜观察和细胞计数证实，细胞生理性死亡是胚胎发生的一种普遍现象，也最易受致畸物的干扰引起畸形。致畸物可增强或减弱细胞的生理死亡过程，造成靶器官缺失、发育不良或生长过度。如给孕鼠过量的维生素 A，鼠胚心肌膜细胞的死亡数远超过正常，并发生心脏畸形。皮质类固醇可以抑制细胞增殖的速度，导致小鼠胚胎的腭穹生长迟缓，左右两侧腭穹的接合延缓而形成腭裂；灰黄霉素可通过干扰细胞的有丝分裂来改变细胞增殖速度，动物接触后可使受累细胞死亡或诱发组织器官畸形。

有些致畸物对细胞生长分化重要的酶类有抑制作用。在胚胎发育过程中需要有许多专一性的酶，如核糖核苷酸还原酶、二氢叶酸还原酶等，这些酶受到药物抑制或破坏就会影响胚胎发育的正常过程。另外，胚胎组织细胞增殖的速度极快，在短时间内需消耗大量能量，在代谢过程中的某一环节，如三羧酸循环发生紊乱就会使生物合成所需的能量供给障碍，导致出现畸形。还有一些药物具有代谢拮抗物的性质，可与生物合成的前体物发生竞争性抑制，从而影响胚胎正常发育并出现生长迟缓及畸形。

**3. 药物引起细胞间通讯抑制**　间隙连接（gap junction）是细胞间的一种连接方式，不仅可连接细胞，还能为传递细胞间的化学信息提供通道，因而对细胞的生命活动有很大影响。其主要功能是调节和控制细胞生长和分化、协调代谢和电兴奋传导等。近年来通过检测 V79 中国地鼠细胞代谢协调的损害以确定致畸物阻断连接通讯的能力，已发现某些未知遗传毒性的致畸物如苯巴比妥、乙醇、氯丙嗪等能抑制间隙连接的通讯作用，提示连接通讯的抑制与致畸作用间具有一定的相关性。

**4. 药物引起胚胎代谢障碍**　胎儿期缺乏肝微粒体酶，以及在胚胎早期药物的代谢途径不经过肝微粒体酶等致使某些药物在胚胎或胎儿体内的生物转化过程与成人不同。药物从胚胎消除的速度较母体要缓慢，有些药物还可蓄积在胚胎体内。这些原因都可造成胚胎对某些药物具有特殊的反应性和敏感性，甚至出现畸形。

**5. 药物引起胚胎组织发育过程不协调**　胚胎中正常结构的形成，依赖于细胞和组织的增殖、分化和生长速度上的高度协调。某些细胞或组织的生长发育过程障碍可造成各种细胞和组织之间的时间及空间关系上的紊乱，从而导致特定的组织、器官和系统的发育异常，如无眼或小眼畸形是由于眼杯向覆盖在上面的外胚层生长延滞，使晶状体诱导不能发生（无眼）或延迟（小眼）。

总之，致畸物对胚胎的影响是多方面的，随着胚胎发育生物学、生物化学知识的发展和胚胎毒性研究方法的改进与完善，对致畸作用机制的认识会逐渐明确。

### （四）致畸胎试验方法

致畸胎试验又称致畸敏感期毒性试验，动物首选 Wistar 或 SD 大鼠，也可用小鼠或家兔，每组动物大、小孕鼠 15 只以上，孕兔 8 只以上，选择高、中、低 3 个剂量，限度剂量为 1g/kg。高剂量应有母体毒性反应，低剂量应为无母体和胚胎毒性反应剂量，一般为临床拟用剂量，给药途径原则上与临床用药途径相同，不宜采用腹腔注射。在胚胎器官形成期连续给药，大小鼠孕后 6～15 天，家兔 6～18 天，同时设溶剂对照和阳性对照，孕第 20 天处死动物，记录孕鼠重、黄体数、死胎数（着床数、吸收胎、早期死胎、晚期死胎）、活胎数、活胎重、性别、外观异常等，然后对胎仔进行内脏和骨骼畸形检查。所有数据经统计处理后判定药物的胚胎毒性和致畸潜力。

**1. 畸形和胚胎毒性**　一般通过致畸试验来评定药物是否为致畸原，试验中可能会观察到明显畸形、吸收胎或胎仔的毒性作用，对这些结果应认真考虑再加以评价。

胎仔畸形可能是外观畸形、内部结构畸形或功能异常，但并不是所有畸形都有同样的意义。如多肋、少肋或胸骨骨化异常可能不会引起胎仔外观畸形，对动物影响不大，甚至不影响胎仔存活。这些情况应被认为是个体发育的变异（deviation）。还有一些畸形其意义并不明确，如卷尾、直腿、垂腕、翻趾、伸舌、心房或心室扩大、肾盂发育异常及半透明皮肤等。一般认为这是较小异常（minor anomalies），而有些畸形对存活、生长、发育、繁殖和寿命会有严重影响，如脊柱裂、脑积水等，称为严重畸形（major malformation）。但实际上有时各种类型的畸形不能截然区分或是共存的。

吸收胎是胎儿死亡的明显标志，如试验组动物的吸收胎明显高于对照组动物，应该考虑改变试验设计以区别胚胎毒性和致畸性，在重新设计时可降低剂量或缩短给药时间来减小毒性作用。

另外，对胎仔毒性观察最应注意的是胎仔体重的下降，体重下降较大的胎仔往往不能存活。当对一种药物的致畸性存疑时，胎仔毒性资料可提供有用的参考。

**2. 可能引起评价错误的原因分析**　当实验动物表现自发畸形率高或对致畸作用有抵抗力时评价要谨慎，试验中应设阴性对照组和阳性对照组，根据各组试验结果的比较进行评价。

动物饲养条件欠佳、管理不当或在动物处理时操作不正规等都可引起受试动物的畸形率增加。

有些药物由于固有的理化性质，如气味等影响母体食欲及饲料消耗量，继而引起母体体重下降，可间接影响胎仔发育。

试验中剂量选择不当也可影响结果评定，如剂量过大可导致过多的吸收胎，很少出现或不出现畸形；剂量过小又可能观察不到任何畸形。

试验中如果由于试验者操作和检查草率也有可能忽略一些畸形，特别是在出现较小异常的情况下。

**3. 结果分析**　因每只母鼠是一个试验单位，所以当比较试验组和对照组结果时，最好不以胎仔个数而以胎仔窝数作为试验单位。换句话说，统计分析中使用的参数应是具有畸形胎仔、吸收胎或死胎的窝数。通常选择母体畸胎出现率为指标，但如果每一窝有缺陷的胎仔平均数增加，也可选择畸胎出现率为观察指标。

如试验结果表明畸形发生率有剂量－效应关系，通常可得出在该试验条件下该物具有致畸作用这一结论。当试验结果不能给予明确结论时，注意分析对照组资料、胎仔或母体其他参数资料，有时可提供一些有用依据。

### 三、围生期毒性试验

动物通常选用小鼠、大鼠或家兔，每组孕鼠 15～20 只，孕兔 8～12 只。给药剂量和途径与一般生殖毒性试验相同。给药时间，大鼠、小鼠为妊娠第 15 天开始至分娩后 28 天（大鼠）和 21 天（小鼠），家兔为妊娠第 22 天开始至分娩后 31 天。同时设定溶剂对照，阳性对照。试验观察动物一般状况，记录胎仔数，一般发育状况和外观畸形，对 $F_1$ 代幼仔配对饲养，继续观察其存活、生长发育、行为、生殖功能及其他异常症状，必要时应测定运动和学习能力。结合组织病理学检查，做出综合评价。

## 第三节 药物致癌作用及其试验方法

致癌物的分类方法较多，根据不同的观点和用途，有不同的分类方法。主要按作用机制分为 3 类：遗传毒性致癌物、非遗传毒性致癌物和暂未确定遗传毒性致癌物。药物致癌机制目前还有许多尚未彻底阐明，关于致癌机制有两个较为重要的学说：体细胞突变学说和非突变学说。但不论致癌机制是否涉及突变，致癌物作用于细胞时必须具有活性。一般将致癌药物分为直接致癌物、前致癌物、终致癌物和近似致癌物。

致癌是一种后果严重的毒性效应，因此致癌性评定是一项极其重要、慎重而又复杂的工作。如果进行动物致癌试验，只有长期的终生试验才被公认为可得到确切证据，说明对动物有无致癌性。长期动物试验费时、费力并耗费大量经费，在进行长期动物试验前，先进行致突变试验。据此可对受试物的致癌性进行初步推测。

### 一、短期致癌物筛检试验

短期致癌物筛检试验，是通过致突变试验进行致癌物筛检，主要用于对致癌物筛检的致突变试验有：细菌回复突变试验、哺乳动物细胞正向突变试验、果蝇伴性隐性致死试验、小鼠特异基因座试验、染色体畸变试验、微核试验、姐妹染色单体互换（SCE）试验、显性致死试验、小鼠可遗传易位试验、细菌 DNA 修复试验、程序外 DNA 合成试验、精子畸形试验。此外，还可通过转化试验来快速筛检药物致癌的作用，如细胞转化试验。

### 二、动物长期致癌试验

哺乳动物长期致癌试验又称哺乳动物终生试验，是目前公认的确证动物致癌物的经典方法，较为可靠。本试验可用来确定受试物对实验动物的致癌性、致癌活性强度（剂量－反应关系）、诱发肿瘤的靶器官、是否兼具引发和促长两种活性等。

#### （一）试验材料

**1. 动物** 一般选大鼠、小鼠、金黄地鼠等啮齿类动物。少数情况下采用犬、猴等。雌雄各半。

**2. 受试物** 若受试物是膏剂，一般用小鼠或兔，先剃去背颈部毛，隔天一次涂抹皮肤，观察结果；若受试物为固体粉末，则采用喂饲法（经饲料或饮用水）和灌胃两种方法；若受试物是液体，则采用皮下或肌内注射。

### （二）试验方法

**1. 剂量选择和分组** 致癌动物试验一般设 2~3 个试验组。高剂量组原则上要尽可能采用较高剂量，以便缩短出现肿瘤的潜伏期，消除动物易感性的个体差异，在较短时间内出现阳性结果。但剂量亦不能过大，以免出现慢性毒性作用或使动物寿命缩短，以致大部分动物在肿瘤潜伏期内死亡，影响试验结果。一般可考虑采用试验动物的最大耐受量作为最高剂量组。最高剂量组确定后，可再设 2~3 个剂量组，分别为最高剂量组的 1/2 及 1/4 或 1/3 和 1/9。

每组动物雌雄至少各 50 只，希望在出现第一个肿瘤时，每组动物数目在 25 只以上，在确定动物数目时，应考虑到最终进行统计学处理时，要有足够的数目，即试验组动物主要肿瘤发生率与对照组动物自发肿瘤发生率之间要有足够的统计学显著差异。动物数越多，对照组自发肿瘤率越低，则试验结果愈容易出现显著差别。

**2. 试验期限** 试验持续时间一般为 2 年（大鼠）或一年半（小鼠），也有主张终生试验。大致可从动物断奶开始，不迟于出生后 7~9 周，因为动物越年幼对受试物越敏感；而老年动物对诱发肿瘤的反应性较低；还可保证有较长的试验观察期，使致癌性较弱、潜伏期较长的致癌物有充分发挥其致癌作用的机会。

**3. 试验观察** 对实验动物要仔细观察并做好记录，每天至少观察一次。主要观察动物的外表、活动、摄食是否正常，定期称重。要及时发现问题，注意有无肿瘤出现，肿瘤出现的时间、部位、数目、性质、大小及死亡时间。疑为白血病时要做血液检查。试验过程中无论何种原因死亡的动物都要进行病理剖检，以确定肿瘤的性质和靶器官。

### （三）结果分析与评价

试验结束，要进行统计分析，一般观察以下指标。①肿瘤发生率：指一组实验动物中发生肿瘤的动物数与该组有效动物数之比。有效动物数指最早出现肿瘤时该组存活动物数。因内脏肿瘤早期不易发觉，通常将肿瘤引起该动物死亡的时间定为发生时间。肿瘤发生率必须和对照组的自发肿瘤率相比，具有统计学显著性差异才有意义。②潜伏期：指从动物接触受试物开始到出现第一个肿瘤的天数。根据以上两个指标，可进一步计算致癌指数，公式如下：

$$致癌指数 = \frac{肿瘤发生率（\%）}{平均潜伏期（天）} \times 100\%$$

这个参数的意义是肿瘤发生率越高、潜伏期越短，则该化学物的致癌力越强。利用致癌指数可对各种致癌力进行比较。

试验采用两种动物，其中一种动物试验为阳性时，即可认为该受试药具有致癌性。从动物试验结果推论对人体致癌性应极为慎重。目前已知的动物致癌物有上千种，而已证实对人类有致癌性的仅 20 余种。

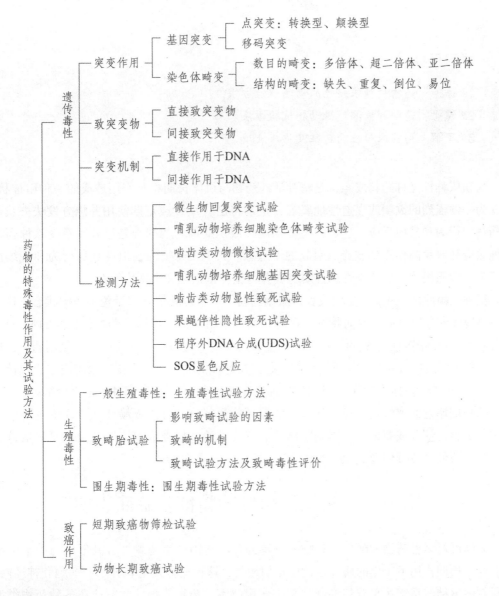

重点小结

药物的特殊毒性作用及其试验方法
├─ 遗传毒性
│　　├─ 突变作用
│　　│　　├─ 基因突变 ── 点突变：转换型、颠换型
│　　│　　│　　　　　　　 移码突变
│　　│　　└─ 染色体畸变 ── 数目的畸变：多倍体、超二倍体、亚二倍体
│　　│　　　　　　　　　　　结构的畸变：缺失、重复、倒位、易位
│　　├─ 致突变物 ── 直接致突变物
│　　│　　　　　　　间接致突变物
│　　├─ 突变机制 ── 直接作用于DNA
│　　│　　　　　　　间接作用于DNA
│　　└─ 检测方法
│　　　　　├─ 微生物回复突变试验
│　　　　　├─ 哺乳动物培养细胞染色体畸变试验
│　　　　　├─ 啮齿类动物微核试验
│　　　　　├─ 哺乳动物培养细胞基因突变试验
│　　　　　├─ 啮齿类动物显性致死试验
│　　　　　├─ 果蝇伴性隐性致死试验
│　　　　　├─ 程序外DNA合成(UDS)试验
│　　　　　└─ SOS显色反应
├─ 生殖毒性
│　　├─ 一般生殖毒性：生殖毒性试验方法
│　　├─ 致畸胎试验
│　　│　　├─ 影响致畸试验的因素
│　　│　　├─ 致畸的机制
│　　│　　└─ 致畸试验方法及致畸毒性评价
│　　└─ 围生期毒性：围生期毒性试验方法
└─ 致癌作用
　　├─ 短期致癌物筛检试验
　　└─ 动物长期致癌试验

思考题

1. 基因突变和染色体畸变分别有哪些主要的类型？
2. 化学物主要通过哪些方式直接作用于 DNA 而引起突变？
3. 何谓微核？微核试验对判断受试物的致突变性具有哪些优缺点？
4. 试述检测哺乳动物生殖细胞染色体损伤常用的方法及其评价。
5. 试述药物致畸敏感期毒性试验的评价原则。
6. 试述药物致畸作用的机制以及药物致畸敏感性的影响因素。

扫码"练一练"

（季　晖　吴云霞　刘　铮）

# 第十九章　药物依赖性及其试验方法

## 学习目标

1. **掌握**　药物精神依赖性的动物试验方法。
2. **熟悉**　药物身体依赖性动物试验方法。
3. **了解**　药物依赖性的特征及临床表现。

药物依赖性又称药物成瘾，是精神活性药物与机体长期相互作用造成的一种精神状态，表现为一种强烈的欲望或强迫性地要求（迫不得已）继续或定期使用并想方设法去获得该种药物的行为和其他反应。这种强迫要求继续或定期用药的基础是患者要感受该种药物的精神效应和避免因得不到该药而引起的不适感。其主要特征为强迫性觅药行为和持续性用药行为，按照机体产生依赖性的性质主要分为精神依赖性和生理依赖性。

精神依赖性是一种要求定期或长期服用药物，以求得欣快感或避免不适的状态，这是精神药物慢性中毒现象最重要的特征。在有些病例中精神作用可以是药物依赖性的唯一特征，对所依赖药物的渴望是强烈的。生理依赖性是身体的一种自适应状态，指反复用药后，机体调整内稳态而出现一种新的病理性平衡状态，在这种情况下，当药物的服用被中止或药物的作用由于一个特定的拮抗药而被抵消时，即出现剧烈的机体失调，产生戒断综合征。

药物依赖性的评价包括身体和精神依赖评价两部分。身体依赖性试验评价主要包括自然戒断试验、催促戒断试验离体制备试验和替代试验；精神依赖评价试验主要包括自身给药试验、条件性位置偏爱试验。

## 第一节　药物依赖性的特征及临床表现

人体可对多种药物如阿片、吗啡、可待因和海洛因产生依赖性，其形成与中枢神经系统在药物长期作用下产生的病理性适应密切相关，这种适应发生在分子、细胞和神经网络，包括对中枢神经系统从兴奋到抑制的整个作用范围。药物依赖性的特征在各种药物类型之间表现出明显的差异，本节主要以吗啡类型依赖性的临床表现为例介绍药物依赖性的特征。

吗啡类型的依赖性主要特征有耐受性、精神依赖性和身体依赖性。该反应从第一次应用吗啡时就开始产生，连续应用2~3周后，依赖性就一直存在。吗啡的精神和生理依赖性出现早且强而有力，在剂量增加的同时，精神和身体的依赖性也随之加剧，为了保持体内平衡，就需要不断应用吗啡或吗啡同类物。作用强烈的吗啡类似物，引起依赖性和交叉耐受性方面存在差异。给吗啡成瘾的患者服用吗啡拮抗药时，能促使出现仅持续数小时的快速而强烈的戒断综合征。

戒断综合征在最后一次服药后约6小时开始出现，并在24~48小时内达到高峰，后遗症持续时间可维持5~6周，最严重的症状常可在停药后的10天消退。吗啡戒断症状和体征包括：焦虑不安、全身疼痛、失眠、呵欠、流泪、流涕、瞳孔放大、毛发竖立、面热潮红、恶心、呕吐、腹泻、脱水、食欲缺乏、体重减轻以及体温、呼吸频率、心脏收缩压均上升。药物效应出现的时间、高峰强度和体征及症状持续的时间均随所用药物的不同而有一定差异。

# 第二节　药物身体依赖性动物试验方法

药物身体依赖性特别是阿片类的药物身体依赖性是以对实验动物连续给药形成耐受，然后停药而出现的动物生理和行为变化紊乱为指征来判断的。因此，选择实验动物的种属非常重要，不同的实验动物对于不同的药物敏感性有相当大的差异性。目前国际上评价阿片类药物身体依赖性的通用试验方法主要有 3 种。

## 一、自然戒断试验

自然戒断试验（spontaneous or natural withdrawal test）是一种慢性试验，对实验动物（大鼠、小鼠）进行一段时间的持续给药，开始逐渐增加剂量，增至一定剂量后停止递增，剂量稳定一段时间，然后突然中断给药，观察所出现的戒断症状。

**1. 小鼠自然戒断试验**　采用体重变化作为小鼠身体依赖性潜力的评价指标，主要方法是通过药物掺食法或饮水法进行。

小鼠，体重 20～22g，雌雄不限，试验分为药物组、阳性对照组和阴性对照组。药物组是将试验药物掺入小鼠饲料中或溶于饮用水中，连续给药 7 天，第 8 天开始戒断，换为不掺药物的饲料或饮水；阳性对照组给予吗啡；阴性对照组给予正常饲料和水。换料前一天测量小鼠体重，换料后每隔 4 小时测量一次体重，以戒断前的体重为基数，计算戒断后各时间点小鼠体重下降的百分率，分别统计戒断药物组与对照组小鼠体重变化的差异程度。

**2. 大鼠自然戒断试验**　采用体重变化作为大鼠身体依赖性潜力的评价指标，主要包括皮下注射法和药掺食法。

（1）皮下注射法　大鼠，体重 200～220g，雌雄不限，试验分为阳性对照组、药物组和阴性对照组。阳性对照组皮下注射吗啡，每天 3 次，连续 4 周。第 1 周、第 2 周的给药剂量为5mg/kg、10mg/kg，各 4 天，15mg/kg、20 mg/kg 各 3 天；第 3、4 周剂量分别为 30mg/kg、40mg/kg。在停药前一天测量体重，停药后每天 3 次，连续 4 天测量体重。以同样操作步骤处理药物组和阴性对照组，求出各组大鼠体重变化百分率的平均值，将药物组的结果与对照组进行 t 检验，以评价药物是否存在身体依赖性。

（2）药掺食法　大鼠，体重 200～220g，雌雄不限，试验分为阳性对照组、药物组和阴性对照组。将受试药掺入料粉中，每天称量消耗的料粉并更换一次料粉。用掺药的料粉喂养大鼠 7 天使其形成依赖模型，第 8 天换为不加受试药、吗啡或可待因的料粉喂养，使大鼠产生自然戒断，阳性对照组继续喂已加吗啡或可待因的料粉，阴性对照组给予正常饲料及饮用水。在戒断的 3 天内每隔 4 小时称量一次大鼠体重。求出各组大鼠的平均体重变化百分率，进行组间 t 检验，以评价药物是否存在身体依赖性。

## 二、催促戒断试验

催促戒断试验（precipitation or withdrawal test）是在较短时间里以较大剂量、多次递增方式对动物给药，然后给以阿片类拮抗剂，催促其产生戒断反应，若出现吗啡样戒断症状，说明其与吗啡属同类型药物。

**1. 小鼠催促戒断试验**　小鼠体重 20～22g，雌雄不限，试验分为阳性对照组、药物组和阴性对照组。采用剂量递增方法形成吗啡依赖模型，分为 2 天、3 天、4 天、7 天模型。以 7 天模型为例，皮下注射吗啡，每天给药 3 次，第 1 天 5mg/kg，以后每天增加 1 倍，至第 6 天达 160mg/kg，第 7 天注射 1 次，仍用 160mg/kg，给药后 3 小时，腹腔注射阿片受体拮抗剂，常用纳洛酮 1～2mg/kg，然后立即观察 10～15 分钟内小鼠出现的跳跃反应及 2 小时内的体重变化。求出各组小鼠的跳级反应数和跳跃反应百分率的平均值及体重下降百分率平均值，将药物组结果与对照组进行 $t$ 检验，以判断药物的身体依赖性潜力。

**2. 大鼠催促戒断试验** 大鼠 200～220g，雌雄不限，试验分为阳性对照组、药物组和阴性对照组。以剂量递增方法形成吗啡依赖模型，常用 1 周或 2 周试验模型。以 2 周模型为例，皮下注射吗啡，每天 3 次，剂量为 5mg/kg、10 mg/kg 各 4 天，15mg/kg、20mg/kg 各 3 天，第 15 天早 8:00 末次给吗啡后 40 分钟皮下注射阿片受体拮抗剂进行催促，常用纳洛酮 4mg/kg，然后立即观察记录 1 小时内大鼠的戒断症状如流泪、流涎、腹泻、吱牙、高度激惹、异常姿势等，并于 30 分钟、60 分钟测量大鼠体重，然后按戒断症状观察表评分，求出各组大鼠戒断症状分值和体重下降百分率的平均值，将药物组的结果与对照组进行 $t$ 检验，以评估药物的身体依赖性潜力。

### 三、替代试验

替代试验（substitution test）是研究药物对阿片类药物戒断症状的抑制能力，进而评价药物与阿片类药物身体依赖特征和强度的类似性。

**1. 小鼠替代试验** 与自然戒断试验相同，建立吗啡等标准药物的依赖性试验模型。戒断后以不同剂量的药物对戒断小鼠给药，测定该药抑制戒断反应的能力。用皮下埋藏吗啡小药片建立小鼠吗啡依赖模型，取出吗啡小片剂后分别给吗啡、$L$－美沙酮、盐酸哌替啶、左啡诺、氢吗啡酮等镇痛剂，可观察到小鼠的戒断跳跃反应受到显著抑制；可待因、氯丙嗪抑制跳跃反应的能力较低，美沙酮、右吗啡烷等药物没有抑制跳跃反应的作用。通过比较抑制戒断反应的能力，提供药物的身体依赖性与吗啡类似程度的试验依据。

**2. 大鼠替代试验** 建立吗啡依赖性大鼠试验模型，戒断后采用受试药物代替吗啡进行给药，通过多项戒断症状标准观察受试药物对戒断症状的抑制程度。

## 第三节　药物精神依赖性的动物试验方法

药物精神依赖性是导致药物滥用的最主要因素，具有精神依赖性的药物能明显改变用药者的情感与体验，产生一种轻松欣快的感觉，促使用药者周期性或连续地出现感觉欣快效应的用药欲望。精神依赖性的心理学基础为奖赏效应和强化效应。奖赏是一种大脑认为固有的、正性的刺激；强化是一种可促使相关行为重复发生的刺激。

对于具有中枢活性的药物，评价其精神依赖性潜力，制定相应的管理方法，保证临床用药安全是十分重要的。相对于身体依赖性评价，精神依赖性评价的试验难度较大。随着行为药理学的发展，根据条件反射的基本原理，建立了多种评价药物精神依赖性的动物试验方法，主要包括自身给药试验和条件性位置偏爱试验。

### 一、自身给药试验

根据行为分析原理设计的自身给药试验是一种操作性条件反射试验，其基本原理是具有依赖性的药物具有强化效应，可以作为强化剂使动物形成稳定的操作性条件反射性行为。大鼠自身给药试验的装置包括自身给药实验箱和自动控制系统。

**1. 封闭式自身给药实验箱**　由隔音箱和位于其内的特制饲养笼两部分构成。隔音箱由铝合金或不锈钢材制成的，内空间长 50cm、宽 30cm、高 40cm、壁厚 5cm，用隔音材料制作。箱顶部有照明灯，后壁上部有红绿色信号灯，后壁中间离底部 15cm 处有踏板，踏板外侧有食物强化装置，侧壁有恒定通风换气装置。特制饲养笼约长 30cm、宽 25cm~30cm，笼顶部有转轴与静脉保护管相连。

**2. 自动控制系统**　自身给药试验均由计算机自动控制，主机运行主控程序，控制试验进行定时观察，通过监控器和自身给药试验的强化程序遥控摄像机，将信号经视频线路返回控制室，对试验过程实现 24 小时连续监控记录。

**3. 自身给药试验过程**　通过手术在大鼠的静脉内插入一根硅胶管，这根管穿过皮下通到头顶，再通过套管把硅胶管固定在鼠的颅骨上，套管的另一端连接药瓶。将手术后的大鼠放进封闭式自身给药试验箱中，大鼠一旦踏动踏板，开关打开，绿灯亮时，就会有药物被自动注射入大鼠的体内。此时大鼠会把本身无强化作用的灯光踏板与获得药物刺激联系起来。当动物成瘾之后再把药物（毒品）换成生理盐水，动物想得到药物就会反复踩踏板，电脑会自动记录动物成瘾的时间和动物踩踏板的次数等参数，或者注射药品的同时给大鼠注射多巴胺阻断剂，一段时间后停止给药，观察动物的行为。踏板后的药物注射不仅影响大鼠是否踏板，还影响大鼠踏板的频率和模式等，动物的自身给药行为与药物滥用者追求用药的行为有良好的相关性，可用来预测药物对人的精神依赖性潜能。系统还可加入音频刺激、灯光刺激和电流刺激，以验证负性刺激能够再次激发成瘾者对毒品的心理渴求。

## 二、条件性位置偏爱试验

条件性位置偏爱试验是一种非操作式行为药理学试验方法，其基本原理是将有奖赏效应的药物作为一个非条件性刺激，将大鼠或小鼠注射药物后放在一个特定的环境中，反复多次给药，让药物与环境之间形成联系后，在不给药的情况下大鼠或小鼠仍然在该环境中停留较长时间。大鼠或小鼠条件性位置偏爱试验的装置包括条件性位置偏爱箱、隔音箱和视频监控分析系统。

**1. 条件性位置偏爱箱及隔音箱**　小鼠条件性位置偏爱箱大小为 60cm × 30cm × 30cm（长 × 宽 × 高），包括四壁和底面，中间以 30cm × 30cm 的有机玻璃作挡板隔开，分为均等的两个半箱和一个 5cm 宽的中箱，挡板可以提起，使两边相通，此时实验小鼠可在两个半箱中自由活动；其中一侧箱体为白色，四壁底面为圆孔型光滑底面；另一侧箱体为黑色，四壁底面为条纹性粗糙底面，底面可以抽出与放进便于清洗，底面下方放置一黑色有机玻璃，用于承接小鼠在试验过程中的粪便。箱体上方安装有照明装置和视频设备连接电脑。隔音箱为不锈钢材制，四周覆盖隔音海绵，将条件性位置偏爱箱放置其中可以减少外界环境对实验动物的干扰。

**2. 视频监控分析系统**　可以直接观察大鼠或小鼠在条件性位置偏爱箱中的活动轨迹，试验结束后可以离线分析相关数据资料。

**3. 条件性位置偏爱试验过程**　以小鼠为例，实验分为 3 个阶段。

（1）预测试阶段（3天）　将条件性位置偏爱箱中间的隔板打开，把小鼠逐只放于箱体中间箱。让小鼠自由活动 30 分钟，记录小鼠在 30 分钟的活动视频，用行为学分析实验小鼠在白箱中停留的时间。小鼠偏爱黑箱，因此将小鼠的天然厌恶侧即白箱作为非偏爱侧即伴药箱。第 1 天为适应阶段不需要记录结果，第 2 天、第 3 天记录每只小鼠在白箱中的停留时间，取第 2 天、第 3 天的白箱停留时间的平均值作为小鼠在白箱（伴药箱）停留时间的基础值，同时剔除对箱体某一侧没有明显偏爱的小鼠，以排除非条件性位置偏爱对试验结果的影响。

（2）训练阶段（5 天）　将筛选出的小鼠随机分为吗啡组和对照组两组，用隔板封闭条件性位置偏爱箱，实验小鼠每天训练两次，按 6mg/kg 的剂量，每天上午 8:30 吗啡组小鼠颈部皮下注射盐酸吗啡后放于白箱，对照组小鼠颈部皮下注射生理盐水后放于黑箱；间隔 8 小时后即下午 4:30，吗啡组小鼠颈部皮下注射生理盐水后放于黑箱，对照组小鼠颈部皮下注射生理盐水后放于白箱。每次训练时间为 40 分钟，共训练 5 天。

（3）测试阶段（10 天）　训练结束后第 2 天进行条件性位置偏爱检测（最后一次给药后 24 小时）。测试时将隔板打开，使小鼠可以自由穿梭于黑白两箱中，用视频设备观察 30 分钟在小鼠的活动情况，录像完毕后用行为学分析系统进行分析，记录小鼠在白箱中的停留时间。以小鼠测试阶段在白箱中的停留时间减去预实验中白箱停留时间的基础值作为每只小鼠的条件性位置偏爱评分，以此反映药物的奖赏效应。

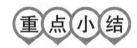

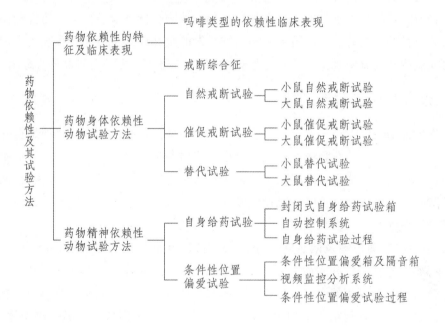

**思考题**

1. 试述常见药物身体依赖性动物试验方法。
2. 试述常见药物精神依赖性动物试验方法。

（蔡　飞）

# 第二十章 药物毒性病理学检查

> **学习目标**
>
> 1. **掌握** 药物毒性病理学的概念和研究内容；药物毒性病理学的基本病变过程和主要类型。
> 2. **熟悉** 药物毒性病理学检查的基本操作规程；显微镜下检查基本病变的类型及形态学差异；电镜下细胞损伤的基本形态变化；药物毒性损伤的作用机制。
> 3. **了解** 药物毒性病理学检查的目的、意义和特点。

药物毒性病理学检查是研究药物引起的毒性反应发生、发展规律的学科，是药物毒理学与病理学、细胞生物学、组织学等形态学（morphology）学科相结合而形成的一门交叉学科。其利用形态学的观察方法研究不同剂量的药物对受试动物在器官、组织、细胞和分子水平造成损伤的病理部位、性质及程度、发生过程和转化规律，并以此为依据，推断药物在一定剂量下对人体主要器官的损害、最低毒性作用剂量以及有无蓄积损害和损害恢复时间等，为新药的申报提供必要的指导，也为今后合理用药和认识意外情况下过量用药造成的损害提供参考资料。药物安全性评价中的长期毒性试验、局部毒性试验及致癌试验等毒性病理学检查是药物毒理学研究的主要内容。

## 第一节 概 述

### 一、药物毒性病理学检查的目的和意义

在新药的研制和开发过程中，药物毒性病理学研究是药物安全性评价最重要的研究内容之一。其目的是从形态学的角度揭示药物在不同模型、不同剂量、不同用药时间等条件下引起的器官、组织、细胞及亚细胞形态结构的变化和差异，阐明外界因素引起形态变化的剂量－效应关系，确定损伤的靶器官和靶部位形态变化的性质、特点和程度及其变化过程和转归，分析其致损机制，为药物安全性评价提供形态学依据和结论。综合分析这些变化的特点和规律，可较为全面地认识和评价药物的价值和开发前景。

毒性病理学在药物安全评价中占有重要的地位。如药物的单次给药毒性试验、重复给药毒性试验、致畸试验、致癌试验都离不开毒性病理学的检查和诊断。我国药监部门规定了药物研究上报材料中的药物毒性病理学检查项目和具体内容。药物毒性病理检查的意义在于解答了药物造成病理性损伤的部位、程度、性质和预后等基本问题，为药物的安全性评价提供重要的形态学依据。可以说，毒性病理学是绝大多数药物安全性评价的主要检查内容之一，也是临床前安全性评价工作中最基本的环节。此外，药物毒性病理检查指标也是毒理学诸多检查指标中较为敏感的指标之一。在毒理学研究中将功能、代谢和免疫等检验项目与形态学检验密切结合，可以使各项检验结果相互补充和验证。

## 二、药物毒性病理学检查的特点

病理学检查在技术和评价上都有其自身特点，需多学科的知识相互结合、综合分析。它直观明确，是以肉眼、光镜为基础，依赖视觉的判断，经重复、深入地观察，通过描述视觉图像所见，将损害的特征直接呈现出来。既注重整体也强调局部，如全身检查、脏器系数比较、系统和脏器检查、组织和细胞检查等。综合局部检查与全身所见症状，描述疾病发生发展的规律，病理学检查是现有最合适的方法。将实际观察到的变化与未变时的情况相比较，能推断出现的病变。如药物的毒性作用损害了某一系统或器官，在相应的标本上能客观地反映该器官或系统的结构状态及病理变化。从病理学的专业角度看，它说明的问题全面而具体，既让人们了解到局部改变可影响全身功能，又认识到全身状态也会造成某局部的重要改变。因此，病理学检查是药物安全性中能全面细致地反映机体结构和状态的重要检查。

药物毒性的病理学检查，特别是药物安全性评价中的病理学检查，也存在一些局限性。例如，形态改变可以客观再现，但是人对改变的观察和描述却是主观的，而且损伤的早期变化往往难以确认。因此，个别情况下会出现同一张切片因观察者的不同而得出不同的诊断。又如，有的药物对人体的毒性作用不能在动物体内表现出来，某些药物在人体内起的变态反应（青霉素、氯霉素等过敏）和精神症状等很难在实验动物身上进行复制。这限制了某些药物动物损伤结果的推论外延。药物安全性评价中的全面组织病理学检查要求活杀动物，这使得药物安全性评价难以在形态学上进行自身对照。确定药物对动物的病理损伤就要增加相同条件下的受试动物数量，以减少个体敏感性不同造成的形态学差异。另外，视觉图像指标缺乏客观的定性（定量）资料，结果判别需借鉴前人的经验、不断总结加以提高，但生化检测等却可依靠仪器分析得到数值。这都是药物安全性评价中病理的专业特点和自身的局限性。必须将药物作用于动物体后的整体表现、生化、功能、代谢和形态学观察的结果进行综合考察，才能全面、客观、准确地评价药物的毒性。

# 第二节　药物毒性病理学检查方法

药物安全性评价的毒性病理学检查与临床病理学检查有很大的不同。临床病理的外科活检和尸检多是孤立、单发的；一张或几张切片可明确疾病的诊断，不同的个体不同切片说明各自的病损特征，相互间无必然的相关性。安全性评价的药物毒性病理检查则是通过严密的设计，观察药物引发一组动物的某些组织、脏器发生的形态改变。也就是说，药物安全性评价的病理学检查是用药物在动物身上引发可能的损伤，并明确组织、脏器等有何病理改变。这要求毒性病理学检查的工作者在熟练掌握病理学检查相关的各环节规范化操作规程、标准化诊断术语及诊断标准的基础上，对进行试验的药物和动物有足够的了解。

对于进行安全性评价的受试药物，要清楚其化学结构类型。如果有相近结构的药物，应争取获得该药物的药理学和毒性病理学资料，为受试药物的研究提供参考，以使受试药物的试验结果能与结构相近药物的药理、毒理试验互为说明、补充和（或）印证。对于实验动物，应尽量选择对受试物的生物转化过程与人体相近、对受试物敏感且已有大量历史对照数据的实验动物，同时要注意种属、品系的差别。如反映中枢神经系统损伤最好采用猴、犬等，反映消化系统损伤多选用犬、猪等，反映免疫反应和变态反应宜选用豚鼠和家兔，反映一般内脏、淋巴造血和内分泌系统损伤多选用犬、大鼠或小鼠，皮肤刺激性试验多选用兔。此外，选择的实验动物还必须符合毒性试验技术指导原则中有关年龄、性别、体重和数目等要求。

## 一、病理检查的层次

常规新药的毒性病理学检查主要在实验动物的整体、器官、组织、细胞和分子水平开展。通常以肉眼观察大体解剖结构的改变，借助光学显微镜观察组织和细胞层面的改变，必要时利用电子显微镜观察亚细胞结构的改变。这3种检查提供了3个层次的病理学检查结果，它们各自独立，又紧密关联。只有前一个层次的检查结果才能指导下一个层次的取材，否则，检查结果在观察的部位和说明的问题上有很大的局限性。但电子显微镜检查对取材要求十分严格，难以做到先获得光镜观察结果之后再行电镜取材。

## 二、实验动物解剖和一般检查操作规程

**1. 尸检记录**　常规尸检记录内容包括：试验内容、死亡时间、送检时间、送检要求；动物种类、原编号、性别、体重、组别、体表检查和死亡情况、解剖所见、脏器重量、送检单位和送检者、解剖者和解剖日期。

批量动物尸检记录内容包括：动物种类和试验内容、活体及解剖时间、试验方法、试验分组、原编号与病理编号、动物性别和体重、解剖所见、脏器重量、送检单位和送检者、解剖者和解剖日期。

**2. 动物处死**　基本要求是使动物迅速死亡，避免组织中某些成分改变。常用的处死方法和适合的实验动物有以下几种。①二氧化碳吸收致死法：适用于小鼠。②急性失血法：可用于大鼠、豚鼠、犬和猴。③麻醉后失血法：适用多种动物，尤其在动物较大不便处理时采用，如犬、猪、猴等。④其他：如兔常用空气栓塞法等。处死动物前，要认真核对动物的分组、笼号、动物自身编号、性别等，做到准确无误。

**3. 动物尸体的外表检查**　全身体表检查是病理检查的第一步，检查内容包括：全身一般情况，如发育情况、有无明显消瘦或肥胖、有无脱水或水肿等，皮肤是否粗糙，有无破损、出血、皮疹、溃疡和脱毛等；全身及局部的体色有无改变；眼、耳、鼻、口有无出血或分泌物；外阴和肛门有无异常；雌性动物还应检查乳腺有无包块，并留取乳腺标本。

**4. 病理解剖前的准备及消毒**　常规要求准备好必要的解剖设备和与待解剖动物相适应的解剖器械。动物解剖室要求采光良好，空气流通，有自来水冲洗，便于消毒。解剖器械可用来苏水和苯扎溴铵（1:1000）加热消毒，后者加入0.5%亚硝钠防锈。尸检后用苯扎溴铵或0.2%~0.5%过氧乙酸溶液清洗，对细菌、病毒和芽孢均有杀灭作用。有臭味时可用高锰酸钾饱和溶液清洗，再用草酸液洗去紫色后清水冲洗；也可用5%水合氯醛浸泡5~10分钟。

**5. 解剖过程**

（1）将动物仰卧位置于解剖台，确认动物组别、编号后进行剖检。

（2）解剖顺序多为先腹腔后胸腔，再到脑、脊髓、外周神经、骨髓、体腔外特殊部位、注射部位、皮肤和肌肉等。解剖可逐步系统地进行，脏器摘除顺序一般是颈部、胸腔、腹腔、盆腔，而后是颅腔。解剖时应注意以下几点：试验中期濒死或死亡动物应立

即进行剖检，以避免组织自溶，并按相关 SOP 规定留取标本并固定。解剖要在规范的基础上以最大范围暴露脏器为宜。解剖过程要尽量减轻解剖器械对器官和组织的钳夹、牵拉和压迫等各种机械损伤。根据动物生前的症状判断哪种主要的系统受到损伤，解剖时仔细查证。

**6. 脏器检查**　动物解剖过程中进行肉眼检查是整个病理检查中重要的一步，许多病变在肉眼检查可以发现。脏器肉眼检查应与动物解剖过程同时进行，一般观察脏器位置、大小、色泽、质地和有无粘连等。注意是否有积液，若有则注意观察其颜色并测量体积。脏器检查可先进行对照组剖检，再剖检试验组。试验组动物也可按大、中、小剂量组进行剖检，以免可疑发生变化的器官被遗漏。脏器的切面观察要包含脏器内的完整结构，因此切面要尽可能大。

**7. 体重和脏器及脏器系数**　动物长期毒性试验开始后应间隔适当时间测量动物体重。动物体重增长减慢或体重减轻可以反映毒性损害的程度。在进行实验动物剖检的同时，要将部分器官称重，目的是计算脏器系数，即脏器的重量占体重的百分比。分析和比较脏器系数能反映组间差异，进而判断这种差异的统计学意义和生物学意义，为最终的病理诊断提供参考。毒性试验必须称重并计算脏器系数的器官包括：脑、心、肝、肾、肾上腺、胸腺、脾、睾丸、附睾、卵巢、子宫、甲状腺和甲状旁腺。

## 三、取材

可根据药物的类别选取不同的器官和组织。应规范留样和修切病理组织标本的方法，注意留样修切的位置、块数、大小等细节。重复给药毒性试验中需进行组织病理学检查的组织或器官包括：肾上腺、主动脉、骨（股骨）、骨髓（胸骨）、脑（至少 3 个水平）、盲肠、结肠、子宫和子宫颈、十二指肠、附睾、食管、眼、胆囊（如有）、哈氏腺（如有）、心、回肠、空肠、肾、肝、肺（附主支气管）、淋巴结（一个与给药途径相关，另一个在较远距离）、乳腺、鼻甲、卵巢和输卵管、胰腺、垂体、前列腺、直肠、唾液腺、坐骨神经、精囊（如有）、骨骼肌、皮肤、脊髓（3 个部位：颈椎、中段胸椎、腰椎）、脾、胃、睾丸、胸腺（或胸腺区域）、甲状腺（甲状旁腺）、气管、膀胱、阴道以及所有异常组织。

取材时应注意如下几方面。①按照毒性试验技术指导原则的要求选取试验组和对照组相同的组织标本，除非有充分理由，一般不变动取材的部位和数量。②怀疑毒性作用的靶器官要多取材。主要脏器和可疑损伤部位必须留有补做的标本。普通脏器取材也应考虑留取足够两次制备的标本，保证在发生意外时有足够的标本补充检测。一般小鼠的脏器可全部保留，大鼠则大部分保留。③取材的部位应一致。肉眼检查可疑的损伤应补充取材。病变部位取材时应连带足够的正常组织，即取病变组织与正常交界处部位，以利于观察对比。④取材要保留全部被膜和组织。标本块较大时可分为两块取材，试验动物大小不同留取标本的大小亦不同。⑤中空的管状器官如胃、肠等，小动物应取完整的横切面，大动物以横切为最大取材面。⑥取材应剔除剖检时机械损伤的部位。

## 四、固定

固定是将选取的标本放入特殊的保存液体中，让液体渗入组织内使其结构得到完好保存的过程。一般大鼠、小鼠标本选择 400ml 固定容器，犬、猴、猪、兔等标本选择 800ml

以上固定容器。容器中必须有充足的固定液，一般为标本体积的 10 倍以上。根据不同的目的可选用单纯的或不同成分混合的固定液。常用的固定液有甲醛、乙醇等。长期毒性试验等常规使用 10% ～ 13% 中性福尔马林固定液，临时急用可以使用 10% 福尔马林液。固定液的选择要符合后期的切片染色要求或组织化学要求，以期达到组织结构保存完好、染色优良以及符合特殊需求等目的。

光镜观察标本的常用固定液有以下几种。①甲醛：4% 甲醛水溶液内置大理石或加入少量碳酸钙以降低酸性，以底层有部分沉淀为宜。②福尔马林：10% 中性福尔马林对组织收缩较小，固定的组织可以长期保存，对脂肪、神经组织、脂酶及银染色均有利。③乙醇：乙醇固定后的组织内的糖原和神经细胞内的尼氏体显示较好。由于浸透较慢，可用 10 份甲醛加 90 份 95% 乙醇配成甲醛乙醇溶液，浸透和染色均较好。④Zenker 固定液：升汞 5g，重铬酸钾 2.5g，加蒸馏水 100ml 为原液，使用前配入 5ml 冰醋酸，用于骨髓造血组织的固定。若配入 5% 的福尔马林则为 Helly 固定液，可增强细胞核内的染色效果。⑤Bouins 固定液：饱和苦味酸水溶液 70 份，福尔马林 25 份，冰醋酸 5 份，多用于皮肤病变组织的固定，结缔组织的三色染色效果较好。⑥Carroy 固定液：无水乙醇 6 份，氯仿（三氯甲烷）3 份，冰醋酸 1 份，可用于糖原染色标本固定。

剖检的器官称重后切取合适的部位及时放入固定液中；留取的脏器组织样本要充分；大体检查有病变的器官应切取病变和正常组织交界部位；未见变化的器官应切取的组织应包括脏器的重要结构或全层；固定的组织标本除小鼠脏器和大动物的小器官外，不要过大过厚，一般切取标本长、宽和厚度为 2cm × 1.5cm × 0.5cm；光镜标本的最大面积多为 1 ～ 2cm，厚度约 0.5cm，过厚的可修切以使固定液能渗透到标本的深处；以乙醇固定为主的标本块要更薄一些，因乙醇的穿透力较弱。常规 10% ～ 13% 中性福尔马林固定时间以 1 周以上为宜；特殊固定应视固定液穿透情况而定；固定剂应避免阳光直接照射。标本固定后须修切成块；制作清单，内容包括取材种类、块数、制片要求等。将修切后的标本送制片室制备光镜或电镜观察的组织切片。

## 五、病理学观察方法

病理学属于形态科学，尽管近年来随着学科的发展其研究手段已远远超越了传统的经典的形态观察，采用了许多新方法、新技术，使研究工作进一步深化，然而形态学方法（包括改进的形态学方法）仍是最基本的研究方法。但是，组织病理学评价是病理工作者对组织切片形态学观察的主观描述，应注意其局限性。此外，病理工作者应掌握并使用国际统一、规范的各种实验动物病变术语和诊断标准，包括诊断性和描述性术语、组合术语、分级系统、严重程度评分、非分级性改变、修饰语、阈值及同义词等内容。兹将常用的方法简述如下。

### （一）大体检查

主要运用肉眼或辅以放大镜、量尺、各种衡器等辅助工具，对检材及其病变性状（大小、形状、色状、色泽、重量、表面及切面状态、病灶特征及坚度等）进行细致的观察和检测。这种方法简便易行，有经验的病理工作者往往能借大体观察确定毒性作用的性质。试验过程中动物出现自发病变或濒于死亡要进行病理学解剖检查，一方面排除自发疾病死亡对试验结果的干扰，另一方面可以早期作出自然疾病的诊断，防止传染性疾病在动物中蔓延（表 20 - 1）。

表 20 - 1　大鼠和比格犬的疾病自发病变发生率（%）

| 器官病理改变 | 大鼠 | 比格犬 |
| --- | --- | --- |
| 心脏白细胞炎性灶 | 7 | 2 |
| 肺白细胞炎性灶 | 52 | 56 |
| 细支气管炎 | 8 | 2 |
| 肺炎 | 20 | 18 |
| 颌下淋巴结增生 | 40 | 26 |
| 肉芽肿 | 7 | 6 |
| 线虫病 | 8 | 3 |
| 肝白细胞炎性灶 | 80 | 80 |
| 肉芽肿 | 4 | 2 |
| 脾毛细血管扩张 | 14 | 7 |
| 肾白细胞炎性灶 | 12 | 7 |
| 小管增生 | 32 | 4 |
| 钙化 | 10 | 6 |
| 间质性肾炎 | 6 | 6 |
| 睾丸萎缩 | 2 | 5 |
| 子宫肿胀 | 14 | 11 |
| 垂体囊肿 | 3 | 3 |
| 前列腺炎性灶 | 14 | 12 |
| 血管动脉炎 | 2 | 2 |
| 主动脉钙化 | 2 | 3 |

### （二）显微镜检查

显微镜检查是大体检查的继续和深入，是进行病理学诊断的必要手段。只有经过显微镜检查才能明确损伤的性质、程度和类型，才能对药物损伤后恢复给予确认。对于大多数的药物毒性检查，只有经过了显微镜检查才能说是完整的检查。以下以光学显微镜所见为例介绍几种基本病变。

**1. 变性（degeneration）**　是指机体由于物质代谢障碍，常在一些细胞内或间质中发生形态结构的改变，出现各种异常物质，或使原有的某些物质过度堆积。这些物质可以是蛋白质、脂质、糖类或矿物质等，反映不同物质的代谢障碍。一般而言，致病因素消除后变性的细胞可恢复正常。但严重的变性往往不能恢复，可发展为坏死。

水样变性（hydropic change）又称空泡变性，指细胞的胞质或胞核中出现空泡，细胞变大。电镜下见内质网发生水泡状扩张，线粒体肿胀。一般认为这是线粒体功能受损，能量产生不足，细胞膜上钠泵功能障碍，不能维持细胞内外 $Na^+ - K^+$ 平衡，导致胞质内 $Na^+$、水分增多之故。多为感染、缺氧、中毒等所致，如氯仿或四氯化碳中毒时，可见肝细胞水样变性。

**2. 浑浊肿胀（cloudy swelling）**　简称浊肿，是一种最常见、最轻的细胞变性。此种变性器官轻度肿大，包膜紧张，质地变软，切面凸出肿胀并呈浑浊状态，色暗而无光泽，镜下见病变细胞的胞质呈细颗粒状，故又称颗粒变性。这些颗粒是由蛋白质代谢障碍所形成的蛋白性颗粒。其机制与水样变性相类似，亦为三羧酸循环受损，离子泵和蛋白质代谢受阻。浊肿见于多种不同的疾病，如高热、白喉、败血症、伤寒、中毒、烧伤、缺氧、恶病质等。浑浊肿胀常发生于线粒体丰富、代谢活跃的细胞，如心、肝、肾等实质细胞，使受累器官功能降低。如磷和砷化物中毒可致线粒体肿胀、内质网扩张、核蛋白体丢失（电镜下所见）等。

**3. 脂肪变性（fatty change）**　是指实质细胞胞浆内出现脂滴或脂滴量超过正常范围，或原来不含脂滴的细胞，胞质内出现脂滴（脂肪颗粒）。脂肪可以是细胞外源性的，也可以是细胞内源性的结构脂肪。常规制片时，由于脂滴溶于乙醇、二甲苯等，光镜下只能见到脂肪空泡。用特殊制片方法和特殊染色（如油红 O 染色、苏丹Ⅲ染色）能显示脂肪。其诱因是营养障碍、感染、中毒、缺氧等，多发于肝细胞、心肌细胞和肾小管上皮细胞等。如食物中缺乏蛋氨酸或胆碱、四氯化碳和磷中毒可致肝脏细胞脂肪，升汞中毒则可致肾小管脂肪变。

**4. 包涵体（inclusion）**　是指颗粒性或固体物质在细胞核或胞质内聚集成密度较高的团块状物。在光学显微镜下可见反应积聚物小体，是致密的不溶性蛋白和 RNA 的凝聚体。广义的包涵体包括色素沉着、透明小滴（hyaline droplets）和其他物质（如病毒等）。

**5. 坏死（necrosis）**　是指组织或细胞严重的变性往往不能恢复而发展为死亡。由于机体生命活动仍继续进行，此时机体对坏死组织或细胞将产生一系列抗损害反应，引起坏死细胞的质膜溶解、结构自溶并引起急性炎症反应，导致发热、白细胞增多、局部炎症反应等。坏死组织内物质代谢过程已完全停止，所以坏死是一种不可逆性变化。据坏死的形态特征，可将其分为两大类。

（1）液化性坏死（liquefactive necrosis）　以组织细胞的酶性溶解过程为主，坏死组织分解液化而呈液状，不遗留细胞痕迹。脑组织和胰腺组织的坏死或化脓性炎症属于此种坏死。

（2）凝固性坏死（coagulative necrosis）　坏死组织由于失水变干、蛋白质变性而凝固变成灰白或黄白色、质地较硬的凝固体。组织学上坏死组织周围可形成一暗红色的轮廓，与健康组织分界，并能保持较长一段时间。其形成机制可能是溶酶体酶在某种程度上也受到损伤的缘故。

坏死发生时，首先有生物化学的变化，如氧化磷酸化抑制、蛋白质合成降低、离子泵功能减退，但这些变化是非特异性的。近年研究指出，胞质内钙离子水平的急速增高是细胞坏亡前奏。早期的超微结构改变有线粒体钙颗粒消失、细胞膜泡形成、染色质凝聚，然后出现光镜下可见的改变，以核变化为特征：核溶解（karyolysis）、核固缩（paryknosis）、核碎裂（karyorrhexis）；同时胞质嗜酸染色增强，最后坏死细胞裂成碎片被酶消化或被巨噬细胞吞噬而消失。

**6. 萎缩（atrophy）**　是指已发育正常的实质细胞、组织或器官体积缩小。表现为受累组织器官细胞体积缩小、数目减少。大多数情况下萎缩是机体对有害因素的适应性改变，老年动物也有这种改变。萎缩的机制目前还不明了，可能主要涉及蛋白合成和降解失衡，蛋白降解增加起关键作用。萎缩一般是可复性变化。

**7. 增生（proliferation）**　与萎缩相反，增生是指实质细胞数目增多而造成组织、器官体积增大，是多种原因引起细胞有丝分裂增强的结果。增生时细胞体积也可以增大（hypertrophy，肥大）。根据作用因素不同，可有两种或多种细胞器增生，如滑面内质网（SER）、粗面内质网（RER）、线粒体（M）、过氧化酶体（P）、染色体（chromosome）等。这种增生要用电镜才能观察到。一般而言，增生的细胞代谢、功能均增强。根据增生的性质，可以将其划分为两大类。

（1）生理性增生　因适应生理需要而发生，其程度未超过正常限度。此种增生与机体或组织、器官的功能相适应。人体一部分组织发生损害后，其余部分的代偿性增生即属此种增生。如一侧肾切除后另一侧代偿性增生、肥大。部分肝切除后，余下的肝组织通过细胞增生来修复损伤，使之在结构与功能上恢复原状（再生）。

（2）病理性增生　是指在致病因素作用下发生的组织或器官增生。最常见的原因是激素或生长因子过多，如雌激素过多引起子宫内膜腺体及乳腺增生，创伤愈合过程中肉芽组织机化形成瘢痕等。主要有以下几种类型。

1）化生（metaplasia）　指一种分化成熟的组织细胞转化为另一种性质相似的分化成熟组织细胞的过程。本质上是一种适应性增生，只是化生组织与原组织的结构、功能不相适应。通常发生在同源性细胞之间（上皮细胞之间或间叶细胞之间）并受基因调控。如维生素 A 缺乏时，呼吸道黏膜的柱状上皮可化生为鳞状上皮，化生的鳞状上皮易发生恶变。

2）异型增生（dysplasia）　又称非典型增生，是局部组织细胞在再生过程中过度增生和丧失正常的分化。形态学上表现为细胞异形性和腺体组织结构紊乱，但未达到恶性肿瘤的程度。肠化和非肠化黏膜均可发生异型增生。持续存在的异型增生较易发生恶变，也可认为异型增生是一种癌前状态，如肝变异细胞灶。

3）肿瘤性增生（neoplasia）　在致瘤因素作用下，局部组织细胞在基因水平上失去对其增殖的正常调控，导致克隆性异常增生形成的新生物，即肿瘤。此种增生与整个机体不相协调，不受机体控制地旺盛生长。其形态、代谢和功能都发生异常（表 20 - 2、表 20 - 3）。现在认为，致癌因素作用于细胞的遗传物质（主要为 DNA），引起基因突变及异常表达。根据肿瘤的形态学和生物学行为，可将其分为良性和恶性两大类。

表 20 - 2　肿瘤性增生与非肿瘤性增生的鉴别

| 鉴别要点 | 肿瘤性增生 | 非肿瘤性增生 |
|---|---|---|
| 与机体的协调性 | 不协调 | 协调一致 |
| 增生性 | 增生无止境 | 增生细胞数量虽多，但有限度 |
| 分压性 | 永生化、异型性 | 分化好，形态代谢功能正常 |
| 与病因的关系 | 病因去除，继续增生 | 病因去除，一般停止 |

表 20 - 3　肿瘤性增生的特征

| 结构异常 | 生化异常 | 生物行为异常 |
|---|---|---|
| 多形性 | 异常分泌 | 有丝分裂增多 |
| 细胞异常 | 异常酶 | 失去细胞接触抑制 |
| 嗜碱性增强 | 异常抗原 | 压迫邻近组织 |
| 组织结构紊乱 | 异常蓄积 | 浸润或转移 |

**8. 炎症和修复**　具有血管系统的活体组织对损伤因子产生的主动防御性反应称为炎症（inflammation）。血管反应是炎症过程的中心环节，其基本病理变化通常概括为：局部组织变质、渗出和增生；损害因子使部分组织或细胞遭到破坏；部分组织血管扩张、局部血量增多；血浆和白细胞从血管渗出以稀释、杀伤、局限和清除损害因子。化学因子所致炎症是非化脓性的，其炎症过程与生物因子所致炎症类似。炎症造成的损害主要是细胞损伤释

放的炎症介质（5－羟色胺、组胺、激肽系统、前列腺素系统等）引起血管扩张，液体和细胞渗出，白细胞游走至炎症局部，释放溶酶体酶，发生组织细胞变性和坏死。

在致炎因子、组织崩解产物或某些理化因子的刺激下，炎症局部细胞的再生和增殖称为增生，具有限制炎症的扩散和弥漫，使受损组织得以再生修复的作用。炎症损伤由再生或纤维化修复。修复过程通过损伤局部周围未受损伤的组织细胞的分裂增殖完成，修复可以只是结构的恢复，也可以是结构和功能均恢复，这取决于损害因子的性质、损伤的程度、范围和受损组织的特点。

损害因子作用于机体组织，引起的病理变化多种多样；不同因子可以引起同一变化，同一因子也可以引起不同病变。如 $CCL_4$ 和 TNT 都可引起肝细胞脂脂肪变性。此外，$CCL_4$ 还可致肝细胞浑浊肿胀、透明样变性和点状或片状坏死；坏死后还可发生细胞增生、结构重建等。黄曲霉素中毒不但能引起肝细胞变性、坏死，还能诱发肝脏恶性肿瘤。因此，对一个化合物要全面了解，研究其毒性作用的各个方面，力求揭开毒性作用的本质。

### （三）光学显微镜检查的注意事项

将固定的组织标本进行必要的处理，经梯度脱水、包埋，制成组织切片并染色封片后，用光学显微镜观察待检组织有无病理改变及改变的性质、程度、范围、与药物毒性的量－效关系、损害的可复性等，为最后的结论提供观察数据。组织标本光镜下观察的原则是抓住重点、兼顾一般。首先根据药物的药理作用及急性毒性症状表现，观察重点器官和组织，然后按系统或习惯逐步进行观察。如发现明显的组织病变，应有序地进行观察。药物对器官和组织造成损伤及其反应，如炎症、坏死、增生、萎缩、代谢物沉积和营养不良等，需要经过一定时间的才能表现出形态改变。因此，对单次给药毒性试验引起的动物死亡，一般只做解剖后的肉眼观察，不一定行组织病理学检查。

### （四）电子显微镜下细胞损伤的基本形态变化

电子显微镜是通过发射高能电子束来呈现样品表面特征和内部构造。由于高速电子的波长比可见光的波长短，电子显微镜的分辨率（约 0.1nm）远高于光学显微镜的分辨率（约 200nm），可用于观察样品的精细结构。使用电子显微镜观察对组织进行超微评价，是组织病理学（细胞学）评价在更高倍数条件下的直接延续，其解析能力远超过光学显微镜。

**1. 细胞形态**　药物可通过直接作用于细胞膜或改变细胞离子含量造成细胞损伤。常见的改变是细胞水肿，表现为细胞体积增大、细胞器变形，细胞内的蛋白质也会随水分的增加而崩解。细胞表面的特化结构（如纤毛和微绒毛等）发生脱离，膜下的微丝和微管解聚。损伤持续或加剧时，线粒体、内质网及高尔基复合体等囊性结构体积增大，线粒嵴内可充满细小的沉着物，内质网可发生破裂。最后胞质内及细胞器内均出现蛋白质沉积，这时光镜下的改变多为浑浊肿胀和颗粒变性。

**2. 线粒体**　损伤初期表现为体积稍增大、基质变薄、电子密度降低、嵴数量减少和变短、排列紊乱。随后线粒体基质内逐渐出现电子透明区，使基质呈斑点状，有时较大斑点呈空泡状；嵴大部分消失。损伤严重时，线粒体可呈现为一个大的空泡。线粒体也可表现出数量增多（增生）和基质电子密度无明显改变的线粒体肥大。线粒体还可出现糖原沉积、脂质沉积以及髓样结构的包含物。

**3. 内质网**　内质网扩张和囊泡样变是常见的病理改变，出现扩张或囊泡样变的粗面内质常伴有核蛋白颗粒的脱落，这是细胞水样变性的基本特点。

**4. 溶酶体** 是单层界膜围成的椭圆形小体，电子密度不一，形态各异。初级溶酶体内含水解物，次级溶酶体根据其水解成分的不同分为异溶酶体和自溶酶体。有些药物能破坏溶酶体膜的稳定性，导致其破裂进而损伤组织细胞。

# 第三节 药物致靶器官损伤的基本病变和作用机制

药物进入血循环分布全身后，其毒性作用可造成全身多系统、多器官的损害，但个别器官或组织损伤相对更为严重。这些受损的靶器官可呈多种形态改变，几乎包括病理学的全部基本病变过程和病变的主要类型。

## 一、受损器官的基本病变

**1. 细胞损伤** 全身各种组织细胞，特别是具有高分子和特殊功能的实质细胞，如肝细胞、肾小管上皮细胞、神经细胞和心肌细胞以及生命周期短、代谢快的细胞等，中毒后最易出现病变，轻则变性，重则坏死。

**2. 血液循环障碍** 有的药物毒性往往直接或间接损伤毛细血管、小动脉和静脉的内皮细胞、基底膜或平滑肌细胞等，从而导致局部微循环或全身血液循环障碍。常见的病变有充血、出血、水肿、血栓形成和弥漫性血管内凝血。

**3. 炎症** 可原发于毒性作用对器官组织的直接损害，也可继发于中毒后坏死组织的感染。某些药物即使微量也可以引起组织细胞的强烈炎症反应，如变态反应。

**4. 纤维化和硬化** 常见于肝、肾、肺及脑等器官的慢性中毒或严重的急性中毒之后。在变性坏死或炎症病变的基础上，实质细胞因药物毒性作用大量破坏消失，逐步被间质纤维成分所代替。

**5. 肿瘤** 目前已知对人和动物有致癌性的化学物有 1100 种以上，其中与人类癌症有因果关系的化合物约有 88 类（种）。

## 二、毒性作用损伤的发病机制

**1. 直接损伤** 主要是一些具有强烈刺激性和腐蚀性的物质（包括药物）造成的损伤。这些物质与细胞或组织局部接触后可发生化学反应，引起细胞功能障碍或结构破坏，导致组织细胞的严重变性、坏死和炎症反应。

**2. 缺氧型损伤** 主要是毒性作用于细胞线粒体，抑制其氧化酶系统，细胞缺氧出现氧化磷酸化减弱、ATP 和糖原耗竭。

**3. 自由基型损伤** 近年研究发现，药物损伤也可造成细胞内形成自由基。自由基是指化合物中共价键发生断裂而形成的具有不成对电子的原子或化学基团。自由基具有很高的能量，化学性质活跃，具有强氧化性，易与细胞中脂质、蛋白质、酶和核酸发生反应。

**4. 酶系统损伤** 药物毒性和酶的相互作用比较复杂，可分为直接作用和间接作用，作用类型分为抑制和激活。药物作用于不同酶系统可以影响细胞内物质的代谢，也可影响生命活动，如有机磷抑制乙酰胆碱酯酶。

# 第四节 药物毒性病理学检查注意事项

药物毒性病理学检查须注意的问题如下。

1. 生化及其他检查发现有的指标异常而组织病理学却未发现相应损伤，说明采取病理标本的时机很重要，应在实验动物症状明显或生化指标改变显著时解剖动物并取材。有时加大给药剂量会出现较明显的毒性损伤。一般应在大剂量给药组动物的靶器官和主要代谢器官中观察到相应的形态学改变。

2. 选用大小两种实验动物进行药物毒性试验，如果某脏器的组织病理学改变在一种动物中不明显而在另一种动物中较显著，除可能为剂量选择不当所致外，动物种属差异也可能是主要原因。

3. 新型药品如白介素类生物制品，在以常用的实验动物进行毒性评价时，组织病理学检查往往不能观察到典型脏器改变，但换用猴等大型实验动物时则可见某些组织损伤。因此，对于一些新型药物，尤其是含有与人体组织某种成分相近的生物活性制品，在评价其毒性作用时如未选择猴作为试验动物，肯定或否定药物毒性的理由都不够充分。

4. 对于不同性别动物的非生殖器官，药物毒性的组织病理学损伤一般不会出现明显差别。如果出现了明显差别，则必须认真分析药物和动物两方面的原因。如有必要，可选用更敏感的动物或延长动物存活时间；也可加大重点观察器官的取材数量和取材行电镜观察，为验证和阐明这种损伤的特点和危险程度提供充分的数据。对于常用的实验大鼠，同品系雌雄动物对某些药物的反应具有明显的量－效差异。如巴比妥类药物诱导的睡眠时间在雌性大鼠中长于雄性，原因是雄性大鼠肝微粒体羟化酶的代谢活性高于雌性大鼠。

5. 如果开展长期毒性试验考察药物所致病理损伤的发展和归宿，一定要有恢复期试验。

6. 进行大批量试验应选择月龄相近的实验动物，使用不同月龄的动物会造成试验结果偏差。年幼动物的代谢能力弱于成年动物，因此对药物反应更为敏感。如毒毛花苷对新生大鼠的毒性比成年大鼠强 40 倍。青霉素和四环素在幼年动物中排泄较慢，故毒性较大。老龄动物生物转化能力及肾排泄功能减弱，因此对药物毒性较壮年动物更为敏感。鉴于这些差异，应严格保证实验动物有相近的月龄。病理观察发现可疑情况时应追查是否为月龄偏差较大造成，必要时应补做试验。

7. 药物致癌试验常选用大鼠。致癌试验观察周期长，而大鼠寿命相对较短，在试验周期内正常动物也会出现自发肿瘤，因此有时试验组某脏器肿瘤的发生率与对照组相比可能没有统计学意义，但不一定没有生物学意义，对这一点应给予足够的重视，下结论时应尤其谨慎。

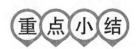

**重点小结**

```
毒性病理学：研究内容、目的、意义、特点

          ┌ 取材：解剖和一般检查解剖、一般检查、脏器检查
          ├ 固定
毒性病理学 ┤ 大体检查：病变性状
学检查     ├ 显微镜检查：变性、坏死、包涵体、萎缩、增生、炎症
          └ 电镜检查：细胞膜、线粒体、内质网、溶酶体

毒性损伤的病变和机制 ┌ 基本病变：细胞损伤、血循障碍、炎症、纤维化、肿瘤
                    └ 损伤机制：直接损伤、缺氧型、自由基型、酶系损伤
```

扫码"练一练"

**思考题**

1. 进行大批量毒性病理学试验时应如何选择实验动物？

2. 举例说明药物毒性作用损伤机制。

（陈　效　李文宏）

# 第三篇

# 实　验

# 实验一　药物毒理学动物实验基础知识

药物毒理学实验主要以实验动物作为研究对象，为获得可靠的研究结果，首先必须正确地选用实验动物。

## 一、实验动物选择

**1. 实验动物物种的选择**　基本原则是：代谢、生物化学和毒理学特征与人最接近；自然寿命不太长；易于实验操作和饲养；经济并易于获得。实际上，没有一种实验动物完全符合上述物种选择的原则，目前常规选择物种的方式是利用两个物种：一种是啮齿类，另一种是非啮齿类。毒性研究最常用的啮齿类动物是大鼠和小鼠，非啮齿类动物是犬。此外，实验目的不同，选择不同的动物。例如，豚鼠常用于皮肤刺激试验和致敏试验，兔常用于皮肤刺激试验和眼刺激试验，遗传毒理学试验多用小鼠，致癌试验常用大鼠和小鼠，致畸试验常用大鼠、小鼠和兔，迟发性神经毒性试验常用母鸡。

**2. 实验动物品系的选择**　实验动物按遗传学控制分类如下。①近交系：指全同胞兄妹或亲子之间连续交配 20 代以上培育的纯品系动物。②杂交群动物（杂交 1 代）：指两个不同的近交系之间有目的地进行交配，所产生的第一代动物。③封闭群：一个种群在 5 年以上不从外部引进新血缘，仅由同一品系的动物在固定场所随机交配繁殖的动物群。

**3. 对实验动物等级的选择**　按微生物控制分类，实验动物分为 4 级：普通动物、清洁动物、无特定病原体动物、无菌动物。毒性试验及毒理学研究应使用二级（或二级以上）的动物，以保证试验结果的可靠性。

**4. 实验动物个体选择**　实验动物对外来化学物的毒性反应存在个体差异，应注意实验动物的个体选择。

（1）性别　同一物种、同一品系的雌雄实验动物通常对相同外源化学物毒性反应类似，但对化学物的毒性敏感性存在差异。一般来说，对于初次试验的受试物，应该采用两种性别。如试验中发现存在性别差异，则应将不同性别动物的试验结果分别统计分析。如果已知不同性别的动物对受试物敏感性不同，应选择较敏感的性别。

（2）年龄和体重　毒理学试验选用实验动物的年龄取决于试验类型。急性试验一般选用成年动物；慢性试验因试验周期长，应选用较年幼的或初断乳的动物，实际工作中常以动物的体重粗略地判断动物的年龄，作为挑选适龄动物的依据。同一试验中，组内个体间体重差异应小于 10%，各组间平均体重差异不应超过 5%。

（3）生理状态　在毒理学试验中动物如出现妊娠，则影响体重及其他指标的检测结果，并且性激素对外源化学物代谢转化有影响，故应选用未产未孕的雌性动物。雌雄动物应分笼饲养。但在某些试验如显性致死试验、致畸试验及繁殖试验等，则需有计划地合笼交配。

（4）健康状况　实验动物的健康状态对毒理学试验结果有很大的影响，因此应选用健康动物。

## 二、实验动物抓取方法

**1. 小鼠的抓取方法**　一种是用右手提起尾部，放在鼠笼盖或其他粗糙面上，向后上方轻拉，此时小鼠前肢紧紧抓住粗糙面，迅速用左手拇指和示指捏住小鼠颈背部皮肤，并用小指和手掌尺侧夹持其尾根部固定手中；另一种抓法是只用左手，先用拇指和示指抓住小鼠尾部，再用手掌尺侧及小指夹住尾根，然后用拇指及示指捏住其颈部皮肤（实验图1-1）。

**2. 大鼠的抓取方法**　抓大鼠时若操作不熟练，最好戴上防护手套（帆布或硬皮质均可）。用拇指、示指捏住鼠耳头颈皮肤，余下3指紧捏住背部皮肤，置于掌心中，调整大鼠在手中的姿势后即可操作（实验图1-1）。

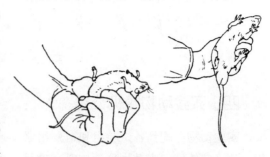

实验图1-1　小鼠和大鼠的捉持和固定

**3. 兔的抓取方法**　一般以右手抓住兔颈部的毛皮提起，然后左手托其臀部或腹部，让其体重重量的大部分集中在左手上（实验图1-2），这样可避免抓取过程中损伤动物。不应采用抓双耳或抓提胯部的方法。

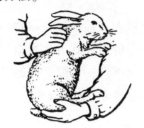

实验图1-2　家兔的捉持

## 三、实验动物的编号标记

对各种实验动物的标记方法如下。

**1. 小鼠**　剪趾（胎鼠/新生鼠）、耳打孔、刺纹、植入。

**2. 大鼠**　剪趾（胎鼠/新生鼠）、耳打孔、刺纹、耳标记、植入。

**3. 豚鼠**　耳打孔、耳标记、刺纹、植入。

**4. 兔**　耳标记、刺纹、植入。

**5. 犬和猴**　刺纹、项圈、植入。对啮齿类动物或白色家兔等的标记常用染色法，可用苦味酸（黄色）、品红（红色）的乙醇饱和溶液在动物不同部位被毛上染色标记（实验图1-3）。如果是急性试验，或饲养小鼠时间在1周之内，可用不同颜色的油性记号笔在尾部标记（实验图1-4）。标记要有记录，试验者做到心中有数，以免时间长遗忘。

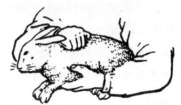

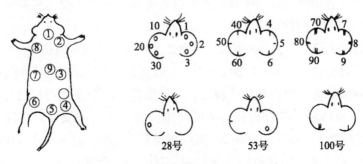

实验图1-3　染色和耳缘孔口标记法

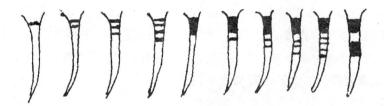

**实验图 1-4 尾部标记法**

## 四、实验动物随机分组

实验动物分配到各试验组和对照组必须遵循随机的原则，以保证试验中非处理因素均衡一致。按性别，为动物测量体重、编号，再按体重从大到小排序，可利用随机数字表或随机排列表进行随机分组。

## 五、实验动物染毒途径和技术

在毒理学试验中，染毒途径的选择应尽可能模拟人在接触该受试物的方式。最常用的染毒途径为经口、经呼吸道、经皮及注射途径。染毒的途径和方法根据试验目的、实验动物种类和药物剂型等情况确定。不同途径的吸收速率不同，一般是静脉注射 > 吸入 > 肌内注射 > 腹腔注射 > 皮下注射 > 经口 > 皮内注射 > 其他途径（如经皮等）。

## 六、实验动物麻醉

在麻醉过程中，必须对动物仔细观测。所用技术设备应可对多个系统进行检查，如循环系统（心率、脉搏、血压、心电图、外周灌流量、体温）或呼吸系统（呼吸频率）。在麻醉过程中确定麻醉深度是一个非常重要的步骤。麻醉分为 4 个时期。

**1. 痛觉丧失期** 从药效开始发挥到意识丧失。

**2. 兴奋期** 从意识丧失开始出现到规律呼吸结束。表现为呼吸不规律、瞳孔扩大、运动反射增强、眼球震颤、角弓反张。

**3. 耐受期** 从规律呼吸开始到自主呼吸结束。这个时期又分为 4 段。①规律呼吸，瞳孔缩小，多数反射出现。②骨骼肌松弛，瞳孔缩小，眼睑反射消失，角膜反射出现，呼吸平稳，痛觉缺失，是进行手术的最佳麻醉状态。③只有角膜反射，呼吸非常困难，瞳孔扩大。④没有反射，呼吸非常平稳，瞳孔扩大。

**4. 窒息期** 为反射性膈呼吸结束之后。表现为没有反射，没有呼吸，濒临死亡，需立即使用解毒剂防止死亡。

应用乙醚时上述各期出现较为明显。若不同的麻醉剂联合应用（主要与肌松药联合应用），动物的反应会和上述有所不同。

进行手术的最佳麻醉状态是意识丧失、痛觉丧失和松弛。对不同物种，根据麻醉的持续时间，常将短效（30 分钟）、中效（120 分钟）、长效（长于 120 分钟）麻醉剂联合应用。

在麻醉时和麻醉后必须检查动物的体温，当体温降低时，要使用加热灯、加热垫。在麻醉终止后动物要经历和麻醉过程相同但顺序相反的时期（耐受期、兴奋期、痛觉丧失期）。常用的麻醉药物介绍如下。①短效：对啮齿类多用乙醚，对大动物可用硫喷妥钠静脉或腹腔注射。②中效：推荐用赛拉嗪 + 氯胺酮，对啮齿类腹腔注射，对大动物肌内注射。③长效：常用戊巴比妥钠，对啮齿类腹腔注射，对大动物静脉或腹腔注射，对大鼠还可用乌拉坦肌内注射。

## 七、生物样品采集

### （一）血液采集

**1. 大鼠与小鼠的采血方法**

（1）剪尾采血法　固定动物并露出鼠尾，将其尾置于50℃热水中浸泡数分钟，使尾部血管充盈。擦干尾部，再用剪刀或刀片剪去尾尖1~2mm，用毛细吸管吸取血液，同时自尾根部向尾尖按摩。取血后用棉球压迫止血。适用于需要血量较少时使用。

（2）摘除眼球采血法　左手抓住鼠颈部皮肤，轻压在实验台上，取侧卧位，左手示指尽量将鼠眼周皮肤往颈后压，使眼球突出。用眼科弯镊迅速夹去眼球，将鼠倒立，用器皿接住流出的血液。采血完毕立即用纱布压迫止血。

（3）心脏采血法　鼠仰卧位固定，剪去胸前区被毛，皮肤消毒后，用左手示指在左侧第3~4肋间触摸到心搏处，右手持带有4~5号针头的注射器，选择心搏最强处穿刺，当刺中心脏时，血液会自动进入注射器。

（4）断头采血法　左手拇指和示指从背部抓住鼠颈部皮肤，将鼠头朝下，右手用剪刀剪断鼠颈部1/2~4/5，让血液流入试管。

（5）眼眶静脉丛采血法　取内径为1.0~1.5mm的玻璃毛细管，临用前折断成1~1.5cm长的毛细管段，浸入1%肝素溶液中，干燥后用。取血时左手抓住鼠两耳之间的颈背部皮肤以固定头部，轻轻向下压迫颈部两侧使眼眶静脉丛充血，右手持毛细管由内眦部插入结膜，再轻轻向眼底部方向推进，轻轻旋转毛细管以划破静脉丛，让血液顺毛细管流出，接收入准备的容器中。采血后用纱布轻压眼部止血。

**2. 家兔的采血方法**

（1）耳缘静脉取血法　为最常用的取血方法之一，拔掉拟采血耳缘部被毛，用手指轻轻弹耳或电灯照射兔耳，使耳部血管扩张，然后消毒。术者持粗针头从耳尖部血管，逆回流方向刺入静脉内取血，或用刀片切开静脉，血液自动流出，取血后棉球压迫止血。压住侧支静脉，血液更容易流出。

（2）心脏取血法　将家兔仰位固定于兔台上，或由助手在坐位将家兔以站立位固定，剪去胸部被毛，常规消毒。于胸骨左侧3~4肋间摸到心尖搏动，在心搏最明显处作为穿刺点；右手持注射器，将针头插入肋间隙，在左手触摸到心搏的配合下，垂直刺入心脏，当持针手感到心脏搏动时，再稍刺入即到达心腔。采血完毕迅速将针头拔出，这样心肌上的穿刺孔较易闭合，针眼处用乙醇棉球压迫止血。针头宜直入直出，不可在胸腔内左右探索。拔针后棉球压迫止血。

（3）股动脉采血法　家兔仰位固定于兔台上，左手拉直动物后肢，右手持注射器，以血管搏动为指标，将针头刺入股动脉。若已刺入动脉，即有鲜红色血液流入注射器。抽血完毕迅速拔出针头，用干棉球压迫止血。

**3. 犬的采血方法**

（1）小隐静脉和头静脉采血法　最常用且方便。后肢外侧小隐静脉位于后肢胫部下1/3的外侧浅表的皮下，由前侧走向后上侧，前肢皮下头静脉位于前肢爪上方背侧的正前方。将犬固定在犬台上或使犬侧卧，由助手固定好。剪去抽血部位的毛，常规消毒。一人用力压迫静脉近心端或用止血带绑紧，使静脉充盈，另一人持注射器进行静脉穿刺。取得所需

219

血量后拔出针头，以干棉球压迫止血。

（2）颈静脉取血法　将犬以侧卧位固定于犬台上，剪去颈部背毛，常规消毒。助手拉直颈部，头尽量后仰。术者左手拇指压住颈静脉入胸腔处，使颈静脉怒张。右手持注射器，针头与血管平行，从远心端刺入血管。颈静脉在皮下易滑动，穿刺时要拉紧皮肤，固定好血管。取血后棉球压迫止血。

**4. 采血的注意事项**

（1）一次采血量过多或采血过于频繁，可影响动物健康，造成贫血，甚至死亡。因此，正式试验前，一定要确定适宜的采集方法和采集量。常用实验动物的最大安全采血量与最小致死采血量如实验表 1-1 所示。

实验表 1-1　常见实验动物安全采血量

| 动物品种 | 最大安全采血量（ml） | 最小致死采血量（ml） |
| --- | --- | --- |
| 小鼠 | 0.2 | 0.3 |
| 大鼠 | 1 | 2 |
| 豚鼠 | 5 | 10 |
| 兔 | 10 | 40 |
| 犬 | 50 | 300 |
| 猴 | 15 | 60 |

（2）采血场所要有充足的光线，室温夏季最好保持在 25～28℃，冬季 15～20℃为宜。

（3）采血用具和采血部位一般需进行消毒。

（4）采血用的注射器和试管必须保持清洁干燥。

（5）若需抗凝全血，在注射器或试管内需预先加入抗凝剂。

**（二）尿液收集**

在毒理试验中，常需要收集实验动物的尿液，以进行药物及其代谢产物的含量分析和尿液中异常成分的检验。实验动物的尿液收集方法大体上可分为连续收集法和一次收集法。

**1. 尿液的连续收集**　动物（大鼠、小鼠、猫和家兔）的慢性或亚急性毒理试验中，常需要收集 24 小时或某特定时间内的尿液。为此常用代谢笼配粪尿分离漏斗收集尿液。动物置于特制的代谢笼里，笼的下面放置玻璃粪尿分离漏斗，与代谢笼锥形漏斗口连接，侧口接一只 150～200ml 的集尿容器。

**2. 一次性尿液收集**

（1）逼尿法　用力压迫膀胱，流出尿液，适用于家兔、猫。

（2）导尿法　适用于家兔、猫、猴和犬等动物，是较常用的方法之一。动物取仰卧位固定于手术台上，尿道口常规消毒。以左手充分暴露尿道口且使其固定，右手持导尿管（尖端涂有消毒凡士林或液状石蜡）顺尿道轻而慢地插入，家兔插入 8～12cm，一旦进入膀胱腔，即见尿液流出。若无尿流出，可将导尿管适当上下左右移动，到尿液流出为止，然后用胶布将导尿管与动物体固定。

（3）输尿管插管法　需要借助外科手术，将导管插入输尿管内并将尿液引出，适用于家兔、猫、犬和猴等动物。

**3. 收集尿液的注意点**

（1）尿液收集器必须保证粪尿分开，防止粪便污染尿液。标本容器必须洁净，其容量视动物而定。

（2）标本收集后，须在新鲜时进行检验，若需放置时间较久，则须贮放在冰箱或加入适当的防腐剂。

（3）分析尿中金属离子时，代谢笼等应避免用金属材料制成，集尿容器最好用聚乙烯材料。

（4）为了满足试验所需尿量，在收集尿液前，可灌喂适量的水及青菜。

**（三）粪便收集**

对小鼠、大鼠、家兔、猫等小型动物粪便的收集，可以利用代谢笼和粪尿分离器，同时收集动物的粪和尿。对于犬、猴等体型较大的实验动物，可通过个别关笼饲养即可。采集粪便时，要选择外观形态新鲜、完整的粪块，装入清洁容器。分析前把表层粪剔去，取内层粪分析，以防污染。收集的粪便应新鲜，不可混有尿液或其他物质。若粪便中出现黏液、脓血等，则必须全部采集。盛粪容器需洁净，不可有任何化学消毒剂存在，一般用涂蜡纸杯较宜。如有必要，也可用灌肠法收集粪便，但由于粪便标本过度稀释或混有灌肠用液，常可影响分析结果，故不宜作为常规方法。

**（四）其他体液采集**

**1. 精液的采集**　研究毒物对雄性动物生殖系统的作用时，精液的观察甚为重要。常用采集精液的方法有人工阴道法、按摩法、电刺激法及麻醉法等，亦有人采用阴道内精液吸取法、海绵吸收法和瘘管法等。大鼠、小鼠可以采集雌鼠阴道内的阴栓来检查精液凝固后的情况。小鼠的阴栓比较牢固，可在阴道内存留 1~2 天；大鼠的阴栓不牢固，容易脱落。所以，检查大鼠的阴栓时，除检查阴道外，还应在笼底寻找阴栓，出现阴栓说明已经交配。

**2. 唾液的采集**　一般可用食饵诱使唾液分泌，再从口腔内采集。如研究唾液量和质的细微变化，可用手术造瘘，引出唾液。

**3. 胃液的采集**　一般用插胃管吸取胃液，需要在禁食 6 小时后抽取。

**4. 胆汁、胰液、肠液的采集**　均需手术造瘘后采集。

## 八、实验动物安死术

安死术（euthanasia）是指用公认的人道主义方法处死动物的过程，即使动物没有惊恐或焦虑而安静、无痛苦地死亡。其最重要的标准是：具有保证动物中枢神经系统立即失去痛觉的早期抑制作用。选择哪种安死术必须根据待处死动物的感觉能力而不是根据试验观察者或操作者的主观感觉，尽管后者也是不容忽视的。因此，断头术或放血致昏法不失为人道主义的安死术。安乐死的方法对动物的物种和年龄应是适宜的，而且应无痛苦，不引起兴奋，能快速导致意识丧失和死亡。此外，选用的方法应是可靠、可重复和不可逆的。常用的安死术如下。

**1. 脊椎脱臼法**　左手按住鼠头，右手抓住鼠尾猛力向后拉，使动物颈椎拉断脱节而立即死亡。此法多用于处死小鼠。

**2. 断头法**　操作者用右手按住大鼠或小鼠头部，左手握住背部，露出颈部，助手用大剪刀或断头器剪断颈部使之死亡。也可使用断头器。

**3. 急性大失血法**　可用鼠眼眶动脉和静脉急性大量失血法使大鼠、小鼠立即死亡（详见前述"血液采集"）。

**4. 击打法**　右手抓住鼠尾，提起，用力摔打其头部，鼠痉挛后立即死亡；也可用小木锤或器具猛力击打动物头部，使其立即死亡，常用于处死家兔或大鼠。

**5. 麻醉致死法**　在密闭容器中预先放入麻醉剂（三氯甲烷或乙醚），然后将动物放入，密封盖好，使动物吸入过量麻醉剂致死。

**6. 麻醉后急性放血法**　多用于处死大鼠。先腹腔注射麻醉动物后，固定动物于仰卧位，左手持镊子提起大腿内侧皮肤，右手用剪刀做一切口并向腹股沟方向剪开皮肤，皮肤切口长 3~4cm。用镊子分离筋膜，于腹股沟中点大腿内侧深部，暴露股动脉和静脉，用手术剪剪断股动脉即有大量血液流出，动物迅速死亡。

**7. 空气栓塞法**　用注射器向动物静脉内迅速注入一定量的空气，使之形成气栓栓塞血管，引起循环障碍致死。该法适用于大动物，如兔、犬、猴等。使用时注意需注入足够量的空气。

**8. 化学药物致死法**　适用于较大动物如兔、犬等。方法是给动物静脉注射化学药物致死。常用 10% KCl 或 10% 甲醛溶液进行静脉注射。

**9. 开放性气胸法**　将动物开胸，造成开放性气胸，此时胸膜腔的压力与大气压力相等，肺受大气压缩发生萎缩、纵隔摆动使动物窒息而死。

## 九、实验动物组织匀浆制备

制备组织匀浆的常用设备有：匀浆器、电动搅拌器、常速（0~6000g）制冷（0~4°C）离心机和高速冷冻离心机。匀浆器又可分为全玻璃制成和研磨头由聚四氟乙烯制成者两种，后者适用于分离亚细胞结构。

动物断头后，立即取出组织并置于干冰内保存。如不需保存，可将取出的组织直接置于冰块上，轻轻除去表面的凝血及结缔组织等附属物，如有特殊需要或短期保存，应放入液氮中或冰箱冻结。再经冰冷生理盐水洗涤几次，然后用滤纸吸干水分，称取一定质量的组织。之后在表面皿上剪成碎块置于盛有一定量冰冷缓冲液的匀浆管中，然后加以研磨。

（赵　剑）

# 实验二　普鲁卡因半数致死量的测定

【**实验目的**】掌握药物半数致死量（$LD_{50}$）的测定方法；掌握 $LD_{50}$ 值的统计方法——Bliss 法。

【**实验原理**】药物的急性毒性常以半数致死量 $LD_{50}$ 来表示，即能够引起实验动物一半死亡的剂量。以对数剂量为横坐标、死亡率为纵坐标作图，可得到"S"形曲线，并在中间部分，即半数致死量的上下形成线性分布，由于中间部分误差变化小，准确度高，可用于推算 $LD_{50}$ 值。

【**实验动物**】健康小白鼠，雌雄各半，体重 $18 \sim 22g$。

【**实验试剂**】2% 普鲁卡因溶液、苦味酸溶液。

【**实验器材**】注射器、鼠笼、天平。

【**实验方法**】

**1. 探索剂量范围**　取小白鼠 $12 \sim 15$ 只，以 3 只为一组，分为 $4 \sim 5$ 组，选择不同的稀释剂量（如 $8 \times$ 稀释倍数，$4 \times$ 稀释倍数，$2 \times$ 稀释倍数），分别按组进行腹腔注射普鲁卡因溶液，观察出现的症状并记录死亡动物数，找出引起约 10% 和 90% 死亡率剂量的最小范围。

**2. 正式试验**　在预备试验所获得的 10% 和 90% 致死量的范围内，选用 6 个等比级剂量，剂量间的比例一般用 $1:0.6 \sim 1:0.9$，各组的动物数应相等，一般每组可用 $10 \sim 20$ 只，动物的体重和性别要均匀分配。完成动物分组和剂量计算后按组腹腔注射。

**3. 给药后操作**　观察并记录中毒症状，30 分钟后清点各组动物的死亡数，Bliss 法计算普鲁卡因的 $LD_{50}$ 值及 95% 可信限。

【**实验结果**】将给药剂量、动物死亡数等填入实验表 2-1，选取死亡率在 10%~90% 的试验数据输入 Bliss 法计算软件，计算 $LD_{50}$ 值及 $LD_{50}$ 可信限。

实验表 2-1　普鲁卡因的 $LD_{50}$ 试验数据

| 组别 | 剂量 D | 动物总数 | 死亡数 | 死亡率 |
|------|--------|----------|--------|--------|
| 1<br>2<br>3<br>4<br>5 | | | | |

【**注意事项**】给药剂量要准确；注意观察动物给药后的各种反应；实验室尽量保持安静，避免对动物产生不良刺激。

（赵　剑）

# 实验三  药物的眼刺激性试验

【实验目的】通过试验了解刺激性试验的意义，掌握试验方法和判断标准。

【实验原理】观察动物经眼给予受试物后所产生的刺激性反应，提示药物临床应用后眼可能出现的炎症、组织变性和坏死等不良反应。

【实验动物】健康家兔，体重 2~3kg。

【实验试剂】眼药水或其他适当制剂、生理盐水。

【实验器材】兔固定器。

【实验方法】

1. 试验前 24 小时内对每只动物的双眼进行检查（包括使用荧光素钠检查）。有眼刺激症状、角膜缺陷和结膜损伤的动物不能用于试验。

2. 将受试药滴入或涂敷于一侧眼结膜囊内，另一侧给予生理盐水作为空白对照，每只眼滴入 0.1ml 或涂敷 0.1g 受试物，然后轻合眼睑约 10 秒。一般不需冲洗眼。

3. 单次给药眼刺激试验，在给药后 1 小时、24 小时、48 小时和 72 小时对眼部进行检查。如果在 72 小时内未见任何刺激症状，试验则可结束。如存在持久性损伤，有必要延长观察期限。但一般不超过 21 天。可使用放大镜、裂隙灯、生物显微镜和其他合适的器械进行眼刺激反应检查。每次检查，都应记录眼部反应的分值（实验表 3－1）。除了观察结膜、角膜和虹膜外，其他所观察到的损伤也应记录和报告。

【实验结果】按实验表 3－1 的要求，将每一个观察时间每一动物的眼角膜、虹膜和结膜的刺激反应分值相加得总积分，将一组的积分总和除以动物数，即得最后分值。按实验表 3－2 判断其刺激程度。

实验表 3－1  眼刺激反应分值标准

| 眼刺激反应 | 分值 | 眼刺激反应 | 分值 |
|---|---|---|---|
| **角膜** | | 弥漫性充血呈紫红色 | 3 |
| 无浑浊 | 0 | **结膜水肿** | |
| 散在或弥漫性混浊，虹膜清晰可见 | 1 | 无水肿 | 0 |
| 半透明区易分辨，虹膜模糊不清 | 2 | 轻微水肿（含眼睑） | 1 |
| 出现灰白色半透明区，虹膜细节不清，瞳孔大小勉强可见 | 3 | 明显水肿伴部分眼睑外翻 | 2 |
| 角膜不透明，虹膜无法辨认 | 4 | 水肿至眼睑近半闭合 | 3 |
| **虹膜** | | 水肿至眼睑超过半闭合 | 4 |
| 正常 | 0 | **分泌物** | |
| 皱褶明显加深、充血、肿胀，角膜周围轻度充血，瞳孔对光仍有反应 | 1 | 无分泌物 | 1 |
| 出血、肉眼可见坏死、对光无反应（或其中一种） | 2 | 少量分泌物 | 2 |
| **结膜充血（指睑结膜和球结膜）** | | 分泌物使眼睑和睫毛潮湿或黏着 | 3 |
| 血管正常 | 0 | 分泌物使整个眼区潮湿或黏着 | 4 |
| 血管充血呈鲜红色 | 1 | | |
| 血管充血呈深红色，血管不易分辨 | 2 | **最大总积分** | 16 |

**实验表 3 - 2　眼刺激性评价标准**

| 分值 | 评价 |
| --- | --- |
| 0 ~ 3 | 无刺激性 |
| 4 ~ 8 | 轻度刺激性 |
| 9 ~ 12 | 中度刺激性 |
| 13 ~ 16 | 强度刺激性 |

（赵　剑）

# 实验四 血清丙氨酸氨基转移酶活性的测定（赖氏法）

**【实验目的】** 学习血清丙氨酸氨基转移酶（ALT）的测定方法及其临床意义。

**【实验原理】** 丙氨酸氨基转移酶是一组催化氨基酸与 α-酮酸间氨基转移反应的酶，主要存在于肝等组织细胞中，当富含 ALT 的组织细胞受损时，ALT 从细胞释放增加，进入血液后 ALT 活力上升，其增高的程度与肝细胞被破坏的程度呈正比，是反映肝损害程度的敏感指标。赖氏法是检测 ALT 的常用方法，ALT 催化丙氨酸与 α-酮戊二酸生成丙酮酸和谷氨酸，丙酮酸与 2，4-二硝基苯肼反应生成 2，4-二硝基苯腙，在碱性溶液中显棕红色，通过分光光度计测定吸光度（A）值，计算出丙氨酸氨基转移酶的活力。

反应式如下：

**【实验动物】** 家兔，1.5~2.5kg，雌雄均可。

**【实验试剂】** 四氯化碳、丙氨酸氨基转移酶试剂盒。

**【实验器材】** 离心机，分光光度计，试管。

**【实验方法】**

**1. 染毒** 将动物随机分为两组，染毒组皮下注射四氯化碳，0.3ml/kg；对照组皮下注射等容积生理盐水。48 小时后，每组家兔耳缘静脉取血 10ml，待凝血后，3000g 离心 5~10 分钟，制备血清，待用。

**2. 丙氨酸氨基转移酶的检测** 在测定前将丙氨酸氨基转移酶基质液在 37℃ 水浴 5 分钟后，每组取试管 6 支，其中测定管 2 支，对照管 2 支，空白管和校准管各 1 支，按实验表 4-1 进行操作。

**实验表 4 – 1　丙氨酸氨基转移酶检测步骤**

| 加入物（ml） | 空白管 | 校准管 | 对照管 | 染毒管 |
|---|---|---|---|---|
| 血清 | — | — | 0.1 | 0.1 |
| 校准液 | — | 0.1 | — | — |
| 基质液 | 0.5 | 0.5 | 0.5 | 0.5 |
| 混匀后，37℃水浴30分钟 | | | | |
| 2，4 – 二硝基苯肼 | 0.5 | 0.5 | 0.5 | 0.5 |
| 混匀后，37℃水浴20分钟 | | | | |
| 碱性溶液 | 5.0 | 5.0 | 5.0 | 5.0 |

室温 10 分钟，以空白管校正"零"点，读取在波长 520nm 处吸光度值。

【实验结果】 ALT（U/L）$= A_{样}/A_{标} \times 95$

【注意事项】

1. 试剂出现浑浊不能使用。

2. 血清不能有溶血。

3. 血清中 ALT 活性在室温（20 ℃）下可以保存 48 小时，在 4℃冰箱可保存 1 周，在 –25℃以下可保存 1 个月。

4. 本试验也可以根据实际情况采用大鼠或小鼠进行。

（赵　　剑）

# 实验五  血清尿素氮的测定 （二乙酰－肟法）

【实验目的】学习血清尿素氮（Urea）的测定方法及其临床意义。

【实验原理】尿素氮是人体蛋白质代谢的主要终末产物，血清尿素氮主要经肾小球滤过而随尿液排出体外。当肾实质受损时，肾小球滤过率降低，致使血液中血清尿素氮浓度增加，因此通过测定尿素氮可了解肾小球的滤过功能。二乙酰－肟法原理是双乙酰与尿素氮反应形成红色的二嗪衍生物。由于双乙酰本身不稳定，可用二乙酰－肟来代替。

反应式如下：

【实验动物】家兔，1.5~2.5kg，雌雄均可。

【实验试剂】去离子水，生理盐水，0.5%氯化汞溶液，尿素氮试剂盒。

【实验器材】离心机，水浴锅，试管，离心管，分光光度计。

【实验方法】

1. 将动物随机分为两组，染毒组皮下注射氯化汞溶液5mg/kg；对照组皮下注射等容积生理盐水。48小时后，每组家兔耳缘静脉取血3ml，待凝血后，3000rpm离心5~10分钟，制备血清，待用。

2. 使用二乙酰－肟法试剂盒按照实验表5-1步骤测定血清尿素氮。

混匀，置沸水浴加热12分钟，取出置冷水中冷却5分钟，空白管调零，在540nm处读取各管吸光度。

实验表5-1  血清尿素氮测定步骤

| 加入物（ml） | 空白管 | 标准管 | 测定管 | 基础管 | 回收管 |
|---|---|---|---|---|---|
| 血清 | — | — | 0.02 | 0.018 | 0.018 |
| 尿素氮标准 | — | 0.02 | — | — | 0.002（高） |
| 去离子水 | 0.02 | — | — | 0.002 | — |
| 二乙酰－肟 | 0.5 | 0.5 | 0.5 | 0.5 | 0.5 |
| 酸性试剂 | 5.0 | 5.0 | 5.0 | 5.0 | 5.0 |

【实验结果】尿素氮（mmol/L）$= \dfrac{A_{测定}}{A_{标准}} \times 5$

**【注意事项】**

1. 煮沸显色经冷却后，应及时比色。

2. 本试验也可以根据实际情况采用大鼠或小鼠进行。

（赵　剑）

# 实验六 药物的致突变毒性检测一
## ——骨髓细胞染色体畸变试验

【实验目的】掌握一种体内致突变试验方法和染色体制片技术以及染色体畸变分析方法。

【实验原理】所有生物细胞的染色体均有相对恒定的数目和形态结构。当机体受到致突变物的作用时，染色体固有的数目和形态可能发生改变，即染色体畸变。因此，利用染色体畸变分析方法可以检测药物是否能引起遗传物质的改变，由此评价该药物是否具有致突变作用。

【实验试剂】甲醇，冰乙酸，吉姆萨贮备液，0.04%秋水仙碱，1/15mol/L磷酸二氢钾，1/15mol/L磷酸氢二钠，生理盐水，0.5%氯化钾溶液。

【实验器材】手术剪刀，普通剪刀，普通离心机，2ml注射器，1ml注射器，5½号针头，15ml容量刻度离心管，载玻片，无齿钳，冰箱，染色缸，带橡皮头吸管，普通显微镜（带油镜），定时钟，恒温培养箱，酒精灯，20ml量筒，晾片架，干净纱布，小型手术骨钳。

【实验方法】

**1. 小鼠急性染毒** 小鼠连续染毒2天，每天1次，于末次染毒后6小时腹腔注射秋水仙碱4mg/kg，注射后3~6小时，处死动物取骨髓细胞进行染色体分析。

**2. 骨髓制取** 动物脱颈椎处死后，立即取股骨，剔去肌肉，除去血污及附着组织，剪去两端骨骺，用注射器抽吸生理盐水约4ml，插入股骨腔，将骨髓冲洗入10ml刻度离心管中，用滴管轻轻吹打形成骨髓细胞悬液，而后以1000转/分离心10分钟，弃上清，余下沉渣做低渗处理。

**3. 低渗处理** 目的是使细胞膨胀、染色体分离，在沉淀物中加入0.5%氯化钾溶液5ml，用吸管吹散打匀，37℃水浴15分钟后以1000转/分离心10分钟，弃上清，余下沉淀供下一步固定。

**4. 固定** 加入新配制的甲醇冰乙酸（3:1）混合固定液5ml，用吸管轻轻反复吹打，使细胞均匀分散，再离心，弃上清液。上述固定步骤重复一次，留沉淀进行下一步制片。

**5. 制片** 吸取混匀的细胞悬液，轻轻滴2~3滴于事先去油脂和浸在冰水中冷却的载玻片上，利用载玻片斜面使细胞自然分散，亦可轻轻吹气帮助分散。

**6. 干燥** 将制好的玻片置空气中干燥或于酒精灯上游动数次微热烘干，玻璃笔标记。

**7. 染色** 将干燥后的玻片置入稀释10倍的吉姆萨染液中染色20分钟左右，在细流水下冲去染色液，晾干，即可供观察与读片分析。

**8. 染色体分析** 先用低倍镜观察，寻找良好的细胞分裂相图像视野，然后用高倍镜及油镜进行核型分析，将染色体数量及形态记录下来。

（1）染色体数目改变 ①整倍体变异：即原先2$n$的染色体变为多倍体如3$n$或4$n$等。②非整倍体变异：即染色体组中的个别染色体增加或减少。

（2）染色体结构改变 包括染色体发生间隙（G）、断裂（B）、碎片（F）、环形（r）、交换（E）以及复合性断裂等。小鼠和大鼠的染色体核型都为近端着丝点型。小鼠的染色体数为 40 条，大鼠的染色体数为 42 条。

读片时每张标本至少要分析 50 个中期分裂细胞。分析结果如实验表 6 – 1 所示，计算公式如下：

$$细胞畸变率 = \frac{有染色体畸变的细胞数}{分析染色体的细胞总数} \times 100\%$$

$$染色体畸变率 = \frac{染色体畸变总数}{分析染色体的总数} \times 100\%$$

**实验表 6 – 1 细胞染色体畸变分析原始记录**

| 受试物名称片号、细胞号 | 位置 | 染色体数目 | 试验组别观察者 | 畸变类型 | | | | | |
|---|---|---|---|---|---|---|---|---|---|
| | | | | B | F | r | E | MB | ME |
| | | | | | | | | | |

注：B：断裂；F：碎片；r：环形；E：交换；MB 和 ME，多处断裂或多处交换

**【注意事项】**

1. 首先需了解小鼠正常的骨髓染色体数目和形态。

2. 试验中每一步操作均应认真仔细，尤其低渗处理。如低渗时间过长，则可引起细胞破裂，甚至由于染色体膨胀过度而致形态结构模糊；时间太短，则染色体铺展不均。适宜的低渗时间与室温有关，室温高时低渗时间要缩短。

3. 固定的次数和时间也能影响制片质量。固定不足，可引起染色体结构的变化；固定次数过多，又易使细胞丢失。一般固定两次为宜，最好在第一次固定后，先用低倍镜观察，如染色体分散度满意时，即可再固定一次。

（胡庆华 季 晖）

# 实验七　药物的致突变毒性检测二
## ——沙门菌回复突变试验

【实验目的】学习利用细菌检测基因突变的方法。Ames 试验，即鼠伤寒沙门菌营养缺陷型回复突变试验，是目前检测基因突变的最常用方法之一。

【实验原理】鼠伤寒沙门菌原始菌株体内的组氨酸是通过自身一系列酶催化反应合成的，这种能自身合成所需营养成分的菌株称为野生型菌株。本试验所用的鼠伤寒沙门菌为突变株，其不能自身合成组氨酸，必须由外界提供，这种菌株称为营养缺陷式营养突变型（his⁻）。突变剂作用于菌株后，在菌株遗传物质的特定位点发生基因回复突变成为野生型（his⁺）。在缺乏组氨酸的培养基上，只存少数自发回变菌落生长，而能诱发细菌回变的致突变物可使细菌生长增多，从而可判断受试物是否具有致突变性。

【实验试剂】菌株，鼠伤寒沙门菌 $TA_{97}$、鼠伤寒沙门菌 $TA_{98}$、鼠伤寒沙门菌 $TA_{100}$、鼠伤寒沙门菌 $TA_{102}$。

【培养基配制】

**1. Vogel – Bonner 液 10×（VB 液 10 倍浓缩）**　用于配制底层基本培养基。配制方法：硫酸镁（$MgSO_4 \cdot 7H_2O$）1g，柠檬酸（$C_6H_8O_7 \cdot H_2O$）10g，磷酸氢二钾（$K_2HPO_4 \cdot 3H_2O$）65.5g，磷酸氢铵钠（$NaNH_4HPO_4 \cdot 4H_2O$）17.5g。将上述成分依次用蒸馏水溶解、混匀，然后加蒸馏水定容至500ml，置4℃冰箱保存。

**2. 底层基本培养基**　取 VB 液（10 倍）100ml，加入蒸馏水800ml，用1mol/L NaOH 调 pH 至7.0，然后加入琼脂12~15g，经121℃ 20分钟高压灭菌。待冷至80℃左右时，加入100ml 已经121℃ 20分钟高压灭菌的20%葡萄糖液，混匀后浇至平板。

**3. 上层培养基**　D – 生物素12.4mg，L – 盐酸组氨酸9.5mg，氯化钠5g，琼脂6g，上述成分依次加热溶解，混合，然后加蒸馏水至1000ml。分装后经121℃ 15分钟高压灭菌备用。

【实验器材】恒温培养箱，干燥箱，高压消毒锅，水浴锅，紫外光灯（15W），天平，酒精灯，滤纸片，平皿，试管，烧杯，吸管。

【实验步骤】

**1. 受试物的剂量选择**　对于易溶解的药物，试验最高剂量可采用抑菌浓度下的最大剂量，或以最大溶解度为最高剂量和5毫克/皿为最高剂量，下设5个剂量（5000微克/皿、500微克/皿、50微克/皿、5微克/皿、0.5微克/皿、0.1微克/皿）。

**2. 受试物的配制**　水溶性受试药可用灭菌蒸馏水配制，非水溶性可用二甲亚砜或乙醇助溶。

**3. 对照**　用溶媒作为阴性对照，已知致突变原作为阳性对照。加肝微粒体酶（$S_9$）进行体外代谢活化与不加 $S_9$ 进行平行对照。

**4. 平板掺入法**　每皿加底层培养基20~25ml，待凝固。取融化后保温于45℃的上层培养基，分装于5ml试管中，每支试管2ml，依次加入新鲜菌液0.1ml，受试药物0.1ml，需加 $S_9$ 时则加入 $S_9$ 混合液0.3ml，混匀，迅速倾倒在底层培养基上，使之分布均匀。待上层琼脂凝固后，翻转平板置37℃培养48小时后，观察结果。

**【实验结果】**计数每皿生长的回变菌落数，以 $R_t/R_c$ 比值表示（$R_t/R_c$ = 诱发回变菌落数/自发回变菌落数），>2 为阳性，结果填入实验表 7 – 1。

实验表 7 – 1　Ames 试验菌株的回变结果（平均值 ± 标准差）

| 组别 | 剂量（毫克/皿） | TA₉₇ | | TA₉₈ | | TA₁₀₀ | | TA₁₀₂ | |
|---|---|---|---|---|---|---|---|---|---|
| | | －（S₉） | ＋（S₉） | －（S₉） | ＋（S₉） | －（S₉） | ＋（S₉） | －（S₉） | ＋（S₉） |
| 受试物 | | | | | | | | | |
| | | | | | | | | | |
| | | | | | | | | | |
| 自发回变 | | | | | | | | | |
| 溶剂对照 | | | | | | | | | |
| 阳性对照 | | | | | | | | | |

（胡庆华　季　晖）

# 实验八　药物的致突变毒性检测三
## ——骨髓细胞微核试验

【实验目的】学习小鼠骨髓嗜多染红细胞（PCE）微核检测方法，了解环磷酰胺对骨髓细胞染色体的损伤作用。

【实验原理】微核是指细胞中主核之外的染色体颗粒，染色与细胞核一致，相当于细胞直径的 1/20 ~ 1/5，呈圆形或杏仁状。它是细胞内染色体断裂或纺锤丝受影响而在细胞有丝分裂时滞留在细胞核外的遗传物质。因此，微核试验能检测化学物，包括药物等因素诱导产生的染色体完整性改变和染色体分离改变这两种遗传学终点。

微核可出现于多种细胞，但在有核细胞中难以与正常核的分叶及核突出物区分，故常计数 PCE 细胞中的微核，因为红细胞在成熟之前最后一次分离后数小时将主核排出，但微核仍保留于 PCE 细胞中。

【实验试剂】甲醇（分析纯），冰醋酸（分析纯），吉姆萨（Giemsa）储备液，小牛血清，磷酸盐缓冲液（pH 6.8），环磷酰胺。

【实验器材】晾片架，电吹风机，1ml 注射器及针头，载玻片及推片，染色缸，定时钟，止血钳，显微镜（具油镜头），细胞计数器。

【实验方法】

**1. 给药**　取小鼠若干只，体重 24 ~ 28g，（性成熟）雄性，称重随机分成两组，一组为生理盐水组，一组为环磷酰胺组，环磷酰胺以 100mg/kg 剂量腹腔注射。

**2. 涂片**　给药 24 小时后用颈椎脱臼方法处死动物，取下胸骨或股骨，剔去肌肉。用纱布擦净，纵形剪取胸骨或股骨 1/4 ~ 1/3，用针头挑出骨髓，置于已滴好一小滴小牛血清的载玻片上（宜滴在载玻片的一端 1/3 处）。另取一块边缘整齐的载玻片，在血清上轻轻按磨，让骨髓碎块完全分散均匀，然后以 45° ~ 50° 角度快速推片，在空气中晾干。

**3. 固定**　将推好晾干的标本玻片放入染色缸中，用甲醇溶液固定 15 分钟，取出晾干。

**4. 染色**　用新鲜配制的 10% Giemsa 染液（Giemsa 原液 1 份加 pH 6.8 的磷酸盐缓冲液 9 份）染色 20 分钟。磷酸缓冲液冲洗后晾干。

**5. 观察计数**　先在低倍镜下观察，选择细胞分布均匀、染色较好的区域，再在油镜下观察计数。PCE 细胞呈灰蓝色，正染红细胞（NCE）呈橘黄色。一个细胞内可出现一个或多个微核。计数 200 个 PCE 中含有微核的 PCE 数，并且计数在 200 个细胞中 PCE 与 NCE 的比例。

本试验中只计数 PCE 中的微核。每一动物为一观察单位，每组动物计算微核 PCE 的均值。全班一起用 t 检验统计分析显著性差异。微核细胞出现的频率与对照组相比有统计学意义的增加，数据有重复性并有统计学意义时记为阳性。

【注意事项】

1. 操作时推制良好的骨髓涂片及良好的染色，是本试验的关键步骤。

2. 熟悉并正确区分各种骨髓细胞。

（胡庆华　季　晖）

# 实验九　药物注射剂的溶血反应检测
## ——体外溶血试验

【实验目的】观察药物注射剂有无溶血反应，可作为药物注射剂安全检查指标之一。

【实验原理】取一定量药物加入2%兔红细胞悬液中，在一定时间内观察有无溶血和凝集等反应。

【实验试剂】蒸馏水，生理盐水，供试药品。

【实验器材】三角瓶，玻璃珠，离心机，水浴锅，试管，离心管，1ml注射器及针头。

【实验方法】

**1. 制备2%的红细胞混悬液**　取家兔1只自颈静脉采血10ml，置于三角瓶中，三角瓶中放入玻璃珠搅拌去除纤维蛋白。然后，将血液移入离心管内，加入生理盐水5~10ml，混匀后离心5分钟（2500g），去除上清液，再加入生理盐水混匀离心，反复洗3~4次至上清呈无色透明方可。将所得红细胞按其容积，用生理盐水稀释成2%混悬液备用（4℃保存）。

**2. 药物体外溶血测定**　取试管7支，编号排列于试管架上，按实验表9-1加入各种溶液，第6管不加供试品溶液，作为空白对照管，第7管加入蒸馏水，作为溶血阳性对照，将各管轻轻摇匀，在37℃水浴中保温3小时。记录0.5小时、1小时、2小时、3小时结果（实验表9-1）。用"+"表示溶血，"-"表示不溶血。

实验表9-1　供试药物对红细胞的影响（37℃）

| 试管号 | 1 | 2 | 3 | 4 | 5 | 6 | 7 |
|---|---|---|---|---|---|---|---|
| 供试药物（ml） | 0.1 | 0.2 | 0.3 | 0.4 | 0.5 | — | — |
| 生理盐水（ml） | 2.4 | 2.3 | 2.2 | 2.1 | 2.0 | 2.5 | — |
| 2%红细胞混悬液（ml） | 2.5 | 2.5 | 2.5 | 2.5 | 2.5 | 2.5 | 2.5 |
| 蒸馏水（ml） | — | — | — | — | — | — | 2.5 |
| 结果 | | | | | | | |
| 30分钟 | | | | | | | |
| 1小时 | | | | | | | |
| 2小时 | | | | | | | |
| 3小时 | | | | | | | |

【实验结果】

**1. 全溶血**　溶液澄明红色，管底无细胞残留。

**2. 部分溶血**　溶液澄明或棕色，管底有少量的红细胞残留。

**3. 无溶血**　红细胞全部下沉，上层液体无色澄明。

**4. 凝集**　虽不溶血，但出现红细胞凝集，振摇后不能分散。

当阴性对照管无溶血和凝集发生，阳性对照管有溶血发生时，若受试物管中的溶液在3小时内不发生溶血和凝集，则受试物可以注射使用；若受试物管中的溶液在3小时内发生

235

溶血或凝集，则受试物不可作为静脉注射用。

**【注意事项】**

1. 受试药物制剂浓度应不低于临床静脉注射拟用浓度。
2. 本试验所用试管需洗净干燥。

（胡庆华　季　晖）

# 实验十  药物的生殖毒性检测
## ——小鼠精子畸形试验

**【实验目的】** 掌握小鼠精子畸形试验方法。

**【实验原理】** 已知精子畸形是决定精子形成的基因发生突变的结果。常染色体和 Y - 性连锁基因突变及某些染色体重排，如性 - 常染色体易位，也可使精子发生畸形。小鼠精子畸形试验能评价化合物对精子生成、发育的影响，可反映药物的生殖毒性作用。通过适当的途径使动物接触受试物，经过一定时间后处死动物，取其附睾，制备涂片、固定、染色，在显微镜下计数畸形精子。

**【实验试剂】** 4% 伊红染色液：称取伊红 4g 溶于 100ml 蒸馏水中、生理盐水、甲醇（分析纯）、环磷酰胺。

**【实验器材】** 生物显微镜、组织剪、眼科剪、眼科镊、表面皿、离心管、小漏斗、吸管、滴管、染色缸、载玻片、盖玻片、电吹风机、擦镜纸等。

**【实验方法】**

**1. 小鼠染毒和处死**  试验前 4 周小鼠腹腔注射环磷酰胺 75mg/kg。

**2. 制备精子悬液，制片**  用颈椎脱臼法处死小鼠，剖开腹腔，暴露睾丸，分离两侧附睾，用眼科剪剖开附睾组织，均匀悬浮于少量生理盐水中。吸取一小滴于载玻片上，涂片。待涂片干燥后，放入甲醇液中固定 5 分钟。取出晾干。将涂片置于 4% 伊红染液中染色 0.5 小时，然后用蒸馏水轻轻冲洗，晾干。

**3. 观察与计数**  首先在低倍镜下选择背景清晰、精子分布均匀、重叠较少的区域，然后在高倍镜下观察结构完整的 1000 个精子，计数其中畸形的精子并统计畸形的类型。精子畸形主要表现在头部。按 Wyrobeks 的分类标准，精子畸形的主要类型有：无钩、香蕉形、无定形、胖头、尾折叠、双头及双尾。无尾精子、头部重叠或整个与另一个重叠的精子均不计数。判断双头、双尾精子时，要注意与两条精子的部分重叠相区别。

**【实验结果】** 每只动物应按精子畸形类型分别记录，计算各试验组的精子畸形发生率和精子畸形类型的构成比（实验表 10 - 1、实验表 10 - 2）。一般正常小鼠的精子畸形率为 0.8%~3.4%。

实验表 10 - 1  精子畸形发生率

| 受试物 | 剂量（g/kg） | 受检精子总数（个） | 畸变精子数（个） | 畸变率（%） |
|---|---|---|---|---|
|  |  |  |  |  |
|  |  |  |  |  |
|  |  |  |  |  |
|  |  |  |  |  |

**实验表 10 - 2　精子畸形类型分析**

| 受试物 | 剂量<br>（g/kg） | 受检精子总数<br>（个） | 精子畸形分类及比例（%） | | | | | |
|---|---|---|---|---|---|---|---|---|
| | | | 无钩 | 香蕉形 | 胖头 | 无定型 | 其他 | 总计 |
| | | | | | | | | |

（胡庆华　季　晖）

# 参考文献

［1］张智勇．纳米毒理学研究方法与实验技术［M］．北京：科学出版社，2014．

［2］彭成．中药毒理学［M］．北京：中国中医药出版社，2014．

［3］庄志雄．现代毒理学［M］．北京：人民卫生出版社，2018．

［4］王心如．毒理学实验方法与技术［M］．北京：人民卫生出版社，2018．

［5］姜岳明．毒理学基础［M］．北京：人民卫生出版社，2018．

［6］袁晶．分子毒理学［M］．北京：人民卫生出版社，2017．

［7］金泰廙．毒理学原理和方法［M］．上海：复旦大学出版社，2012．

［8］王心如．毒理学基础［M］．北京：人民卫生出版社，2017．

［9］谭壮生．免疫毒理学［M］．北京：北京大学医学出版社，2011．

［10］李建祥．血液毒理学［M］．北京：北京大学医学出版社，2011．

［11］楼宜嘉．药物毒理学［M］．北京：人民卫生出版社，2016．

［12］中国毒理学会．2016—2017 毒理学学科发展报告［M］．北京：中国科学技术出版社，2018．

［13］郝丽英．药物毒理学［M］．北京：清华大学出版社，2016．

［14］张英鸽．纳米毒理学［M］．北京：中国协和医科大学出版社，2010．

［15］李波．药物毒理学［M］．北京：人民卫生出版社，2015．

［16］张智勇．纳米毒理学与安全性研究方法［M］．北京：科学出版社，2010．

［17］赵宇亮．纳米毒理学：纳米材料安全应用的基础［M］．北京：科学出版社，2019．

［18］孙志伟．毒理学基础［M］．北京：人民卫生出版社，2017．

［19］陈景元．神经毒理学［M］．北京：人民卫生出版社，2015．

［20］张立实．食品毒理学［M］．北京：科学出版社，2019．

［21］药渡经纬信息科技（北京）有限公司．FDA 药理毒理学指南［M］．北京：中国医药科技出版社，2018．

［22］孙祖越．药物生殖与发育毒理学发展史．上海：上海科学技术出版社，2018．

［23］CFDA．药物非临床依赖性研究技术指导原则．2007－10－23．

［24］CFDA．药物致癌试验必要性的技术指导原则．2010－04－01．

［25］CFDA．药物生殖毒性研究技术指导原则．2006－12－19．

［26］CFDA．药物遗传毒性研究技术指导原则．2018－03－12．

［27］CFDA．药物重复给药毒性研究技术指导原则．2014－05－13．

［28］CFDA．药物单次给药毒性研究技术指导原则．2014－05－13．

［29］CFDA．药物刺激性、过敏性和溶血性研究技术指导原则．2014－05－13．

［30］CFDA．药物毒代动力学研究技术指导原则．2014－05－13．